现代外科诊疗与护理指南

何应芹 赵姝 李茂兰 刘佳宏 张发平 田晓芳 主编

天津出版传媒集团

天津科学技术出版社

图书在版编目（CIP）数据

现代外科诊疗与护理指南 / 何应芹等主编. -- 天津 : 天津科学技术出版社, 2024.3
ISBN 978-7-5742-1840-6

Ⅰ. ①现… Ⅱ. ①何… Ⅲ. ①外科－疾病－诊疗－指南②外科学－护理学－指南 Ⅳ. ①R6-62②R473.6-62

中国国家版本馆 CIP 数据核字(2024)第 054736 号

现代外科诊疗与护理指南
XIANDAI WAIKE ZHENLIAO YU HULI ZHINAN
责任编辑：梁　旭
责任印制：兰　毅
出　　版：天津出版传媒集团
　　　　　天津科学技术出版社
地　　址：天津市西康路 35 号
邮　　编：300051
电　　话：（022）23332377
网　　址：www.tjkjcbs.com.cn
发　　行：新华书店经销
印　　刷：济南新广达图文快印有限公司

开本 787×1092 1/16 印张 17.5 字数 330 000
2024 年 3 月第 1 版第 1 次印刷
定价：95.00 元

现代外科诊疗与护理指南
编委会

主　编

何应芹　赵　姝　李茂兰　刘佳宏　张发平　田晓芳

副主编

李丽梅　周进明　岳云涛　李应高　杨升云　李家欣　尹　琴　杨晓梅
郑平权　李永梅　周晓丽

编　委

姚莎莎　李　娜　王清颖　山凤梅　邱国柱　李卫红　李丽英　杨雅洁
高　茜　袁光才　陈志鹏　张海光　李　芸　赵晓云　文　茜　徐美玲

前 言

随着医学科技的不断进步和人们对健康的重视，外科手术在临床实践中扮演着重要的角色。本书可以提高外科诊疗和护理的质量，指导医务人员进行规范化操作，降低手术风险，保障患者的安全和康复。

《现代外科诊疗与护理指南》是一部系统介绍现代外科学的专业指南，旨在为医务人员提供全面而实用的知识和操作规范。通过对各个章节的详细解析，本书将帮助读者深入了解胸外科、乳腺外科、肝胆外科、麻醉、医疗管理以及护理等领域的最新发展和应用。

本书分为六个章节，每个章节又包含若干小节，涵盖了各个外科领域的重要内容。每个小节都详细介绍了相关疾病的诊断方法、手术技术、治疗原则以及护理要点等方面的知识。此外，本书还探讨了麻醉药物的选择和使用、麻醉监测与评估、不同手术类型的麻醉管理以及麻醉并发症的预防和处理等内容。

在医疗管理方面，该指南强调了医疗质量管理与安全控制、医疗资源的合理配置与利用以及医疗信息系统的应用与管理等重要的议题。这些内容旨在帮助医疗机构提高诊疗效果、提升服务质量，并有效管理医疗资源和信息系统。

本书还关注护理领域的重要内容，包括术前准备和患者教育、手术室护理和器械准备、术中监护、术后护理和康复计划的制定、术后恢复和疼痛管理、伤口护理和感染预防、患者安全和危险因素管理等方面的知识。这些内容旨在帮助护士和其他护理人员提供全面而专业的护理服务，确保患者在手术过程中得到最佳的护理。

目 录

第一章 胸外科 …… 1
第一节 胸部外科手术技术和操作规范 …… 1
第二节 胸腔积液和胸膜腔引流 …… 15
第三节 胸壁损伤修复 …… 22
第四节 食管切除和重建 …… 34
第五节 纵隔肿瘤切除 …… 42
第二章 乳腺外科 …… 46
第一节 乳腺外科疾病的诊断 …… 46
第二节 乳腺肿瘤切除和乳房保留手术 …… 67
第三节 乳腺整形和乳房重建手术 …… 69
第四节 乳腺炎和乳腺囊肿处理 …… 78
第五节 乳腺癌辅助治疗 …… 86
第三章 肝胆外科 …… 103
第一节 肝脏肿瘤切除和肝移植 …… 103
第二节 胆囊结石切除和胆道探查 …… 109
第三节 肝内胆管结石处理 …… 118
第四节 肝囊肿和肝脓肿治疗 …… 123
第五节 胆囊和胆道疾病的外科治疗和护理 …… 128
第四章 麻醉 …… 133
第一节 麻醉药物和技术选择 …… 133
第二节 麻醉药物的使用和剂量控制 …… 138
第三节 麻醉监测与评估 …… 144
第四节 不同手术类型的麻醉管理 …… 151
第五节 麻醉并发症的预防和处理 …… 157

第五章　医疗管理……166
第一节　医疗质量管理与安全控制……166
第二节　医疗资源的合理配置与利用……174
第三节　医疗信息系统的应用与管理……183
第六章　护理……195
第一节　术前准备和患者教育……195
第二节　手术室护理和器械准备……210
第三节　术中监护……225
第四节　术后护理和康复计划的制定……233
第五节　术后恢复和疼痛管理……244
第六节　伤口护理和感染预防……253
第七节　患者安全和危险因素管理……264
参考文献……271

第一章　胸外科

第一节　胸部外科手术技术和操作规范

胸部外科手术是一种涉及胸腔、肺部、食管和心脏等重要器官的手术。为了确保手术的安全和有效性，医疗机构和医生需要遵循一系列的技术和操作规范。下面将介绍胸部外科手术常见的技术和操作规范。

一、手术准备

手术准备是胸部外科手术的重要环节，它涉及对患者的全面评估和必要的检查，以确保手术的安全性和有效性。

（一）评估患者病史

医生需要与患者详细沟通，了解其病史，包括既往疾病、手术史、药物过敏史等。特别是与胸部相关的疾病，如肺癌、胸腔积液等。这有助于医生了解患者的疾病情况，为手术方案的确定提供依据。

（二）进行体格检查

医生会进行全面的体格检查，包括测量身高、体重、血压、心率等。对胸部的触诊和听诊，以评估胸部器官的功能和异常情况。

（三）评估手术风险

医生需要评估患者进行手术的风险，包括年龄、基础健康状况、肺功能、心血管状况等。通过评估手术风险，可以判断手术是否适合患者，并采取相应的措施降低手术风险。

（四）实验室检查

根据患者的具体情况，医生可能会要求进行一系列的实验室检查，如血常规、肝肾功能、凝血功能等。这些检查可以提供患者的基础生理指标和疾病情况，为手术的安全性评估和后续处理提供依据。

（五）影像学检查

影像学检查是胸部外科手术中不可或缺的一环。常用的影像学检查包括 X 线、CT

扫描、MRI 等。通过这些检查可以更清楚地了解患者胸部器官的结构、形态和异常情况，为手术方案的确定提供重要信息。

（六）心电图和呼吸功能测试

对于需要接受心脏或肺部手术的患者，医生可能会要求进行心电图和呼吸功能测试。心电图可以评估心脏的电活动情况，呼吸功能测试可以评估肺功能和气体交换能力。

二、手术麻醉

手术麻醉是胸部外科手术的重要环节，它能够确保患者在手术过程中不感到疼痛，并提供理想的手术条件。根据手术的类型、患者的病情和个体差异等因素，医生会选择合适的麻醉方式。常见的麻醉方式包括全身麻醉和局部麻醉。

（一）全身麻醉

全身麻醉是指通过给患者静脉注射药物或吸入麻醉剂，使其进入无意识状态并且失去对痛觉的感知。全身麻醉通常需要由专业的麻醉师进行操作和监测。该麻醉方式适用于复杂的胸部手术，可以提供良好的手术条件，但也伴随着一定的风险。

在全身麻醉中，麻醉师会根据患者的年龄、健康状况、手术类型等因素选择合适的麻醉药物，并通过监测患者的心率、血压、呼吸等生命体征来确保患者的安全。麻醉师还会监控患者的麻醉深度，以调整麻醉药物的剂量和浓度。

（二）局部麻醉

局部麻醉是指将麻醉药物直接应用于手术区域，使该区域的神经丧失感觉。局部麻醉相对较安全，适用于一些小型胸部手术，如皮肤切开、胸腔穿刺等。常见的局部麻醉方法包括局部浸润麻醉和神经阻滞麻醉。

1.局部浸润麻醉

局部浸润麻醉是通过将麻醉药物注射到手术区域周围的组织中，使其发挥麻醉作用。这种麻醉方式可以提供较长时间的麻醉效果，并且对患者的全身影响较小。

2.神经阻滞麻醉

神经阻滞麻醉是通过在特定神经或神经丛附近注射麻醉药物，使其产生麻木作用。这种麻醉方式可以选择性地麻醉特定区域，如肋间神经阻滞可以麻醉胸部侧面的一侧。

在选择麻醉方式时，医生需要根据患者的病情、手术类型和个体差异等因素进行综合考虑。重要的是，无论选择全身麻醉还是局部麻醉，都需要由专业的麻醉师进行操作和监测，以确保患者在手术过程中的安全和舒适。

三、手术切口和进路选择

手术切口和进路选择是胸部外科手术中至关重要的一步，它直接关系到手术的可行性、操作难度以及患者的术后恢复和美容效果。

（一）胸骨旁切口

胸骨旁切口是一种常见的胸部外科手术切口，用于进行肺部手术、心脏手术、食管手术等。这个切口位于胸骨旁边缘或第四到第五肋间，有着一些优点和考虑因素。

胸骨旁切口能够提供良好的操作视野，使医生能够直接暴露胸腔内的器官。这对于需要进行复杂手术的患者来说尤为重要，因为手术医生可以清晰地观察和操作目标区域，从而提高手术的准确性和安全性。

胸骨旁切口对于某些手术有利于术后恢复。由于该切口位置相对较低，手术后恢复期间对患者的呼吸功能影响较小。这意味着患者术后可能更容易进行正常的呼吸活动，减少了术后并发症的风险，并且有助于加快康复进程。

然而，胸骨旁切口在美容方面可能会产生明显的疤痕。由于该切口位置较高，容易被衣物覆盖，并且在术后愈合过程中可能会出现疤痕形成。这对于追求美观的患者来说可能是一个重要的考虑因素。因此，医生需要根据患者的需求和个体情况进行权衡，选择最适合的手术切口。

（二）腋下切口

腋下切口是一种常用于腋下淋巴结清扫术、乳腺手术等的相对较小切口。

腋下切口的优点之一是美容效果好。由于切口位于腋下区域，不会直接暴露在胸部正面，术后疤痕相对较小，可以在视觉上减少外科手术的痕迹。这对于追求美观的患者来说尤为重要。

腋下切口有利于患者的术后康复和心理状态。相比于在胸部正面进行切口，腋下切口避免了直接对外貌产生明显影响，有助于减少患者的心理负担和焦虑情绪。该切口位置相对较远离重要的肌肉组织和神经血管结构，减少了手术对周围组织的干扰和损伤，有利于患者术后的快速康复。

但腋下切口对手术操作的可行性有一定限制。由于切口位于腋下区域，操作视野相对较狭窄，对于一些较大型手术可能不够方便。该切口在进行腋下淋巴结清扫术时可能会涉及多个淋巴结的清扫，需要医生具备丰富的经验和技术来确保手术的准确性和彻底性。

（三）背部切口

背部切口是一种用于胸部外科手术的替代切口，适用于一些需要背部暴露或者胸骨旁切口不适用的情况，比如胸椎手术、食管手术等。

背部切口能够提供较好的操作视野。由于切口位于背部，医生可以直接暴露胸腔内的器官，便于观察和操作目标区域。这对于一些复杂的胸部手术来说尤为重要，可以提高手术的准确性和安全性。

背部切口避免了在胸部正面产生疤痕。相比于胸骨旁切口或其他位于胸部正面的切口，背部切口使得术后疤痕位于背部，不会直接影响到患者的外貌。这对于追求美观的患者来说非常重要，可以减轻患者的心理负担和焦虑情绪。

但背部切口的操作难度相对较大。由于切口位于背部，手术器械的角度和操作空间可能受到限制，增加了手术的困难程度。

背部切口还可能导致患者术后疼痛明显。由于切口位置接近脊柱和背部的肌肉组织，术后可能会出现较为明显的背部疼痛。因此，在术后的疼痛管理方面需要特别关注，采取适当的镇痛措施，以提高患者的术后舒适度和康复效果。

在选择手术切口和进路时，医生需要根据手术的具体目的和要求，选择能够提供良好操作视野和足够空间的切口；根据患者的病情和解剖特点，选择最适合的切口，以便尽可能减少手术创伤和并发症的发生；考虑患者的美容需求，选择切口位置和方式，以使术后疤痕最小化，并且尽可能隐藏在衣物或皮肤皱褶中。

四、手术器械和设备

手术器械和设备是胸部外科手术中必不可少的工具，它们能够帮助医生完成手术操作并确保手术的安全和有效性。

（一）电刀

电刀是一种常用的手术器械，它通过高频电流产生热能，用于切割组织、止血和凝固血管。在胸部外科手术中，电刀被广泛应用于切开胸腔、切除肿瘤等操作。它具有一些优点和需要注意的安全事项。

电刀可以高效地进行组织切割。通过高频电流产生的热能，电刀可以迅速而精确地切割组织，使医生能够更加方便地进行手术操作。相比传统的手术刀具，电刀具有更强的穿透力和更快的切割速度，有助于提高手术的效率和准确性。

电刀还可以用于止血和凝固血管。在胸部手术中，经过电刀处理的组织切口可以同时实现止血和凝固血管的效果，减少术后出血的风险。这对于一些较为复杂的手术来说尤为重要，可以提高手术的安全性和术后恢复效果。

在使用电刀时需要注意一些安全事项。首先，医生需要熟悉电刀的使用方法和操作技巧，遵循相关的安全操作规范。不正确地使用电刀可能会导致组织损伤、电击伤害等意外情况发生。其次，医生需要准确评估电刀的功率和时间，以避免过度热损伤周围重要结构。医生还应确保手术区域周围的液体和可燃物质被妥善处理，以防止引发火灾。

（二）手术钳子

手术钳子是一种常见的手术工具，主要用于抓取、夹取和处理组织。在胸部外科手术中，手术钳子起着重要的作用，可以用于抓取和处理肿瘤组织、缝合伤口以及清除胸腔内的异物等操作。手术钳子根据其形状和功能不同，可分为直钳、曲钳、弯钳等多种类型。

1.直钳

直钳是一种常见的手术钳子，其设计为直线形状，便于医生在手术过程中进行精确的抓取和夹取操作。直钳通常用于固定和控制组织，例如抓取肿瘤组织进行切除、缝合伤口等。

2.曲钳

曲钳是一种具有弯曲形状的手术钳子，其设计能够适应一些特殊的手术需求。曲钳通常用于在较为狭窄或难以到达的区域进行操作，例如胸腔内的深度组织处理。

3.弯钳

弯钳是一种具有弯曲头部的手术钳子，其形状类似于U形。弯钳通常用于在手术过程中需要进行弯曲或夹持的特殊操作，例如处理血管、缝合器械的传递等。

在使用手术钳子时，医生需要根据具体的手术需求选择合适的类型和尺寸。医生还需要熟悉手术钳子的使用方法和操作技巧，确保正确而安全地进行抓取和夹取组织。同时，手术钳子在术后需要进行严格的清洁和消毒，以防止感染的风险。

（三）缝线和吻合器

缝线是用于连接组织的线材，常见于手术中用于缝合伤口、结扎血管或修复器官等操作。在胸部外科手术中，缝线起着至关重要的作用，常被用于创口闭合、肺切除术、食管重建等手术中。

缝线通常由生物可降解或不可降解材料制成。生物可降解缝线逐渐被人体吸收，避免了二次手术取出线材的需要。而不可降解缝线则会一直存在于人体内，需要在手术后适时拆除。医生根据手术类型、组织特点和术后需求选择合适的缝线类型和规格。

吻合器是一种特殊的手术器械，用于辅助医生完成组织的缝合。吻合器可以提高缝合速度和准确性，并减少手术时间。在胸部外科手术中，常见的吻合器有自动吻合器和手持式吻合器。自动吻合器通过自动化机制实现快速、连续地缝合组织，适用于较长的缝合线。手持式吻合器则由医生手动操作，适用于较短的缝合线或较为复杂的吻合部位。

使用缝线和吻合器时，医生需要注意选择合适的缝线类型、规格和吻合器型号，根据手术需求和组织特点进行决策。掌握正确的缝合技巧，确保缝线牢固而平整，并避免对周围组织造成不必要的损伤。术后定期检查缝线的情况，及时处理可能出现的并发症，如感染、脱线等。

（四）吸引器

吸引器是一种常见的手术器械，用于清除手术区域内的血液、分泌物和其他液体，以确保手术视野的清晰。在胸部外科手术中，常使用负压吸引器来实现这一目的。负压吸引器通过负压力将血液和分泌物抽走，以维持手术区域的干燥和清洁。

负压吸引器通常由吸引管和负压源组成。吸引管是一根柔软的管道，具有一端连接到手术器械，另一端与负压源相连。手术器械可能包括各种形状和尺寸的吸引头，以适应不同手术需求。负压源可以是机械式吸引器或真空泵等设备，通过产生负压力将液体抽走。

胸部外科手术中，负压吸引器发挥了重要的作用。它能够快速有效地清除手术区域内的血液和分泌物，确保手术过程中的视野清晰。这对于医生来说非常关键，可以提高手术的准确性和安全性。

在使用负压吸引器时医生需要注意选择合适的吸引头和吸引管，根据手术需求和手术区域的特点进行选择。医生应确保吸引器的负压力适中，避免对组织造成过度吸引和损伤。医生还需要定期检查吸引器的工作状态和吸引管的通畅性，及时清理或更换可能堵塞的部分。

（五）洗胸器

洗胸器是一种用于清洗胸腔内液体的设备。在某些胸腔积液或感染性疾病的手术中，医生会使用洗胸器来引入适当的溶液，进行胸腔内的冲洗和清洁。

洗胸器通常由一个容器、吸引管和连接管组成。容器用于存放洗液，可以是塑料容器或可重复使用的玻璃容器。吸引管通过连接管与容器相连，将洗液引入胸腔内。在操作过程中，医生会根据具体情况调整洗胸器的负压力，以控制洗液的流量和速度。

洗胸器的主要作用是清洗胸腔内的液体，包括血液、积液和分泌物等。它能够有效地清除胸腔内的污物，减少感染的风险，并促进伤口的愈合。在一些胸腔手术中，洗胸器还可以用于药物的输送和引流管的放置。

在使用洗胸器时，医生需要注意选择适当的洗液类型和浓度，根据患者的病情和手术需求进行选择。医生需要掌握正确的操作技巧，确保洗胸器的负压力适中，避免对组织造成过度吸引或损伤。医生还需要监测洗液的引流情况，及时调整洗胸器的设置，以保持胸腔内的清洁。

此外，还有一些其他常见的器械和设备，如各种针具、镜子、导丝和显微镜等，它们根据手术的具体需要和医生的操作习惯而选择使用。

对于胸部外科手术中的器械和设备，医疗机构和医生需要进行严格的消毒和灭菌处理，以确保其无菌状态。这包括使用经过验证的灭菌方法，如高压蒸汽灭菌器或乙烯氧化灭菌器，以杀灭潜在的病原体。

五、手术操作规范

胸部外科手术的操作规范包括以下几个方面。

（一）手术团队配合

胸部外科手术的成功离不开一个高效的手术团队，团队成员之间需要密切协作，明确各自的角色和职责。

1.主刀医生

主刀医生是整个手术团队中的核心成员，担负着制定手术方案、指导手术操作以及对手术结果负责的重要角色。主刀医生在胸部外科手术中需要具备丰富的经验和专业知识，熟悉各种手术器械和技术，并能够灵活应对手术过程中可能出现的意外情况。

作为主刀医生，他们负责制定详细的手术计划，根据患者的具体情况和手术目标，确定最合适的手术方法和步骤。在手术操作中，主刀医生会亲自参与或指导其他成员进行手术，确保操作的准确性和安全性。他们需要熟悉各种手术器械的使用方法，并能够根据需要选择合适的器械和技术。

主刀医生还需要具备良好的沟通和协调能力。他们与其他团队成员如麻醉师、护士和助手等密切合作，确保手术过程的顺利进行。主刀医生需要与团队成员充分沟通，明确各自的职责和任务，协调各个环节，以保证手术的顺利进行和患者的安全。

在手术过程中，主刀医生还需要具备决策能力和应变能力。他们需要根据手术情况做出及时准确的决策，应对可能出现的意外情况，确保手术的成功和患者的安全。主刀医生还需要保持专注和耐心，在手术过程中保持良好的操作状态，始终保持对患者的关注和尊重。

2.助理医生

助理医生在胸部外科手术中扮演着重要的角色，他们为主刀医生提供辅助支持，并负责协助手术操作、提供所需的器械和完成其他任务。助理医生需要具备良好的手术技巧和协作能力，能够快速响应主刀医生的指示，并在手术过程中与团队成员保持良好的沟通和配合。

助理医生负责提供所需的手术器械和设备。他们需要根据手术方案和主刀医生的需求，准备好所需的器械、缝线、吻合器等。助理医生需要熟悉各种器械的使用方法和特点，确保手术进行顺利。

助理医生在手术操作中负责协助主刀医生进行组织切割、吻合、缝合等操作。助理医生需要具备良好的手术技巧和操作经验，能够迅速响应主刀医生的指示，并正确地执行各项操作。助理医生需要密切观察手术区域，及时传递所需的器械和药物，并帮助主刀医生保持手术区域的清洁和可视度。

助理医生在手术过程中还承担着记录和采集组织样本的任务。他们需要准确记录手术过程中的重要信息，如操作步骤、出血量等。在需要进行组织采集时，助理医生需要根据主刀医生的指示进行相应的操作，并确保样本的准确标记和保存。

在胸部外科手术中，助理医生与主刀医生以及其他团队成员之间的良好沟通和紧密配合至关重要。他们需要及时传递信息、提供支持，并在手术过程中密切协作，以确保手术的顺利进行和患者的安全。

3.麻醉师

麻醉师在手术中负责为患者提供安全有效的麻醉，以确保患者在手术过程中不感到疼痛并维持生命体征的稳定。麻醉师需要根据患者的病情和手术类型选择合适的麻醉方式，并监测患者的心率、血压、呼吸等生命体征。与主刀医生密切合作，及时调整麻醉深度和药物剂量，以确保患者的安全和舒适。

麻醉师需要在术前对患者进行评估。他们会详细了解患者的病史、药物过敏情况、麻醉经历等，以便选择适当的麻醉方法和药物。根据手术类型和患者的健康状况，麻醉师可以选择全身麻醉、局部麻醉或脊麻等方式进行麻醉。

麻醉师在手术过程中负责监测患者的生命体征。他们会监测患者的心率、血压、呼吸频率、氧饱和度等指标，以确保患者的生命体征在安全范围内。如果出现异常情况，麻醉师会及时采取措施进行调整和处理，保障患者的稳定。

麻醉师需要根据主刀医生的指示，适时调整麻醉深度和药物剂量，以满足手术需求并保持患者的舒适。麻醉师还需要与其他团队成员如助理医生、护士等进行有效的沟通和协作，确保手术过程中各方面工作的协调一致。

在胸部外科手术中，由于手术对患者的影响较大，麻醉师的角色尤为重要。他们需要应对不同的手术类型和复杂性，根据患者的具体情况制定个性化的麻醉计划，并在手术过程中始终保持警惕，及时应对可能出现的意外情况。

4.护士

护士是胸部外科手术团队中不可或缺的成员，他们负责提供全面的护理和支持。在手术过程中，护士承担着多项重要任务，包括准备手术室和手术器械、协助患者的准备工作以及为手术区域进行消毒和覆盖无菌巾等。

护士根据手术类型和主刀医生的需求，确保手术室内所需的设备和器械齐全。护士需要检查器械的完整性和无菌性，并将其摆放在合适的位置，以便主刀医生和助理医生快速获取。

护士会与患者沟通，解释手术流程并提供必要的安慰和支持。帮助患者更换手术服、清洗手术区域，并确保患者的身体和心理状态良好，为手术做好充分准备。

在手术过程中，护士需要密切观察患者的生命体征。他们会监测患者的心率、血压、呼吸频率、氧饱和度等指标，并及时记录和报告给主刀医生和麻醉师。护士还需要协助主刀医生和麻醉师进行手术操作，传递所需的器械和药物，并保持手术区域的清洁和无菌状态。

护士还负责术后的伤口护理和患者的康复指导。他们会定期检查患者的伤口，更换敷料，并观察伤口愈合情况。护士还会向患者和家属提供必要的康复指导，包括饮食、活动和药物管理等，以促进患者的康复和健康。

在胸部外科手术中，护士是患者和手术团队之间的重要桥梁。他们通过提供全面的护理和支持，确保手术过程的顺利进行，并为患者的安全和舒适做出贡献。护士需要具备专业知识和技能，与团队成员密切合作，保持良好的沟通和协调，以提供高质量的护理服务。通过他们的努力和关怀，可以为患者带来更好的手术体验和康复效果。

在手术团队中，各个成员需要密切协作、高效配合。他们应保持良好的沟通和信息共享，及时传递重要信息，遵循标准操作程序和安全规范，确保手术过程的顺利进行。团队成员还需保持专业素养和团队精神，尊重和支持彼此，以提供最优质的医疗服务和照顾患者的健康和安全。

（二）无菌操作

在胸部外科手术中，无菌操作是至关重要的，它可以有效降低感染的风险，确保手术的安全性和成功率。医生和护士需要严格遵循以下无菌操作规范。

1.佩戴手术衣

医生和护士在手术室内必须穿着干净、无菌的手术衣。手术衣应具备防污染功能，能够有效隔离外界污染物，并且紧密贴合身体以最大限度地减少空气交换。穿着手术衣时，要注意不要接触不洁物品或表面，以免造成污染。

2.戴手套

医生和护士在手术过程中必须佩戴无菌手套，以避免直接接触伤口和器官，减少细菌交叉感染的可能性。手套应根据手的尺寸选择合适的号码，并使用正确的穿戴方法。手套在穿戴前应检查是否有破损或漏水，如有发现应立即更换新手套。

3.戴口罩和护目镜

医生和护士在手术过程中应戴上口罩和护目镜，以防止口腔、鼻腔等呼吸道分泌物和飞溅物污染手术区域。口罩和护目镜应佩戴紧密，并注意不要触摸或调整它们，以免引入细菌。

4.洗手和消毒

医生和护士在手术前必须进行严格的洗手和消毒程序。洗手应使用含有抗菌剂的肥皂，按照正确的洗手步骤进行，包括湿润双手、揉搓手心、指缝、指尖、手背、手腕等各个部位，并用流动的水充分冲洗干净。洗手后，应使用无菌的纸巾或干净的器械干燥双手。

5.创面处理

在手术过程中，医生需要对切口和伤口进行严格的处理和覆盖。创面应用无菌溶液进行冲洗和清洁，并用无菌巾或无菌敷料进行覆盖。在更换敷料或处理创面时，医生和护士应始终保持手套的无菌性，并采取适当的消毒和无菌操作。

6.环境控制

在手术过程中，手术室内应保持洁净、无菌的环境。医生和护士应避免不必要的移动和交叉污染，严禁将不洁物品带入手术区域。同时，手术室内应定期进行清洁和消毒，以确保手术环境的无菌性。

在胸部外科手术中，医生和护士需要严格遵循上述规范。只有通过无菌操作的配合，才能最大限度地减少手术感染的风险，确保手术的安全和成功。

（三）准确解剖

在胸部外科手术中，准确解剖能够帮助医生明确识别和处理胸腔内的组织结构，如肺叶、支气管、心脏等。医生需要具备丰富的解剖学知识和技巧，以确保手术操作的准确性和安全性。

1.解剖学知识

医生在进行胸部外科手术之前，需要对胸腔内各个器官的解剖结构有深入的了解。这包括了解肺部的解剖学知识，以便在手术中进行正确的切除和处理。

医生需要了解肺叶的解剖特点和分界线。人体肺部分为左右两个肺叶，左肺有上、下两个肺叶，而右肺则有上、中、下三个肺叶。掌握每个肺叶的位置、形态和血管、支气管的分布情况，对于手术中的切除和重建操作至关重要。

医生还要了解支气管的分支情况。支气管是连接气管和肺泡的管道系统，具有复杂的分支结构。了解支气管的分支方式和分支层数，可以帮助医生在手术过程中准确定位病变，并采取适当的处理措施。

医生还需要了解心脏的解剖结构和血液供应。心脏是胸腔内最重要的器官之一，了解心脏的解剖结构，如心房、心室、冠状动脉的分布等，可以为心脏手术提供指导，并帮助医生准确处理相关病变。

除了上述器官，医生还需要了解胸腔内其他重要结构的位置和相互关系。例如，食管、大血管（如主动脉和肺动脉）、纵隔和胸膜等结构的解剖位置和联系。这些知识对于进行胸部外科手术时的操作定位和避免损伤具有重要意义。

深入了解胸腔内各个器官的解剖学知识，可以帮助医生在手术中更加准确地定位和处理病变，减少并发症的发生。

2.解剖技巧

医生在进行胸部外科手术时，需要具备准确的解剖技巧，以确保手术操作的安全和有效。医生需要熟悉并掌握各种手术器械的使用方法。他们应了解每个器械的功能和适用范围，以便在手术中选择合适的工具进行解剖。

医生在解剖过程中需要小心谨慎地进行操作，避免过度牵拉或切割组织，以防止损伤周围的结构和器官。应该轻柔而有力地进行解剖，特别是在处理脆弱的组织或重要血管等区域时更需要谨慎。

医生需要准确地定位解剖目标。这包括正确识别各种组织和结构的位置、形态和边界，如肺叶、支气管、血管和淋巴结等。准确的定位可以帮助医生避免误伤和误操作。

医生在解剖过程中需要注意控制出血。他们可以使用止血夹、电凝器或缝线等工具来止血，并在必要时进行血管结扎。减少出血有助于保持清晰的手术视野，并降低并发症的风险。

医生还需要注意在解剖过程中妥善处理和保存组织，以便进行进一步的病理检查或可能的重建手术。他们应该正确标记和保存组织标本，并遵守相关的规范和法律要求。

3.使用影像学辅助

在某些复杂的胸部外科手术中，医生可能会借助影像学技术来辅助解剖和手术规划。影像学辅助可以提供详细的内部结构图像，帮助医生更好地理解病变的位置、形态以及与周围组织的关系，从而更准确地进行手术操作。

一种常用的影像学技术是计算机断层扫描（CT）或磁共振成像（MRI）。这些技术能够生成高分辨率的三维图像，医生可以通过观察和分析这些图像来评估病变的大小、形状、深度和周围组织的受累情况。通过预先了解患者的解剖结构，医生可以更好地制定手术方案，并在手术中有针对性地进行解剖。

在肺癌切除手术中，影像学辅助可以提供关于肿瘤的重要信息。医生可以通过 CT 或 MRI 图像确定肿瘤的位置、大小和与周围组织的关系。这些信息可以帮助医生规划手术范围和切除边缘，并避免误伤正常组织。医生还可以使用影像学技术来评估淋巴结的受累情况，以便确定是否需要进行淋巴结清扫。

除了肺癌切除手术，影像学辅助在其他胸部外科手术中也有广泛应用。例如，在心脏手术中，医生可以借助心脏超声、血管造影等影像学技术来评估心脏结构和血流情况，帮助指导手术操作。在食管手术中，医生可以利用胃肠道造影或内窥镜等技术来评估食管病变的范围和程度。

4.注意组织保护

在进行解剖操作时，医生需要特别注意保护周围重要的组织和结构，以避免损伤造成不可逆的后果。这涉及对解剖目标周围的组织、器官、神经和血管等进行谨慎处理。

例如，在心脏手术中，医生需要小心处理心脏及其血管。他们需要确保手术过程中不影响心脏的正常功能，并尽量保留心脏血管的完整性和功能。在进行心脏冠状动脉搭桥手术时，医生需要精确地识别冠状动脉的分支和供血区域，以便选择合适的血管进行搭桥，同时最大限度地减少对正常冠状动脉的干扰。

医生还需谨慎处理周围的神经和血管。在胸部外科手术中，有许多重要的神经和血管位于手术区域附近。医生需要准确地识别这些结构，避免对它们产生损伤。例如，在肺切除手术中，医生需要小心地处理肺门附近的主支气管和肺动脉，以保留其正常功能。在食管手术中，医生需要避免损伤喉返神经和食管旁的重要血管，以维持患者的呼吸和血液供应。

医生还应使用适当的器械和技术来辅助组织保护。例如，在手术中可以使用显微镜、放大镜或支架等器械来增强视野的清晰度和操作的准确性。医生可以根据手术的需要选择合适的器械，并进行细致的操作，以最大限度地保护周围的组织和结构。

通过深入了解胸腔内的组织结构和位置关系，熟悉手术器械的使用方法，小心谨慎地进行解剖操作，并注意保护周围重要结构，医生可以确保手术的准确性和安全性，最大限度地降低手术风险并提高手术成功率。

（四）细致缝合

在胸部外科手术中，细致缝合能够促进伤口的愈合和减少术后并发症的发生。医生需要选择适当的缝线材料和缝合技术，以确保良好的缝合效果。

1.缝线选择

医生在选择缝线时需要考虑多个因素，包括手术类型、伤口位置、组织特点以及患者的病情等。

（1）可吸收线和非吸收线。

可吸收线主要用于内部缝合，如深层肌肉缝合。它们会逐渐被人体吸收，不需要额外的取出操作。常见的可吸收线材料包括聚酸乳酸（Polyglycolic Acid，PGA）、聚己内酯（Polycaprolactone，PCL）和聚酸丁内酯（Polydioxanone，PDS）。非吸收线一般用于皮肤层缝合，因为它们保持在体内较长时间，不会被吸收。常见的非吸收线材料有尼龙线（Nylon）、聚丙烯线（Polypropylene）和丝线（Silk）等。

（2）缝线的粗细和强度。

根据伤口的大小和需要，医生可以选择不同粗细的缝线。通常，对于较大或较重的伤口，需要使用较粗且强度较高的缝线来提供足够的结扎力。而对于细小的伤口或需要较精细缝合的部位，可以选择细且柔软的缝线以提供更好的美观性。

（3）特殊情况下的缝线选择。

在某些特殊情况下，医生可能会选择特殊类型的缝线。例如，在心脏手术中，由于需要经受持续的拉力和心脏血液的接触，一般会选择具有良好强度和耐久性的非吸收线进行缝合。在某些需要长期支撑的结构修复中，如腱修复或骨折固定，医生可能会选择使用钛合金、不锈钢或可吸收的缝线锚来增加稳定性。

医生在选择缝线时需要根据具体情况进行判断，并综合考虑材料特性、缝合效果、术后恢复等因素。正确的缝线选择可以提供有效的伤口闭合和愈合，减少并发症的风险，并为患者提供良好的术后恢复和美观效果。

2.缝合层次

根据伤口的结构和组织特点，医生可能需要进行多层次的缝合以促进伤口愈合和结构的恢复。常见的缝合层次包括皮肤层、筋膜层、肌肉层和深层结构层。

（1）皮肤层缝合。

皮肤层是最外层的组织，负责保护内部结构和防止感染。在进行皮肤层缝合时，医生通常选择较细的非吸收线（如尼龙线或聚丙烯线）来进行缝合。常用的缝合技术包括简易缝合法（interrupted sutures）、连续缝合法（continuous sutures）和间断缝合法

（subcuticular sutures）。这些技术可以有效地闭合皮肤边缘，并提供良好的美观效果。

（2）筋膜层和肌肉层缝合。

筋膜和肌肉层位于皮肤下方，对于一些大型切口或深度创伤，可能需要进行筋膜层和肌肉层的缝合。在这些层次的缝合中，医生通常会使用较粗的吸收线（如聚酸乳酸线或聚丙烯线）。吸收线能够在愈合过程中逐渐被吸收，无须取出。医生可以选择简易缝合法或连续缝合法来进行筋膜和肌肉层的缝合。

（3）深层结构层缝合。

在某些手术中，可能需要进行深层结构（如血管、神经或器官）的缝合。这些结构对于身体功能至关重要，缝合的牢固性和准确性尤为重要。医生通常会选择较细的非吸收线或特殊材料（如微型吻合钩或血管吻合器）来进行这些层次的缝合，以确保良好的修复效果和恢复功能。

在进行多层次缝合时，医生需要根据伤口情况选择适当的缝合技术和缝线，确保每一层的缝合牢固而平整。医生还需要小心处理周围组织和结构，避免损伤并减少并发症的发生。通过合理的多层次缝合，可以有效地促进伤口的愈合和结构的恢复，并提供更好的术后恢复和功能恢复。

3.注意细节

在进行缝合时，医生需要注意一些细节问题，以确保良好的缝合效果和伤口愈合。

医生应该在进行缝合前将手术区域彻底清洁，并采取必要的消毒措施，以避免污染伤口。使用无菌器械和无菌巾覆盖，确保手术区域的无菌状态。

医生需要根据不同层次和组织的特点，调整缝线的张力。缝线应该紧密但不过紧，以保证创口边缘的正确对齐，同时避免过度拉扯组织，影响血液循环或引起不必要的压力和疼痛。

医生还需要注意缝线的排列方式和间距。对于皮肤层缝合，通常采用简易缝合法或连续缝合法。医生需要确保缝线均匀且平行，避免太过紧密或间距过大，以保证缝合线的牢固性和美观性。

另外，医生还需要根据伤口的位置和特点选择合适的缝合技术。对于弯曲或凹凸不平的区域，可以使用特殊的缝合技术（如锚钉缝合法、卡线缝合法）来增加牢固性并提高修复效果。

最后，医生需要进行适当的结扎和打结，以确保缝线的稳固性。在进行结扎时，应采用正确的手法，并注意不要过紧或过松。医生还应该留足够的缝线长度，以便在需要取出缝线时能够方便地进行操作。

（五）术后管理

术后管理对于胸部外科手术的成功和患者的康复至关重要。医生和护士需要密切观察患者，进行定期检查和有效管理，以确保患者的安全和顺利康复。

1.观察生命体征

医生和护士需要定期测量患者的生命体征，包括血压、心率、呼吸频率和体温等。通过监测生命体征的变化，可以及时发现并处理可能出现的并发症，如感染、出血等。

2.创面护理

医生和护士需要对手术切口或伤口进行定期的护理和清洁。他们需要观察伤口的愈合情况，注意有无感染迹象，并及时更换敷料。在护理过程中，需要遵循无菌操作的原则，以减少感染的风险。

3.康复指导

医生和护士在术后也需要向患者提供适当的康复指导。他们可以告知患者有关饮食、活动、药物使用和休息等方面的注意事项，以促进患者的康复和恢复。

4.定期随访

手术后，医生会安排定期随访，以评估患者的康复情况和手术效果。在随访过程中，医生和护士会与患者交流，了解患者的症状和体验，并根据需要进行进一步的治疗或康复建议。

通过观察生命体征、创面护理、康复指导等措施，医生和护士可以确保患者的安全和顺利康复。他们需要密切关注患者的情况，并提供恰当的护理和支持，以促进患者的康复和提高手术结果的成功率。

第二节　胸腔积液和胸膜腔引流

胸腔积液是指胸腔内异常积聚的液体，可以由多种原因引起，如感染、炎症、肿瘤等。胸腔积液的存在会导致呼吸困难、胸痛和心功能不全等症状，严重时甚至会危及生命。为了排除积液并改善患者的症状，医生可能会采用胸膜腔引流的方法进行治疗。

一、胸腔积液的诊断

在考虑胸膜腔引流治疗之前，医生首先需要明确胸腔是否有积液。常用的诊断方法包括胸部 X 线检查、胸部 CT 扫描和胸腔穿刺。

（一）胸部 X 线检查

胸部 X 线检查是一种常见的医学影像技术，用于初步评估胸腔内是否存在积液，并提供有关积液范围和量的大致信息。

胸腔积液是指在胸腔内积聚的液体，可以由多种原因引起，如感染、炎症、心血管疾病、肿瘤等。胸腔积液的存在可能会导致呼吸困难、胸痛等症状，因此及早发现和评估胸腔积液对于诊断和治疗非常重要。

胸部 X 线检查是一种无创的检查方法，通过将 X 射线通过胸部组织的吸收情况来形成影像。在胸部 X 线检查中，患者通常需要站立或坐立在一个特定的位置，然后从不同的角度拍摄 X 线片。这些 X 线片能够显示肺部、肋骨、胸骨等结构，以及任何存在的积液。

在 X 线片上，积液通常表现为暗区，与周围的肺组织形成对比。根据积液的位置和分布，医生可以初步判断积液的范围和量。例如，如果积液主要位于肺底部，可能是由于重力作用导致的；如果积液呈现水平线状分布，可能是由于心包积液引起的。

然而，胸部 X 线检查并不能提供关于积液的详细信息，如积液的具体成分、原因等。为了进一步明确积液的性质，可能需要进行其他影像学检查，如胸部 CT 扫描、超声检查或胸腔穿刺等。这些检查能够提供更准确的诊断信息，以指导后续的治疗决策。

（二）胸部 CT 扫描

胸部 CT 扫描是一种高级医学影像技术，可以提供更详细的胸腔积液信息，包括大小、形态和位置，从而帮助医生确定引流治疗的方式和路径。

胸部 CT 扫描是一种通过使用 X 射线和计算机技术来生成横断面图像的检查方法。在胸部 CT 扫描中，患者通常需要平躺在一个特定的仪器上，然后通过机器的旋转扫描来获取多个切片图像。这些切片图像能够显示胸腔内的不同结构，包括肺部、心脏、胸腔脏器等，以及任何存在的积液。

与胸部 X 线检查相比，胸部 CT 扫描能够提供更详细的积液信息。通过 CT 扫描，医生可以准确测量积液的大小、形态和位置。例如，CT 图像可以显示积液的厚度、边缘特征和分布情况，从而帮助医生评估积液的性质和可能的病因。此外，胸部 CT 扫描还可以检查肺部和胸腔其他结构的异常，以辅助全面的诊断。

基于胸部 CT 扫描的结果，医生可以确定引流治疗的方式和路径。根据积液的性质和位置，可能需要进行胸腔穿刺、胸腔引流管置入等治疗措施来排除或减少积液。同时，胸部 CT 扫描还可以帮助医生监测治疗效果和评估疾病的进展情况。

需要注意的是，胸部 CT 扫描是一种辐射暴露的检查方法，患者应在医生的指导下进行，并且遵循适当的辐射防护措施。在接受任何医学检查前，请咨询专业医生以获取准确的诊断和建议。

（三）胸腔穿刺

胸腔穿刺是一种常见的医疗操作，用于抽取胸腔内积聚的液体。通过将一根细长的针插入胸腔，医生可以将积液抽取出来，并送至实验室进行化验，以确定积液的性质和病因。

胸腔穿刺通常在一些临床情况下进行，例如胸腔积液、胸腔脓肿或胸腔内出血等。这些情况可能导致呼吸困难、胸痛或其他不适症状，需要进一步诊断和治疗。

在进行胸腔穿刺前，医生会对患者进行详细的询问和体格检查，了解病史和症状。医生还会根据影像学检查，如 X 射线、CT 扫描或超声波等，以确定积液的位置和大小，确保穿刺过程的安全性和准确性。

在穿刺过程中，患者通常需要坐起或半坐位，并保持呼气状态，以便更好地展开肺组织，使胸腔穿刺更容易进行。医生会在穿刺点上进行局部麻醉，然后使用无菌技术将细长的穿刺针插入胸腔内。

一旦穿刺针到达积液区域，医生就可以通过连接的管道将积液抽取出来。通常会使用注射器或真空瓶来收集积液样本。抽取的液体样本会标记并送往实验室进行化验。

实验室化验可以帮助医生确定积液的性质和病因。常见的化验项目包括细胞学检查、生化分析、细菌培养等。这些结果可以提供重要的诊断信息，指导医生进一步制定治疗方案。

胸腔穿刺是一个相对安全的操作，但仍存在一些潜在的风险和并发症。可能的并发症包括感染、气胸、血胸或出血等。因此，在进行胸腔穿刺前，医生会对患者的情况进行评估，并根据具体情况权衡利弊，确保操作的安全性和必要性。

二、胸膜腔引流的目的

胸膜腔引流是一种治疗胸腔积液的方法，通过将胸腔内的积液排除，减轻胸腔内的压力，改善呼吸困难和胸痛等症状。同时，通过对积液进行分析，可以确定积液的病因，进一步指导后续的治疗措施。

（一）减轻胸腔内的压力

胸膜腔引流是一种减轻胸腔内压力的治疗方法，适用于胸腔内积聚了过多的液体或气体的情况。当胸腔内积聚了大量的液体或气体时，会增加胸腔内的压力，从而限制肺部的膨胀，导致呼吸困难和胸痛等症状。

胸膜腔引流通过将积液或积气排出体外，可以有效地减轻胸腔内的压力，使得肺组织能够舒展并恢复正常的呼吸功能。该过程通常通过在胸膜腔内插入引流管来实现。引流管的一端连接到一个集液瓶或负压吸引装置，另一端则进入胸腔内。

在进行胸膜腔引流之前，医生通常会进行相关的检查，例如X光、CT扫描等，以确定胸腔内是否有积液或积气，并确定引流的位置和方式。在引流过程中，医生需要注意消毒和无菌操作，以避免感染。

胸膜腔引流可以迅速减轻胸腔内的压力，缓解呼吸困难和胸痛等症状。在引流过程中，医生还可以通过观察排出的液体或气体的性质和数量来判断疾病的性质和严重程度，为后续的治疗提供参考依据。

然而，胸膜腔引流并非适用于所有情况。在一些特殊情况下，如感染性胸腔积液或气胸等，可能需要采取其他治疗方法。因此，在进行胸膜腔引流之前，医生会综合考虑患者的具体情况，并制定最合适的治疗方案。

（二）诊断胸腔积液的病因

胸腔积液的病因诊断是通过对胸膜腔引流获取的积液样本进行化验和检查，以确定导致积液形成的具体原因。这些检查可以包括细菌培养、细胞学分析和生化指标检测等，通过对这些结果的综合判断，可以为后续的治疗选择提供依据。

1.细菌培养

细菌培养是一种常用的方法，用于检测积液中是否存在感染引起的积液。通过将积液样本放入培养基中培养一段时间，可以观察到是否有细菌的生长，并进一步进行鉴定和药敏试验，确定感染的类型和对抗生素的敏感性。

2.细胞学分析

细胞学分析是通过显微镜观察积液中的细胞形态和数量，从而判断积液的性质。例如，在恶性肿瘤引起的积液中，可以观察到恶性细胞的存在，有助于确定是否为恶性积液。还可以观察到炎症细胞、淋巴细胞、中性粒细胞等，进一步指导病因的诊断。

3.生化指标检测

通过对积液样本中的生化指标进行检测，可以提供关于积液成分的信息。例如，测定积液中的蛋白质浓度和乳酸脱氢酶（LDH）水平可以帮助判断积液的性质，高蛋白质和高LDH水平可能与感染、恶性肿瘤或其他炎症相关。

综合以上的检查结果，医生可以初步确定积液的病因，并为后续的治疗选择提供依据。例如，如果细菌培养显示存在细菌感染，可能需要使用抗生素治疗；如果细胞学分析显示存在恶性细胞，可能需要进行更进一步的肿瘤标记物检测和组织活检，以确诊恶性肿瘤并制定相应的治疗计划。

三、胸膜腔引流的方法

胸膜腔引流是一种通过将积液或积气排出体外来减轻胸腔内压力的治疗方法。在进行胸膜腔引流之前，需要根据患者的具体情况和胸腔积液的性质选择合适的引流方法。下面将介绍几种常见的胸膜腔引流方法。

（一）管式引流法

管式引流法是一种常用于处理长期或大量积液的方法。它通过在胸腔内置入引流管，使积液能够持续地排出体外。这种方法适用于胸腔积液、胸腔脓肿、气胸等情况。

在进行管式引流之前，需要先进行局部麻醉，以减轻患者的疼痛感。然后，在经过消毒和无菌处理后，医生会在胸腔穿刺点插入引流管。穿刺点通常选择在胸腔较低的位置，以确保引流管能够排除积液。

引流管的另一端连接到集液瓶或负压吸引装置。通过负压的作用，积液会被抽出体内并收集在集液瓶中。医生会密切监测集液瓶中的液位，以了解积液的排出情况。

在整个过程中，医生需要注意引流管的位置和通畅度。如果引流管出现堵塞，可能会导致积液无法排出或胸腔积液增多。因此，要定期检查引流管是否通畅，必要时清洁或更换引流管是非常重要的。

管式引流法的优点在于可以实现长期持续引流。它适用于那些需要进行大量引流或长期引流的情况，如胸腔积液、胸腔脓肿或气胸等。通过引流，可以有效地减轻积液对患者的不适，并帮助恢复胸腔内正常的生理环境。

（二）胸腔镜引流术

胸腔镜引流术是一种微创手术方法，适用于复杂的胸腔积液情况或需要进一步检查和治疗的患者。该方法通过在胸膜腔内插入胸腔镜，进行观察和操作。胸腔镜引流术可以提供更清晰、直观的视野，同时减少创伤和恢复时间。

在胸腔镜引流术中，患者通常需要全身麻醉。医生会在胸廓上做出小切口，并在切口处插入胸腔镜。通过光纤传输的光源，胸腔镜可以将胸腔内的图像传送到显示器上，使医生能够清楚地观察积液的性质、位置和范围。

在观察积液后，医生可以进一步进行病因诊断和治疗。他们可以通过胸腔镜引导下的操作工具进行胸腔内的清洗、活检、病灶切除等治疗措施。通过胸腔镜引流术，医生可以快速有效地处理胸腔积液的原因，并进行相应的治疗。

在手术中，医生需要小心地操作工具，以避免损伤周围组织和器官。胸腔镜引流术也存在一定的风险，如出血、感染和创伤等，并发症的发生率较低，但仍需注意。

（三）胸腔导管固定术

胸腔导管固定术是一种用于长期引流的方法，适用于恶性肿瘤患者或反复积液的患者。通过在胸膜腔内置入导管，可以随时进行引流，并减少插管的次数。这种方法能够提供持续有效的引流，方便患者日常生活和管理。

在胸腔导管固定术中，患者需要接受全身麻醉。医生会在胸廓上做出小切口，然后将导管插入胸腔穿刺点。导管一端连接到集液瓶或负压吸引装置，以实现积液的引流。另一端则保留在体外，方便日常操作和引流管理。

为了稳定导管的位置，通常会在皮肤上进行导管固定。这可以通过使用缝线、导管固定器或专用的导管固定带等方式来实现。导管固定有助于确保导管的稳定性，避免移位或滑脱，并降低患者的不适感。

胸腔导管固定术的优点在于提供持续有效的引流，方便患者进行日常生活和管理。通过长期引流，可以缓解积液对患者的不适感，减少症状的发生，并帮助恢复胸腔内正常的生理环境。

需要注意的是，在进行胸膜腔引流之前，医生会根据患者的具体情况和积液的性质综合考虑，并选择最合适的引流方法。在进行引流操作时，需要严格遵守无菌操作规范，以减少感染的风险。同时，对于引流过程中的并发症和不良反应，医生也需要及时进行监测和处理。

四、胸膜腔引流的注意事项

（一）引流量的监测

在胸膜腔引流后，监测引流量是非常重要的。通过定期检查引流量并记录每天的排液量，可以评估治疗效果、观察积液情况和判断引流管是否通畅。

1.监测频率

引流量的监测应该是一个定期进行的过程。在开始引流后的最初阶段，可能需要更频繁地监测引流量，以便及时发现任何异常情况。随着治疗的进展和患者的稳定，监测频率可以逐渐减少。具体监测频率应根据患者的病情和引流情况来决定。

2.记录排液量

每次检查引流量时，应将结果记录下来。记录包括日期、时间和实际排出的液体量。这可以通过使用标有刻度的容器或专用的引流计量器来完成。为了准确性，记录应尽可能详细，并及时记录到患者的医疗记录中。

3.观察引流趋势

除了每次的具体排液量，还应注意观察引流量的趋势。通过比较连续几天的排液量，可以了解积液的变化情况。例如，如果引流量逐渐减少，可能表示积液正在减少或引流管受阻。相反，如果引流量突然增加，可能提示出血或其他并发症的发生。

4.评估治疗效果

引流量的监测是评估胸腔引流治疗效果的重要指标之一。通过观察引流量的变化，可以初步判断引流治疗是否有效。如果引流量逐渐减少，并且没有新的积液形成，可能表示治疗取得了良好的效果。反之，如果引流量持续增加或积液仍然存在，可能需要重新评估治疗方案。

5.检查引流通畅性

引流量的变化也可以用来间接评估引流管的通畅性。如果引流量突然减少或停止，可能意味着引流管被堵塞或移位。在这种情况下，应及时检查引流系统，确保引流管通畅，并采取必要的措施解决问题。

6.注意异常情况

除了引流量的监测，还需要密切观察患者的病情和排液的性质。如果排液中出现新的症状，如出血、脓液、异味等，或者患者出现其他不适症状，应及时向医生报告，并进行相应的处理。

（二）并发症的监测和处理

胸膜腔引流用于排除胸腔内积聚的液体或气体。然而，这个过程可能会引起一些并发症，如感染、气胸和出血等。为了确保患者的安全和康复，医生和护士需要密切观察患者的症状和体征，并及时处理可能的并发症。

医生和护士应该注意患者的症状变化。患者可能会出现发热、胸痛、呼吸困难等感染的症状。如果发现患者有这些症状，就需要进行进一步的检查以确认是否存在感染。同时，还要注意观察患者的一般情况，包括精神状态、食欲和体重等，以便及时发现异常情况。

医生和护士还应该密切观察患者的体征。感染可能导致局部红肿、温度升高和压痛等体征，而气胸可能表现为呼吸困难、气急和胸部饱满感等症状。如果发现患者有这些体征，就需要及时采取措施，如进行胸部 X 线检查或调整引流管的位置。

医生和护士还应该定期检查胸腔引流液的性质和量。正常情况下，引流液应该是清亮的，而且量会逐渐减少。如果发现引流液变浑浊、有异味或量增多，可能是感染或出血的迹象，需要及时评估并采取相应的处理措施。

在监测并发症的同时，医生和护士也要确保引流系统的通畅和有效。他们需要定期检查引流管是否堵塞，及时清理或更换引流装置。对于长时间留置的胸腔引流管，还需要注意固定和保护引流管，避免误拉或意外拔除。

（三）逐渐撤离引流

当胸腔引流达到治疗目标并且积液减少时，医生会考虑逐渐撤离引流装置。撤离引流的时间和方法应根据患者的具体情况和临床判断进行，以确保积液不再复发。

医生会仔细观察引流液的性质和量，并结合患者的症状和体征来判断是否可以开始撤离引流。通常情况下，引流液应该是清亮的，量逐渐减少，并且患者没有呼吸困难或胸痛等不适症状。

接下来，医生会根据患者的情况制定逐渐撤离引流的计划。这个计划包括逐步减少引流系统的负压、缩短引流管的长度或更换为较细的引流管。通过逐渐减少引流的负压和排出管道的积液，可以逐渐降低对引流装置的依赖，同时也减少了感染和其他并发症的风险。

在撤离引流的过程中，医生会定期评估患者的症状和体征，并观察引流液的变化。如果在撤离引流的过程中出现积液再次增多、呼吸困难或胸痛等异常情况，医生可能会暂停撤离引流并重新评估患者的病情。在确保积液不再复发的情况下，才会继续进行引流的逐渐撤离。

在撤离引流之后，医生还会继续密切观察患者的病情和体征，以确保胸腔积液不再复发。他们会建议患者进行定期的复查和随访，以及采取必要的预防措施，如避免过度活动、合理饮食和保持良好的卫生习惯。

第三节　胸壁损伤修复

胸壁损伤是指胸部骨骼、肌肉、软组织等结构的损伤或破坏，常见于创伤性事故、交通事故或跌落等外力作用下。严重的胸壁损伤可能导致肺部、心脏和血管等重要器官的受损，并危及生命。因此，胸壁损伤的修复是非常重要的，既能恢复胸部结构的完整性，又能保护内脏器官的功能。

一、胸壁损伤的分类

胸壁损伤是指胸部骨骼、肌肉和软组织等结构的损伤或破坏。根据损伤的性质和程度，胸壁损伤可分为闭合性和开放性两种类型。

（一）闭合性胸壁损伤

闭合性胸壁损伤是指没有明显创口或创伤暴露于外界环境的损伤类型。主要包括以下几种。

1.肋骨骨折

肋骨骨折是指外力直接作用于胸壁，导致肋骨的断裂或骨折。肋骨骨折是胸部最常见的骨折类型之一。这种骨折通常由外伤引起，如车祸、跌倒、运动伤害或直接冲击等。

肋骨骨折的症状主要包括剧烈的疼痛、呼吸困难和局部压痛。患者可能会感到剧痛，尤其是在咳嗽、深呼吸或活动时。由于疼痛的存在，患者可能出现呼吸困难或浅表呼吸，以减少胸部活动带来的不适。肋骨骨折的部位通常会有明显的压痛点，当受到触摸或压迫时会感到疼痛。

2.胸骨骨折

胸骨骨折是指胸廓前部的中央骨骼——胸骨受到外力冲击而发生的断裂或骨折。这种骨折通常是由于剧烈的外伤引起，如车祸、跌倒、运动伤害或直接冲击等。

胸骨骨折的主要症状包括剧烈的疼痛、呼吸困难和肿胀，患者会感到胸骨区域剧痛。疼痛可能会限制患者的胸部活动，并导致呼吸困难。胸骨骨折还可能引起局部肿胀，导致胸骨周围组织的压迫和不适。

3.肋软骨骨折

肋软骨骨折是指肋骨和胸骨之间的连接部分——肋软骨受到外力作用而发生的断裂或骨折。这种骨折通常由于胸部直接外伤引起，如剧烈冲击、挤压或摔倒等。

肋软骨骨折的主要症状包括胸痛、压痛和呼吸困难。疼痛可能会限制患者的胸部活动，并导致呼吸困难。肋软骨骨折还可能引起局部压痛，即当受到触摸或压迫时会感到疼痛。

大多数情况下，肋软骨骨折可以自行愈合，通常需要几周到几个月的时间。在康复期间，患者应避免剧烈活动和承重，以减少疼痛和骨折的再伤害。

（二）开放性胸壁损伤

开放性胸壁损伤是指胸壁创口直接暴露于外界环境的损伤类型。主要包括以下几种。

1.开放性胸骨骨折

当胸骨遭受严重的外力冲击或穿透性创伤时，胸骨可能发生骨折并伴有创口暴露。开放性胸骨骨折需要及时进行清创、修复和防治感染。

2.开放性肋骨骨折

当肋骨受到强力撞击或穿透性创伤时，肋骨可能发生骨折并导致创口暴露。开放性肋骨骨折需要进行创口处理、修复和感染预防。

开放性胸壁损伤相比闭合性胸壁损伤更为严重，因为创口暴露会增加感染的风险，并且内脏器官更容易受到损伤。

二、胸壁损伤的修复原则

胸壁损伤的修复应遵循以下原则。

（一）确定损伤程度

胸壁损伤的修复首先需要确定损伤的程度和范围，以便制定个性化的治疗方案。这通常通过临床检查和影像学检查来完成，包括 X 线、CT 扫描等。

1.临床检查

医生会进行详细的体格检查，包括观察患者的外观、呼吸状态、疼痛程度和局部压痛等。他们还会询问患者有关病史、受伤过程和症状的描述，以获取更多信息。

2.影像学检查

X 线检查是最常用的影像学检查方法之一，可以帮助医生明确肋骨、胸骨和肋软骨的骨折情况。通过 X 线片的观察，医生可以判断骨折的类型、位置和移位程度，从而为后续的治疗决策提供依据。

对于复杂或疑难的胸壁损伤，可能需要进行进一步的影像学检查，如 CT 扫描。CT 可以提供更为详细的图像信息，能够显示骨骼、软组织和内脏器官的损伤情况，有助于制定更准确的治疗方案。

3.其他辅助检查

在某些情况下，医生可能还会进行其他辅助检查来评估胸壁损伤的程度。例如，肺功能测试可以帮助评估呼吸功能的受损程度；血液检查可以检测有无出血、感染或其他并发症等。

通过以上的临床检查和影像学检查，医生能够全面了解胸壁损伤的程度和范围，并根据具体情况制定个性化的治疗方案。例如，对于简单的闭合性肋骨骨折，保守治疗（如止痛、限制活动）可能已足够，而复杂的开放性胸壁损伤则可能需要手术修复和预防感染。

（二）控制出血和休克

对于患有活动性出血或休克的患者，应该立即采取紧急措施来控制出血和纠正休克状态，以确保患者的生命安全。在这种情况下，时间非常关键，迅速而有效的处理是至关重要的。

出血控制是首要任务。当患者出血时，应尽快停止出血源。具体的控制方法根据出血部位和严重程度而定。例如，如果是外伤性出血，可以通过直接按压、包扎或使用止血带等方法来暂时控制出血。对于内部出血，可能需要进行手术干预或介入治疗来止血。同时，还应注意保持患者的体位，提高出血部位的位置，以减少出血量。

纠正休克状态也是至关重要的。休克是由于组织灌注不足导致的多器官功能障碍，严重威胁患者的生命。治疗休克的关键是迅速恢复有效循环容量，并提供足够的氧供给。常用的措施包括：补液和输血，以纠正血容量不足；使用血管活性药物，如升压药物，以增加心脏收缩力和改善循环动力学；调整呼吸支持，保证足够的氧供给。

在处理出血和休克的过程中，应注意监测患者的生命体征，包括血压、心率、呼吸等。必要时，可以进行血气分析和实验室检查来评估患者的病情和治疗效果。同时，还应确保患者的呼吸道通畅，维持良好的氧合状态，并及时纠正电解质紊乱和酸碱平衡失调等并发症。

需要强调的是，在处理出血和休克时，医务人员应具备丰富的急救知识和技能，并采取适当的措施。还应与团队密切合作，确保紧急处理的高效协调。最重要的是，要始终以患者的生命安全为优先考虑，做出正确的决策和行动。

（三）恢复胸壁结构完整性

根据胸壁损伤的具体情况，选择合适的修复方法是恢复胸壁结构完整性的关键。

对于肋骨骨折，治疗方法可以分为保守治疗和手术治疗两种。对于非移位性或轻度移位的肋骨骨折，可以通过保守治疗来促进愈合。这包括止痛药物的使用，以缓解疼痛；限制活动，减少对受伤部位的压力；呼吸训练，以预防肺部感染等并发症。

对于严重移位的肋骨骨折或存在胸腔内器官损伤的情况，可能需要进行手术治疗来稳定骨折并修复相关损伤。手术治疗的方法包括内固定和外固定。内固定通常采用金属板、螺钉等器械将骨折断端固定在一起，以促进骨折的愈合。外固定则是通过将金属框架固定在肋骨上，外部支撑胸壁，以保持骨折断端的稳定。

对于开放性胸壁损伤，如创伤性胸壁缺损或开放性肋骨骨折，需要进行清创和修复软组织和骨骼缺损。首先，要进行彻底的清创，包括去除坏死组织、清洗创面，并注意预防感染。然后，根据缺损情况选择适当的修复方法。对于较小的软组织缺损，可以使用缝合或皮瓣移植等方法进行修复。对于较大的软组织缺损，可能需要进行组织扩张、皮瓣转移或自体软组织移植等复杂的修复手术。在修复骨骼缺损方面，可以采用内固定技术或骨移植等方法来恢复胸壁的完整性。

在胸壁结构修复过程中，还应注重术后的护理和康复。这包括定期更换敷料，预防感染；积极进行呼吸康复训练，以避免并发症；并给予必要的疼痛管理和支持治疗，以促进患者的康复。

（四）疼痛管理和呼吸支持

胸壁损伤常伴随剧烈的疼痛和呼吸功能受限，因此有效的疼痛管理和呼吸支持对于患者的康复至关重要。

疼痛管理是胸壁损伤治疗中的重要环节。通过适当的镇痛药物使用可以缓解患者的疼痛，并提高其舒适度。常用的镇痛药物包括非甾体抗炎药（NSAIDs）、阿片类药物、局部麻醉药等。选择合适的镇痛药物应根据患者的疼痛程度、个体差异和可能的不良反应进行综合考虑。在给予药物治疗时，应遵循医嘱，确保合适的剂量和使用频率，并密切监测患者的疼痛程度和不良反应。

除了药物治疗，物理治疗和康复训练也是疼痛管理的重要组成部分。物理治疗包括冷热敷、按摩、理疗等方法，可以缓解肌肉紧张和炎症反应，促进血液循环和组织修复。康复训练的目标是恢复胸壁的功能和力量，并帮助患者逐渐恢复正常的活动水平。这包括呼吸锻炼、肌肉强化、姿势训练等。物理治疗和康复训练应由专业人员指导，并根据患者的具体情况进行个体化设计。

呼吸支持在胸壁损伤中也起着重要的作用。由于损伤引起的疼痛和肋骨骨折等问题，患者常会出现呼吸功能受限的情况。针对不同程度的呼吸困难，可以采取以下措施来提供呼吸支持：保持通畅的呼吸道，确保患者能够自主呼吸；使用辅助呼吸设备，如呼吸机、CPAP 等，以减轻呼吸负荷；进行呼吸康复训练，包括深呼吸、咳嗽、呼吸肌力训练等，以增强肺功能和呼吸肌力。

需要注意的是，在进行疼痛管理和呼吸支持时，应密切关注患者的生命体征和病情变化，及时调整治疗方案。还要积极预防并处理可能的并发症，如肺部感染、深静脉血栓等。最重要的是，医务人员应与患者进行充分的沟通，提供必要的支持和教育，使患者理解治疗过程，并参与康复计划，以促进他们的恢复和康复。

三、胸壁损伤的修复方法

（一）保守治疗

保守治疗是一种常见的胸壁损伤修复方法，适用于一些轻度的情况，如非移位性肋骨骨折等。

1.止痛药物的使用

止痛药物被广泛用于缓解患者的疼痛，提高其舒适度和生活质量。常用的止痛药物包括非甾体抗炎药（NSAIDs）和麻醉类药物。

非甾体抗炎药（NSAIDs）是一类常用的止痛药物，如布洛芬、阿司匹林和对乙酰氨基酚等。它们通过抑制体内的炎症反应和疼痛传导来减轻疼痛和消炎作用。NSAIDs 可以有效地缓解轻度至中度的疼痛，如头痛、关节痛、肌肉痛等。需要注意的是，长期或过量使用 NSAIDs 可能会引发胃肠道问题和其他不良反应，因此在使用时应遵循医生的建议并注意剂量控制。

麻醉类药物则以其镇痛效果而闻名，主要通过作用于中枢神经系统来减轻或消除疼痛感。这类药物分为局部麻醉药和全身麻醉药。局部麻醉药如利多卡因可以用于局部麻醉和神经阻滞，以减轻手术或创伤引起的疼痛。全身麻醉药则可以通过静脉输注或吸入给药方式产生全身镇痛效果，在手术过程中使患者处于无痛或昏迷状态。使用麻醉类药物需要医生的监督和合理用药，以确保安全性和有效性。

2.限制活动

在保守治疗过程中，限制患者的活动范围是十分重要的，这有助于避免进一步的损伤和减轻疼痛。医生通常建议患者在康复期间避免剧烈运动、身体扭曲以及提重物等活动，尽量保持休息和进行轻度活动。

限制活动的主要目的是为了给予骨折部位足够的时间来愈合，并减少对受伤区域的压力和负荷。过度运动或不恰当的活动可能会导致骨折部位的移位、再伤害或延迟愈合。在康复期间，患者需要遵循医生的指导，注意控制活动强度和范围。

尽管活动受限，但适度的轻度活动仍然是必要的。轻度活动可以帮助促进血液循环，防止肌肉萎缩和关节僵硬。这些活动可以包括进行一些简单的伸展运动、深呼吸、走动或进行康复训练。

除了限制活动，还应注意避免受伤部位的额外压力和刺激。例如，在睡眠时可以使用合适的枕头来支撑背部，以减少对骨折部位的压力。医生可能会建议患者佩戴支撑性绷带或装置，以稳定受伤区域并提供额外的保护。

3.体位调整

正确的体位调整对于减轻疼痛和改善呼吸功能非常重要。在肋骨骨折的保守治疗中，建议患者采用舒适的体位，如半坐卧位或坐位，以减轻胸壁肌肉的张力和压力。

半坐卧位是一种常见的体位调整方法，患者可以使用多个枕头或抱枕来支撑上半身，使其处于半坐卧的状态。这种体位有助于减轻胸部肌肉的紧张和压力，从而缓解疼痛感。

半坐卧位还有助于改善呼吸功能，减少呼吸困难。

坐位也是一种常用的体位调整方法。患者可以选择直坐或稍微前倾的坐姿，以减少胸部活动和压力。这种体位可以帮助患者更好地控制呼吸深度，并减轻疼痛感。

对于非移位性肋骨骨折，有时医生会建议患者使用枕头或抱枕来支撑受伤区域。这种支撑可以减少骨折部位的运动和压力，从而减轻疼痛感。患者可以根据自身感受调整枕头或抱枕的位置和高度，以找到最舒适的体位。

需要注意的是，体位调整应根据患者个体情况和疼痛程度进行调整。在进行体位调整时，患者应遵循医生的建议，并根据自身感受进行适当的调整。患者还应注意保持良好的姿势和体位，避免长时间固定在同一姿势下，以防止肌肉僵硬和不适感的发生。

保守治疗的优点在于无须手术干预，避免了手术的风险和并发症。同时，保守治疗也有助于自然愈合，促进胸壁组织的修复和恢复。但需要注意的是，保守治疗适用于一些轻度的情况，并且治疗效果可能会因个体差异而有所不同。对于严重的胸壁损伤，如严重移位的肋骨骨折或开放性胸壁损伤，可能需要进行手术治疗来稳定和修复。

在保守治疗过程中，医务人员应密切关注患者的病情变化和治疗效果，并及时调整治疗方案。同时，与患者进行充分的沟通和教育，帮助他们理解治疗的目的和预期效果，提供必要的支持和指导，以促进康复和恢复。

（二）手术治疗

对于严重的胸壁损伤，特别是开放性胸壁损伤或严重的多发性肋骨骨折，常需要进行手术修复。手术方法包括以下几种。

1.内固定

内固定是一种常见的胸壁损伤治疗方法，适用于复杂性肋骨骨折或胸壁结构不稳定的情况。通过使用金属板、钢钉等内部装置来稳定骨折断端，以促进骨折的愈合和恢复。

内固定的主要目的是提供稳定的环境，使骨折断端能够保持正确的位置，并减少移位和错位的风险。这样有助于骨折断端的愈合，并加速康复过程。内固定通常由医生在手术中将金属板、钢钉等装置放置在骨折断端附近，通过螺丝或其他固定件将其固定在正常位置。

通过内固定，骨折断端能够得到稳定并保持正确的位置，避免进一步移位和错位；内固定可以帮助骨折断端接近并保持良好的愈合环境，从而加速骨折愈合的过程；内固定可以在骨折固定后早期允许患者进行适度的活动，有助于防止肺部感染、深静脉血栓等并发症。

尽管内固定是一种有效的治疗方法，但也存在一些风险和注意事项。手术本身可能伴随着一定的风险，如感染、出血、神经或血管损伤等。术后还需要密切关注患者的恢复过程，并进行必要的康复训练，以促进功能恢复和减少并发症的风险。

内固定作为一种治疗选择，需要医生根据患者的具体情况来评估是否适用。医务人员应与患者进行充分的沟通和讨论，解释手术的风险和益处，并共同制定合适的治疗方案。

2.外固定

外固定适用于严重的多发性肋骨骨折或开放性胸壁损伤等情况。通过将外部支架固定在骨折部位，可以提供稳定的支撑，以稳定胸壁结构并促进愈合。

外固定的主要目的是通过外部支架来稳定胸壁骨折断端，使其能够保持正确的位置，减少移位和错位的风险，并促进骨折的愈合。外固定通常由医生在手术中将金属框架固定在骨折部位周围，外部支架通过固定螺钉或其他装置与骨折断端连接。

外固定可以提供更强的稳定性，减少骨折断端的移位和错位风险，有助于骨折的愈合；对于严重的多发性肋骨骨折或开放性胸壁损伤，外固定可以帮助控制创伤，减少进一步的组织损伤和并发症的发生。

3.自体骨移植

自体骨移植适用于需要修复胸壁缺损的情况。通过将患者自身的骨组织移植到受损区域，可以恢复胸壁结构的完整性和稳定性。

自体骨移植的主要目的是填补或修复胸壁缺损，并促进骨组织的再生和愈合。在手术中，医生会从患者身体其他部位（如肋骨、髂骨等）获取适当大小和形状的骨组织，然后将其植入到胸壁受损的区域。植入的骨组织与周围组织结合，促进骨折断端的愈合和胸壁的重建。

自体骨移植使用患者自身的骨组织，减少了排斥反应和免疫反应的风险；通过自体骨移植，可以恢复胸壁的完整性和稳定性；自体骨移植能够提供适当的骨组织支架，为骨细胞的再生和愈合提供良好的环境，加速骨折愈合和胸壁修复过程。

4.软组织修复

对于开放性胸壁损伤，软组织修复是非常重要的一步，旨在清创、缝合和修复皮肤等，以预防感染和促进伤口愈合。

清创是指对伤口进行彻底的清洗和去除坏死组织的过程。清创可以通过使用适当的抗菌溶液来清洗伤口，并用生理盐水冲洗干净。清创的目的是去除污垢、异物和坏死组织，减少感染的风险，并为后续的修复提供良好的环境。

接下来，需要进行缝合或修复皮肤的操作。对于较小的开放性胸壁损伤，可以使用缝合线将皮肤缝合起来。对于较大的软组织缺损，可能需要进行组织扩张、皮瓣转移或自体软组织移植等复杂的修复手术。这些方法旨在恢复胸壁结构的完整性和外观，并促进伤口的愈合。

在修复之前，应确保伤口周围区域清洁，并使用适当的抗菌药物或消毒剂进行处理，以减少感染的风险；选择合适的缝合线和缝合技术，确保伤口的紧密闭合，减少感染和瘢痕形成的风险；术后应对伤口进行定期检查和换药，以确保伤口的干燥和清洁，并监测伤口愈合的进展。

软组织修复是开放性胸壁损伤治疗中不可或缺的一步。医务人员应根据患者的具体情况选择适当的修复方法，并密切关注术后伤口的恢复和康复进程。通过正确的软组织修复，可以预防感染、促进伤口愈合，并为患者的康复奠定良好的基础。

四、胸壁损伤后的康复护理

胸壁损伤修复后，患者需要进行适当的康复护理，以促进功能恢复和减轻并发症的发生。康复护理包括以下几个方面。

（一）物理治疗

物理治疗在胸壁损伤的康复中起着重要作用。通过运动疗法、牵引、按摩和理疗等手段，可以促进胸部肌肉和关节的恢复，增加活动范围，减轻疼痛和僵硬感。

1.运动疗法

运动疗法是物理治疗的核心内容之一。通过进行特定的运动和锻炼，可以增强胸部肌肉的力量和灵活性，改善功能。例如，深呼吸、肩背伸展、胸部活动性运动等都有助于增加胸廓的活动范围，并缓解肌肉紧张和疼痛。

2.牵引

对于胸部骨折或软组织损伤导致的胸壁结构不稳定的情况，可能需要进行牵引治疗。牵引可以通过外部装置施加适当的拉力，以纠正位移和稳定骨折断端。这有助于减轻疼痛、促进愈合，并为进一步的康复提供稳定的环境。

3.按摩和理疗

按摩和理疗是通过手法和物理刺激来缓解肌肉紧张、改善血液循环和促进组织修复的方法。对于胸壁损伤，按摩可以通过轻柔的手法缓解疼痛和僵硬感，并促进淋巴液的流动和废物的排出。理疗包括热敷、冷敷、电疗等，可以减轻炎症反应、缓解肌肉痉挛，提供疼痛缓解和舒适感。

（二）呼吸训练

胸壁损伤后，患者常常会出现呼吸困难，这是因为损伤导致了胸廓活动的受限以及呼吸肌肉的功能减弱。为了改善呼吸功能和帮助患者更好地应对呼吸困难，适当的呼吸训练非常重要。以下是一些常见的呼吸训练方法：

1.深呼吸

深呼吸是一种简单而有效的呼吸训练方法。患者被鼓励进行缓慢而深入的呼吸，尽可能充分地扩展胸廓和肺部。这有助于增加肺容量、改善通气效果，并促进呼吸肌肉的协调运动。

2.呼吸锻炼器的使用

呼吸锻炼器是一种常用的辅助工具，可以帮助患者进行呼吸训练。这些设备通过提供可调节的阻力或正压来刺激和强化呼吸肌肉。通过定期使用呼吸锻炼器，患者可以逐渐增加呼吸肌肉的力量和耐力。

3.呼吸模式调整

针对不同类型的胸壁损伤和呼吸困难，有时需要调整呼吸模式。例如，在肋骨骨折等情况下，浅而频繁的呼吸可能更加舒适和有效。医务人员可以根据患者的具体情况和需求，指导其调整呼吸模式，以提高呼吸效率。

呼吸训练需要由经验丰富的专业人员进行指导和监督。医务人员应与患者进行充分的沟通和教育，解释呼吸训练的目的和方法，并确保患者正确理解并掌握相关技巧。在训练过程中，应密切关注患者的病情变化和训练效果，并根据需要调整训练方案。

（三）心理支持

胸壁损伤不仅对患者的身体造成了影响，还可能对其心理产生负面影响。焦虑、抑郁和情绪波动等问题常常在康复过程中出现。因此，提供必要的心理支持和咨询非常重要，帮助患者积极面对康复过程。

1.心理支持

医务人员应与患者进行充分的沟通，并表达对其情感和关注。通过给予安慰、鼓励和支持，帮助患者缓解焦虑和抑郁情绪，增强他们的康复信心。

2.教育和信息共享

提供详细的医学知识和康复信息，使患者了解胸壁损伤的治疗过程和预期效果。这有助于减少不必要的恐惧和疑虑，同时帮助患者做出积极的决策。

3.应对技巧培训

通过教授应对技巧，如放松方法、正向思考和问题解决技巧等，帮助患者应对康复过程中的挑战和困难。这有助于改善心理适应能力，增强抗压能力。

4.心理咨询

对于情绪问题较为严重的患者，可以安排心理咨询师或心理医生进行专业的心理评估和干预。他们可以提供个体化的心理支持和治疗，帮助患者处理负面情绪、调整心态，并建立积极的心理健康状态。

此外，家庭和亲友的支持也对患者的心理康复起着重要作用。他们可以提供情感上的支持、陪伴和鼓励，帮助患者建立积极的康复环境。

（四）饮食调理

在胸壁损伤的康复过程中，合理的饮食结构对于促进伤口愈合和恢复非常重要。以下是一些建议。

1.蛋白质摄入

蛋白质是组织修复和愈合过程中必不可少的营养素。对于胸壁损伤的患者，摄入足够的蛋白质非常重要。建议患者增加富含蛋白质的食物的摄入，如瘦肉、鱼类、禽肉、豆类、坚果和乳制品等。

蛋白质在伤口愈合和组织修复中起着至关重要的作用。它们是构成细胞和组织的基本单位，可以提供身体所需的氨基酸，促进伤口的愈合和肌肉的修复。蛋白质还有助于增强免疫功能，提供抵抗感染和炎症的能力。

在选择蛋白质来源时，应尽量选择低脂肪和高质量的蛋白质食物。瘦肉（如鸡胸肉、火鸡肉）、鱼类（如三文鱼、鳕鱼）、禽肉、豆类（如豆腐、黄豆、黑豆）、坚果和乳制品（如低脂奶、酸奶）都是良好的蛋白质来源。还可以考虑摄入富含氨基酸的蛋白质补充剂，但在使用前应咨询医生或营养师的建议。

2.维生素摄入

维生素在维持免疫系统正常功能和促进伤口愈合过程中发挥着重要作用。尤其是维生素 C、维生素 A 和维生素 D 对于患者来说尤为关键。这些维生素主要存在于新鲜水果、蔬菜和全谷类食物中，因此，患者应该增加这些食物的摄入量。

维生素 C 在免疫系统中具有多种重要功能。它是一种强效的抗氧化剂，可以帮助清除体内的自由基，减少炎症反应，并加速伤口的愈合。维生素 C 还能够促进白细胞的活性，增强机体对病原体的抵抗力。柑橘类水果（如橙子、柠檬等）以及草莓、猕猴桃等都是丰富的维生素 C 来源，患者可以适量地增加这些食物的摄入。

维生素 A 对于维持免疫系统的健康非常重要。它能够增强黏膜屏障的功能，提高黏膜细胞的免疫活性，从而减少病原体的侵袭。维生素 A 还参与调节免疫细胞的发育和功能。胡萝卜、菠菜、南瓜等橙色或深绿色蔬菜是富含维生素A的良好来源。

维生素D在免疫系统中发挥着调节免疫反应的重要作用。它能够增强抗炎反应，促进免疫细胞的活性，并影响免疫细胞的分化和功能。鱼类（比如鳕鱼、三文鱼）是维生素D的主要来源，蘑菇、牛奶和鸡蛋也含有一定量的维生素D。

3.矿物质摄入

一些矿物质对于骨骼健康和伤口愈合至关重要。其中包括钙、镁和锌等矿物质，患者应该增加这些矿物质的摄入量。富含这些矿物质的食物包括奶制品、坚果、全谷类食物和绿叶蔬菜等。

钙是维持骨骼健康所必需的矿物质。它不仅构成了骨骼的主要组成部分，还参与了神经传导、肌肉收缩等生理过程。奶制品（如牛奶、酸奶和奶酪）是钙的良好来源，豆腐、芝士、绿叶蔬菜（如菠菜、羽衣甘蓝）也含有一定量的钙。

镁是骨骼健康所必需的矿物质之一。它参与了骨骼的形成和维持，并且对于促进骨骼修复和伤口愈合也非常重要。坚果（如杏仁、核桃）、豆类（如黑豆、黄豆）、全谷类食物（如燕麦、全麦面包）以及绿叶蔬菜（如菠菜、甘蓝）都是富含镁的良好食物来源。

锌在骨骼健康和伤口愈合过程中也起着重要作用。它参与了骨骼的形成和维持，并促进伤口的修复。坚果（如核桃、松子）、瘦肉（如鸡胸肉、牛肉）以及全谷类食物（如燕麦、全麦面包）都是富含锌的良好食物来源。

4.充足水分摄入

患者应该确保饮用足够的水，以维持良好的水合状态。适量摄入低糖果汁和无咖啡因茶水也是不错的选择。

水是人体最基本的需求之一，对于伤口愈合和康复非常重要。水分有助于维持血液循环和输送营养物质到伤口处，同时帮助排除废物和毒素。充足的水分摄入可以促进细胞代谢，提高免疫力，加速伤口的修复和愈合。建议患者每天饮用至少8杯（约2升）的水，或根据个人情况调整水分摄入量。

除了纯净水外，低糖果汁和无咖啡因茶水也是补充水分的好方法。低糖果汁可以为患者提供一些额外的维生素和抗氧化剂，但要注意选择低糖含量的果汁，避免过多的糖分摄入。无咖啡因茶水如绿茶、草药茶等也是不错的选择，它们既可以提供水分，又具有一定的保健功效，如抗氧化、镇静和促进消化等。

需要注意的是，某些情况下，如糖尿病或肾脏疾病患者，可能需要根据医生的建议来限制水分摄入量。在特殊环境下，如高温、高海拔地区或剧烈运动后，水分的需求也会增加。因此，患者应根据个人情况和医生的指导来调整水分摄入量。

5.控制体重

对于超重或肥胖的患者来说，控制体重是非常重要的。过度的体重会增加胸壁的负担，对伤口愈合和康复过程产生负面影响。建议患者通过合理的饮食和适当的运动来控制体重。

饮食方面，患者应该采取均衡、营养丰富的饮食。减少高热量和高脂肪食物的摄入，如油炸食品、甜点和糖果等。增加新鲜水果、蔬菜、全谷类食物和蛋白质的摄入，如瘦肉、鱼类、豆类和低脂乳制品。还要注意适量控制食物的摄入量，避免暴饮暴食。

运动对于控制体重也非常重要。适当的运动可以帮助燃烧卡路里、增强心肺功能，并促进代谢率的提高。建议患者选择适合自己的有氧运动，如散步、跑步、游泳、骑自行车等，并保持每周至少 150 分钟的中等强度有氧运动。力量训练也可以增加肌肉的质量和代谢率，帮助控制体重。

需要注意的是，患者在控制体重时应遵循科学合理的方法，避免极端的节食或过度运动，以免影响身体健康。如果患者有特定的健康问题或疾病，如心脏病、关节问题等，建议在控制体重前咨询医生的意见。

除了以上建议，还应避免摄入高脂肪、高盐和高糖食物，以减少炎症反应和并发症的风险。还需要定期定时就餐，同时注意个人口味偏好，有助于患者更好地享受饮食和营养。

在胸壁损伤的康复过程中，医务人员应向患者提供详细的饮食建议，并根据患者的具体情况和营养需求进行个性化指导。合理的饮食结构有助于提供必要的营养，促进伤口愈合，恢复身体功能，并加速康复过程。

第四节　食管切除和重建

食管切除和重建是一种外科手术，用于治疗严重的食管疾病或恶性肿瘤。该手术旨在完全或部分切除受影响的食管，并通过重建食管连接胃和口腔，以恢复正常的食物摄入功能。下面将详细介绍食管切除和重建手术的相关内容。

一、适应证

食管切除和重建手术主要适用于以下情况。

（一）食管癌

食管癌是引起食管切除和重建最常见的原因之一。在早期阶段或局部进展时，通过切除并重建食管可以有效地消除癌细胞，并恢复食管功能。

食管癌是一种恶性肿瘤，起源于食管内上皮细胞的异常增生。它通常由长期存在的食管黏膜损伤、炎症、食管反流以及吸烟和饮酒等不良习惯引起。食管癌在早期往往没有明显的症状，随着疾病的发展，患者可能出现吞咽困难、胸痛、体重下降等症状。

当食管癌被诊断为早期阶段或局部进展时，切除并重建食管是一种常见的治疗方法。手术的目标是彻底去除食管内的肿瘤组织，并重建食管的通道，以保持正常的食物通过和消化功能。

食管切除和重建手术通常分为两种类型：胸腔镜手术和开放手术。胸腔镜手术采用微创技术，通过腹部和胸腔的小切口进行手术操作。相比之下，开放手术需要较大的切口，但在某些复杂情况下可能更适用。

在手术中，医生会首先切除包括肿瘤在内的食管部分，并确保彻底清除癌细胞。然后，他们将使用其他组织（如胃、结肠或其他肠段）来重建食管的通道。这种重建过程被称为食管吻合术，它旨在恢复正常的食物通过和消化功能。

（二）食管裂孔疝

食管裂孔疝是一种疾病，它指的是膈肌上的食管裂孔异常扩张，导致食管和胃部分移位。食管裂孔是连接食管和胃的一个开口，在正常情况下，它的大小是有限的，能够确保食物顺利通过食道进入胃部。然而，由于某些原因，这个裂孔可能会扩张，导致食管和胃部分移位。

食管裂孔疝的主要原因之一是膈肌的松弛或损伤。膈肌是位于胸腔和腹腔之间的肌肉，起到隔离两个腔体的作用。当膈肌松弛或受伤时，食管裂孔就会扩张，使得食管和胃部分移位。其他可能的原因包括先天性缺陷、年龄增长、腹压增加（如妊娠或肥胖）、剧烈运动或提重物等。

食管裂孔疝通常表现为胸骨后或上腹部的疼痛、胃灼热感、反酸、吞咽困难等症状。有些患者可能还会出现胸闷、呕吐、体重减轻等症状。在一些严重的情况下，食管裂孔疝还可能引发并发症，如食管糜烂、食管溃疡、贲门炎等。

对于轻度的食管裂孔疝，常规的保守治疗措施通常可以缓解症状。这包括饮食调整、避免过度进食、避免躺下或弯腰等姿势，以及服用抗酸药物等。然而，对于一些严重的病例，保守治疗可能无效，此时可能需要考虑手术干预。

手术治疗的主要目标是修复食管裂孔并恢复正常的消化功能。手术方式多样，根据患者的具体情况选择最适合的方法。常见的手术包括食管切除和重建、食管裂孔修复术等。手术后，患者需要注意术后护理，包括遵循医生的饮食建议、避免剧烈运动等。

（三）食管破裂

食管破裂是指由于外伤、烧伤或其他原因引起的食管组织完整性受损，导致食管内容物泄漏到胸腔或腹腔中。这种情况属于紧急情况，需要进行食管切除和重建手术以避免感染和其他严重并发症的发生。

食管破裂通常是由于剧烈外力作用于食管造成的，如交通事故、跌落、刀伤等。也有可能是因为食管遭受化学或热力损伤，例如误吞腐蚀性物质或烫伤。无论是外伤还是烧伤，一旦食管发生破裂，就会导致消化液、食物残渣等进入胸腔或腹腔，引起感染和炎症反应。

对于食管破裂的治疗，食管切除和重建手术是首选的方法。在手术中，医生将切除破裂部分的食管，并进行重建以恢复食管的完整性。重建的方式可以选择自体组织移植，如胃或肠段，也可以使用人工材料。手术后，患者需要留院观察一段时间，并接受适当的抗感染治疗。

食管破裂是一种严重的情况，如果不及时处理，可能会导致严重的并发症，如感染、脓胸、腹膜炎等。因此，在怀疑食管破裂的情况下，应立即就医并尽早进行手术治疗。

在日常生活中，我们应该注意避免发生外伤和烧伤，并遵守正确的饮食习惯和安全用药原则，以减少食管破裂的风险。

（四）先天性食管异常

先天性食管异常是指在胚胎发育过程中形成的食管结构异常。其中包括食管闭锁和食管气管瘘等疾病。这些异常情况可能导致食物无法顺利通过食管，给患者的生活带来很大困扰。

对于某些患有先天性食管异常的患者来说，为了修复异常的食管结构并确保正常的食物通过，可能需要进行食管切除和重建手术。

在手术中，首先需要将异常的部分食管切除。然后，医生会使用患者自身组织或人工材料来重建食管结构。重建的过程中需要非常小心和精确，以确保新的食管能够正常连接并充分发挥其功能。

尽管食管切除和重建手术对于修复先天性食管异常非常重要，但仍存在一些潜在的并发症和风险。例如，手术可能导致感染、出血或手术切口愈合不良等并发症。

（五）食管狭窄

食管狭窄是指由于长期胃酸反流、炎症或其他因素导致食管内径变窄的情况。当食管狭窄严重到影响食物通过时，可能需要进行食管切除和重建手术来恢复正常的食管通畅性。

食管狭窄可能会导致患者在进食时感到不适，甚至无法顺利吞咽食物。严重的狭窄可能导致食物卡住，引起胸口不适、呕吐等症状。这种情况下，食管切除和重建手术可以成为一种有效的治疗选择。

二、手术过程

食管切除和重建手术通常分为以下几个步骤。

（一）切除受影响的食管

根据患者的具体情况和疾病的严重程度，外科医生会决定切除整个或部分受到病变侵袭的食管。手术开始时，医生会给患者进行全身麻醉，使其处于无痛状态。然后，医生会在胸腔或腹腔中做出一个切口，以便进入手术区域。

医生会仔细检查食管的病变情况。如果病变范围较小且局限在某一段食管上，医生可能只需要切除受影响的部分食管组织。这个过程称为部分食管切除。如果病变范围较大或严重，医生可能需要切除整个食管，这个过程称为全食管切除。

在切除食管之前，医生需要注意保护周围的重要结构，如气管、主动脉和其他器官。切除食管后，医生会进行止血和修复手术区域，以确保没有明显的出血或感染等并发症。

切除食管后，食物无法通过正常消化道通路进入胃部。因此，在切除受影响的食管之前，医生通常会考虑进行食管重建手术，以恢复患者的吞咽和消化功能。

（二）获取移植物

在食管切除和重建手术中，获取合适的移植物组织是至关重要的一步。医生会根据患者的具体情况和外科医生的经验选择适合的移植物。

常见的移植物包括结肠和胃等。这些组织通常被用于重建新的食管，以恢复患者的吞咽和消化功能。选择哪种移植物取决于多个因素，如患者的年龄、身体状况、食管疾病的严重程度以及外科医生的经验。

结肠是最常用的移植物之一。由于结肠与食管在解剖位置上相近，并且拥有类似的黏膜特性，它被认为是最接近自然食管的替代选择。在手术中，医生会将一段结肠组织取出，并根据需要进行修整和调整后，将其连接到残余的食管或其他相关器官上。

胃也是常用的移植物之一。由于胃具有良好的扩张能力和消化功能，它可以较好地模拟食管的功能。在手术中，医生会将一部分胃组织取出，并进行相应的修整后，将其用于重建新的食管。

除了以上常见的移植物选择，还有其他一些替代选项，如小肠、空肠等。每个移植物都有其独特的优势和局限性，医生会根据患者的具体情况和手术需求进行选择。

（三）重建食管

外科医生会选择适当的方法进行食管重建。常用的方法包括胃食管吻合术和结肠食管吻合术。

1.胃食管吻合术

胃食管吻合术是一种常用于治疗食管癌患者的手术方法，旨在恢复患者的食管功能。该手术通过将胃的一部分与食管连接起来，形成新的食管。

在进行胃食管吻合术之前，外科医生会首先切除受到癌症侵袭的食管段。然后，医生会选择合适的胃组织，通常是胃底或胃体，作为重建的材料。这些胃组织具有较好的黏膜特性和扩张能力，可以更好地模拟原始的食管功能。

在手术中，医生会将选择的胃组织进行修整，并与残余的食管组织进行吻合。吻合的过程使用缝线和外科技术将胃组织与食管组织连接起来，确保连接部位的紧密性和稳定性。手术完成后，新形成的食管允许食物从咽部顺利通过到达胃部，以实现正常的吞咽和消化功能。

2.结肠食管吻合术

结肠食管吻合术是一种常用于治疗较长的食管缺损或需要更多组织来重建食管的情况的手术方法。该手术通过将结肠的一部分移植到胸腔内，并与残余的食管连接起来，以形成新的食管。

在进行结肠食管吻合术之前，外科医生会首先评估患者的食管缺损情况和手术需求。如果食管缺损较长，无法用原有的食管组织进行重建，或者需要更多的组织来增加食管长度，那么选择使用结肠作为移植物可能是一个合理的选择。

在手术中，医生会选择适当长度的结肠组织，并将其移植到胸腔内，与残余的食管进行吻合。这个过程需要精确而细致的操作，医生会使用缝线和其他外科技术将结肠组织与食管组织连接起来。吻合的稳固性和紧密性对于术后的功能恢复至关重要。

结肠食管吻合术的优势之一是可以提供额外的组织来增加食管长度，并更好地适应患者的生理需求。然而，这种手术也存在一些潜在的风险和并发症，如吻合口漏、感染和吻合口狭窄等。因此，在手术前，医生要详细评估患者的情况，并充分告知患者手术的风险和可能的后果。

（四）术后恢复

食管切除和重建手术是一项复杂而重要的外科手术，患者在手术后需要经历一段时间的术后恢复。以下是术后恢复的一般过程。

1.住院观察

手术后，患者通常需要在医院内接受一段时间的住院观察。这样可以确保医生能够密切监测患者的病情和术后恢复情况，并及时处理任何可能的并发症。

2.疼痛管理

手术后可能会出现一定的疼痛不适。医生要根据患者的疼痛程度，给予适当的镇痛药物和疼痛管理方案，以减轻患者的不适感。

3.营养支持

由于手术后食管功能受到影响，患者可能无法正常进食。因此，医生会安排相应的营养支持措施，如静脉输液、胃肠减压等，以维持患者的营养状态。

4.康复训练

术后，患者需要进行康复训练，以适应新的消化和吞咽方式。这可能包括口腔肌肉锻炼、吞咽训练、语言康复等。康复师和营养师会根据患者的具体情况制定个性化的康复计划，并指导患者进行相应的锻炼和训练。

5.术后护理

在术后恢复期间，患者需要定期复查和随访。医生会检查吻合部位的愈合情况，并根据需要调整治疗方案。还会关注患者的饮食习惯、体重变化、呼吸状况等，并给予相应的指导和建议。

术后恢复的时间因患者的具体情况而异，通常需要数周到数月的时间。在此期间，患者需要密切配合医生的治疗计划和康复指导，遵循医生的建议进行饮食和生活方式上的调整。同时，患者应注意观察自身状况的变化，如出现持续不适、发热、呕吐等异常症状，应及时向医生报告。

三、手术风险和并发症

尽管食管切除和重建手术在治疗一些严重食管疾病方面非常有效，但仍存在一些手术风险和并发症。

（一）术后感染

术后感染是指在手术后，手术部位或身体其他部位发生的感染。手术部位可能会受到各种细菌、病毒和真菌等微生物的侵袭，导致感染的发生。术后感染是一种较为常见的并发症，它可能会延长患者住院时间，增加治疗费用，并且给患者带来不适和痛苦。

术后感染的发生原因多种多样，其中最主要的原因之一是手术切口没有得到良好清洁和护理。在手术过程中，医生通常会采取一系列措施来减少手术部位感染的风险，比如消毒手术器械和手术区域，使用无菌巾覆盖手术区域等。然而，如果这些措施没有得到很好的执行或患者个人卫生习惯不良，就有可能导致手术切口被细菌污染，从而引发感染。

术后感染还与患者自身免疫功能状态密切相关。免疫系统功能低下的患者更容易受到细菌等病原体的侵袭，从而增加感染的风险。因此，在手术前或手术过程中，医生会评估患者的免疫功能状态，并采取相应的预防措施，比如给予抗生素预防治疗、提高患者的营养状态等。

预防术后感染的关键在于良好的清洁和护理。患者术前应保持良好的个人卫生习惯，尤其是手术部位附近的皮肤应保持干燥、清洁和无污染。术后，医护人员应定期更换敷料，保持手术切口的干净和干燥。同时，医护人员还应注意手部卫生，经常洗手或使用洗手液消毒，以避免交叉感染的发生。

对于已经发生的术后感染，医生会根据感染类型和严重程度来制定相应的治疗方案。一般情况下，抗生素是治疗术后感染的主要药物，但需要根据细菌培养和药敏试验结果来选择合适的抗生素。而对于严重感染或不能通过药物治疗控制的感染，可能需要进行手术清创和引流等治疗措施。

（二）出血

术后出血的原因也很多样化。可能是手术创面未完全愈合，血管重新开放；可能是术后感染引起创面溃疡，导致出血；还有可能是术后活动不当，导致创面裂开或血管再次受伤。此外，一些患者可能存在出血倾向，如血液凝血功能异常、抗凝药物的使用等，也会增加术后出血的风险。

对于术中或术后的出血，医生需要迅速识别出血源并采取相应的处理措施。一般情况下，止血是最重要的处理方法之一。医生会使用各种技术来止血，如手术缝合、电凝、激光止血等。如果出血较为严重或无法通过常规手段止血，可能需要进行介入治疗或外科手术来控制出血。

预防术后出血的关键在于手术过程中的精细操作和术后的细致护理。医生需要尽量避免损伤血管，注意止血时的技巧和方法。术后，医护人员应定期观察手术创面，及时发现出血迹象，并采取必要的处理措施。同时，患者也需要遵循医生的建议，避免剧烈运动和过度用力，以减少术后出血的风险。

（三）吻合口瘘

吻合口瘘是手术后出现的一种并发症，即连接处可能会发生漏气、漏液或形成瘘管。这种情况需要额外的治疗干预来解决。

在手术中，医生常常会进行吻合操作，将不同的组织或器官连接在一起，以恢复正常的生理功能。然而，由于各种原因，吻合口有时可能无法完全愈合或存在问题，导致漏气、漏液或形成瘘管。

吻合口瘘的发生原因多种多样。其中一种常见的原因是手术操作不当所导致吻合口未能充分闭合。此外，术后感染、血液循环不良、组织坏死等也可能增加吻合口瘘的风险。

一旦发生吻合口瘘，患者可能会出现漏气、漏液或其他不适症状。漏气表现为胃肠道内的气体通过吻合口处的缺陷进入腹腔，导致患者出现腹胀、腹痛等症状。漏液则是指消化液或其他体液通过吻合口处的缺陷外溢，导致患者出现胃肠道内容物的大量流失和电解质紊乱等问题。形成瘘管则是指在吻合口周围形成异常通道，使得胃肠道与其他组织或器官相连，可能引发严重的并发症。

治疗吻合口瘘的方法因情况而异。医生会根据患者的具体病情进行评估，并确定治疗方案。对于一些较小的吻合口瘘，医生可能会选择保守治疗，包括禁食、静脉营养支持、抗生素治疗和定期监测等。这样可以给予吻合口更多的时间去愈合。

对于较大或严重的吻合口瘘，可能需要进行手术修复。手术修复的方法多种多样，取决于瘘管的位置、大小和形态。有时，医生可能需要重新进行吻合手术，以确保连接处能够完全闭合。在手术修复后，患者需要密切监测并进行适当的康复护理。

除了治疗吻合口瘘本身，还应注意预防吻合口瘘的发生。术前准备和手术操作过程中的严格控制感染、保证血液循环畅通、避免组织坏死等都是降低吻合口瘘风险的重要措施。

（四）吞咽困难

术后出现吞咽困难可能与食管功能受到影响有关。手术过程中可能涉及食管的切除、修复或重建，这些操作都会对食管功能产生一定的影响，导致患者在术后面临吞咽困难或胃酸反流等问题。

术后吞咽困难的发生原因多种多样。手术可能导致食管功能减弱或失调。例如，在食管肿瘤切除手术中，如果切除了一部分食管组织，食管的运动和蠕动能力就会受到限制，从而导致吞咽困难。手术中使用的吻合技术也可能对食管功能产生不利影响，如吻合口的紧张或狭窄。

术后可能出现胃酸反流。食管具有防止胃酸逆流的机制，包括下食管括约肌的正常收缩和食管黏膜屏障的保护作用。然而，手术可能破坏这些机制，导致胃酸逆流至食管，引起胃酸反流症状，如胃灼热、咳嗽和喉咙不适等。

对于术后吞咽困难的治疗，需要评估患者的具体病情和症状严重程度。根据评估结果，医生可能会采取一系列治疗措施来缓解患者的吞咽困难。

如果吞咽困难较轻，可以尝试非药物治疗方法，如改变饮食习惯和饮食方式。例如，将食物切割成小块，缓慢进食，避免大口吞咽等。还可以进行康复训练，包括吞咽功能锻炼和肌肉力量恢复等。

对于严重的吞咽困难或胃酸反流问题，可能需要考虑药物治疗或手术干预。药物治疗常用的药物包括抗酸药物、促进食管蠕动的药物以及改善食管黏膜保护屏障的药物。手术干预可能涉及食管扩张术、吻合口修复术等，具体选择取决于患者的病情和医生的判断。

术后的饮食调整也是治疗吞咽困难的重要部分。医生可能会建议患者采用软食或液体饮食，以减少对食管的负担，并确保营养摄入。

第五节　纵隔肿瘤切除

纵隔肿瘤切除术是一种治疗纵隔肿瘤的手术方法。纵隔是位于胸腔中间的一个区域，包含了心脏、气管、食管、大血管等重要结构。当纵隔发现有肿瘤存在时，可能会对周围器官和功能造成不同程度的影响，因此需要进行手术切除。

纵隔肿瘤可以分为良性和恶性两种类型。良性肿瘤通常生长缓慢，局限于纵隔内的某一部分，并且不会向周围器官扩散。恶性肿瘤则具有侵袭性，可能会扩散到周围组织和淋巴结，对身体造成更大的危害。

纵隔肿瘤的类型多种多样，包括胸腺瘤、淋巴瘤、畸胎瘤、神经鞘瘤等。这些肿瘤可能会对周围结构产生压迫或侵犯，导致呼吸困难、咳嗽、胸痛等症状。一些恶性纵隔肿瘤还可能发生远处转移，严重影响患者的生存和生活质量。

纵隔肿瘤切除术是一项复杂而高风险的手术，需要由具有相关经验和专业技能的外科医生来执行。手术的具体方式取决于肿瘤的性质、位置和患者的整体情况。根据需要，可以采用开放手术或胸腔镜手术进行纵隔肿瘤切除。

在进行纵隔肿瘤切除术之前，医生通常需要进行全面的评估和准备工作。通过临床检查、影像学检查（如 X 线、CT 扫描、MRI 等）以及组织活检来确定肿瘤的性质和范围。同时，还需要评估患者的身体状况和手术风险，以确定合适的手术方案和术后管理。

纵隔肿瘤切除术的具体操作方式因肿瘤的位置、性质和大小而有所不同。一般来说，主要有以下几种切除方法：

一、开胸手术

开胸手术是一种传统的纵隔肿瘤切除方式，通过在胸骨中线或侧胸廓进行切口，进行手术操作。这种方法适用于较大的纵隔肿瘤或需要同时切除其他器官的情况。

开胸手术通常需要全身麻醉，患者被放置在手术台上，并接受监测以确保安全。外科医生会根据纵隔肿瘤的具体位置和扩展程度来确定切口的位置和大小。

在手术开始前，外科团队会进行严密的消毒和铺盖，确保手术环境的无菌性。然后，医生会进行切口，可以选择胸骨中线切口（中切口）或侧胸廓切口（侧切口），具体选择取决于肿瘤的位置和周围结构的关系。

在切口完成后，医生会进入胸腔内，通过仔细剥离肿瘤周围的组织，以尽可能地切除整个肿瘤。在这个过程中，医生需要小心处理周围的重要结构，如心脏、气管、食道和大血管，以避免造成损伤。

在肿瘤切除后，医生会进行必要的修补和重建，以确保纵隔内的结构和功能的恢复。这可能包括缝合血管、食道或气管的修复，并可能需要使用支架或移植物来加强修复部位。

术后，患者会被送往恢复室进行密切监护和观察。在恢复期间，患者可能会面临一些并发症，如呼吸困难、感染、出血等。医生会根据患者的具体情况给予相应的处理和护理。

开胸手术是一种传统而常用的纵隔肿瘤切除方式，特别适用于较大的肿瘤或需要同时切除其他器官的情况。然而，由于手术创伤较大，术后恢复时间较长，对患者的身体和心理压力较大。近年来，随着技术的进步，胸腔镜手术在纵隔肿瘤切除中得到了广泛应用，具有创伤小、恢复快的优势。因此，在选择手术方式时，医生会综合考虑患者的病情、身体状况和术后期望，制定最佳的治疗方案。

二、纵隔镜手术

纵隔镜手术是一种通过腔镜技术进行的胸腔内手术，用于治疗或诊断纵隔（位于胸腔中央的间隔）相关疾病。相比传统的开放性手术，纵隔镜手术具有创伤小、恢复快、并发症少等优势，已经成为治疗纵隔疾病的首选方法之一。

纵隔镜手术最早源于20世纪80年代，随着内窥镜技术的进步和改良，以及外科医生对手术技术的不断提升，纵隔镜手术在近几十年间取得了显著的发展。该手术主要应用于纵隔肿瘤切除、纵隔淋巴结活检、贲门下纵隔疝修补等领域，能够有效地缓解患者的症状，并提高手术的安全性和可行性。

纵隔镜手术的操作过程相对复杂，需要由经验丰富的外科医生进行。其一般分为三个步骤：建立工作通道、进行手术操作、关闭切口。手术时，医生会通过胸壁上的小切口插入纵隔镜等器械，观察和操作纵隔内的病变部位。相比开放性手术，纵隔镜手术的创伤更小，切口愈合时间更短，术后疼痛和并发症的发生率也更低。

纵隔镜手术的适应证包括但不限于：纵隔肿瘤（如胸腺瘤、淋巴瘤、甲状腺瘤等）、纵隔炎症（如结核病、真菌感染等）、纵隔异物、食管粘连等。手术前，医生会对病患进行全面评估，以确定手术的可行性和安全性。

纵隔镜手术的优势主要表现在手术创伤小，可以减少患者的术后疼痛和切口感染的风险；对患者的肺功能影响较小，术后恢复较快，患者可以早期进行康复训练；还能够提供较为清晰的视野，减少手术操作的风险。

纵隔镜手术虽然具有很多优势，但也存在一些局限性。由于手术器械较长且操作空间狭小，对医生的操作技术要求较高，需要经验丰富的专业外科医生进行操作。某些复杂的病变可能不能完全通过纵隔镜手术切除，需要进行开放性手术。纵隔镜手术对于部分大型的肿瘤来说，可能需要辅助切口以提供更好的操作视野。

三、气管切开术

气管切开术是一种用于治疗位于气管前方、与气管粘连或侵犯气管的纵隔肿瘤的手术方法。在这种手术中，医生会通过切开气管，以便更好地暴露和切除肿瘤。气管切开术通常需要进行全身麻醉，并在手术中使用各种器械和技术来确保手术的安全和成功。

气管切开术适用于与气管粘连的肿瘤，纵隔肿瘤与气管黏附在一起，是一种较为复杂的情况，这使得传统的微创手术方式不能完全切除肿瘤。在这种情况下，气管切开术是一种有效的治疗选择。

气管切开术通过切开气管的一段来暴露和处理与气管粘连的肿瘤。在手术过程中，医生使用纤维支气管镜等器械来观察和处理肿瘤。相比其他微创手术方式，气管切开术提供了更好的视野和操作空间，帮助医生彻底切除与气管粘连的肿瘤。通过切开气管，医生可以更好地掌握肿瘤的位置和范围，并进行安全而彻底的切除。

在决定是否进行气管切开术时，医生会综合考虑患者的具体情况、肿瘤的性质和位置，以及手术的可行性和安全性。如果纵隔肿瘤与气管粘连在一起，并且不能通过其他微创手术方式完全切除，那么气管切开术可能是一个较好的治疗选择。

在气管切开术中，医生通常会选择合适的手术位置，并进行局部消毒。随后，医生会进行全身麻醉，确保患者在手术过程中无痛感。接下来，医生会进行气管切开，切开气管的一段并暴露肿瘤所在的区域。在手术过程中，医生会使用器械来观察和处理肿瘤。一旦肿瘤被完整切除，医生会进行气管修复和缝合，以恢复气管的功能。

尽管气管切开术是一种有效的治疗方法，但它也存在一些风险和并发症。可能的并发症包括术后出血、气管狭窄、吻合口瘘等。因此，在进行气管切开术之前，医生会对患者进行全面评估，确保手术的安全性和可行性。

四、胸腔镜辅助手术

胸腔镜辅助手术是一种结合纵隔镜手术和胸腔镜手术的方法，用于切除纵隔肿瘤。相比传统的开放式手术方式，胸腔镜辅助手术具有许多优点，包括提供更好的视野和操作空间、减少手术创伤等。

通过胸腔镜的应用，医生可以通过小孔径的镜头将纵隔内部清晰地映射到显示器上，从而观察到更细微的结构和病变。相比之下，传统的开放式手术需要通过较大的切口进行操作，视野受限，容易造成操作盲区，难以全面地观察纵隔内部情况。

由于胸腔镜手术采用的是微创技术，仅需要在患者胸部进行小孔径切口，通过这些切口插入纤维光源和手术器械进行操作。相比之下，传统的开放式手术需要较大的切口，可能需要切开胸骨或者肋骨，操作空间受限，容易影响手术的精确性和安全性。

传统的开放式手术需要较大的切口，这不仅会导致术后疼痛、创面感染等并发症的风险增加，还需要较长的康复期。而胸腔镜辅助手术仅需进行小孔径切口，术后疼痛轻微，创面愈合快，患者可以更快地康复恢复正常生活。

胸腔镜辅助手术还具有其他一些优点。例如，手术时间相对较短，出血量较少，术中输血率低，这降低了手术风险和患者的不适感。胸腔镜手术还可避免因胸骨分割、胸壁缺损等导致的畸形及功能障碍，外观美观。

纵隔肿瘤切除术的术后恢复时间因手术方式、肿瘤性质和个体差异而异。一般来说，患者需要住院观察数天至数周，并接受相应的康复治疗。术后病理检查结果对于进一步制定治疗方案和预后评估非常重要。

第二章　乳腺外科

第一节　乳腺外科疾病的诊断

乳腺外科疾病是指发生在乳腺组织中的各种异常情况和疾病。常见的乳腺外科疾病包括乳腺增生、乳腺囊肿、乳腺炎、乳腺纤维瘤、乳腺癌等。针对这些疾病，医生会通过一系列的诊断方法来确定疾病的类型和程度，以制定合适的治疗方案。

一、临床症状与体征

乳腺外科疾病的诊断通常从临床症状与体征入手。以下是一些常见的乳腺外科疾病及其典型的临床表现。

（一）乳腺增生

乳腺增生是一种常见的良性乳腺疾病，其主要特征是乳房肿块和乳房胀痛。乳腺增生的发生与激素水平的变化密切相关，通常在青春期、孕期和更年期等激素水平波动较大的阶段更容易出现。

乳腺增生的典型临床表现如下。

1.乳房肿块

乳腺增生是一种常见的乳房疾病，其特征之一就是乳房肿块的出现。这些肿块可以是单个的，也可以是多个的。通常情况下，乳腺增生的肿块质地柔软，并且与周围正常组织有明确的边界。乳腺增生的肿块大小可能会随着月经周期的变化而有所改变。

乳腺增生是由于乳腺组织在雌激素的作用下发生过度增生而引起的。这种过度增生可能导致乳房内部的结构变得更加密集，形成了肿块。尽管乳腺增生本身并不是癌症，但乳房肿块的存在仍然需要引起重视。因为有时候乳腺增生的肿块和乳腺癌的肿块在触感上很难区分，所以建议及时就医进行进一步的检查和评估。

对于乳腺增生的肿块，通常无须治疗，只需要定期观察即可。如果肿块没有发生明显变化，没有引起不适或疼痛，一般不需要进行治疗。如果肿块增大、形状发生变化、触感异常或伴随其他症状（如乳房疼痛、分泌物等），则应及时就医进行进一步检查以排除其他可能的病因。

2.乳房胀痛

乳腺增生常伴随着乳房的胀痛感。这种胀痛通常与月经周期有关，会在月经前后加重。乳房胀痛可以是轻度的不适感，也可以是剧烈的疼痛，有时甚至会影响到日常生活和工作。

乳房胀痛是由于乳腺组织在雌激素的调控下发生过度增生而引起的。这种过度增生可能导致乳房内部的结构变得更加密集，同时乳腺组织对于体内的激素变化比较敏感，特别是在月经周期前后。这就解释了为什么许多女性在月经周期中会出现乳房胀痛的情况。

对于乳房胀痛，一般情况下无须治疗，只需要注意缓解症状即可。建议选择合适尺寸和支撑力度的胸罩，以减轻乳房的压力和摩擦；避免穿紧身衣物、过于剧烈的运动或其他可能导致乳房不适的刺激因素；使用温热的毛巾或热水袋进行局部热敷，可以缓解乳房胀痛；轻柔地按摩乳房可以促进血液循环和淋巴排泄，有助于缓解乳房胀痛。

如果乳房胀痛严重且持续影响到生活质量，建议就医咨询。医生可能会根据症状和体检结果，考虑是否需要进行进一步的检查和治疗。

除了乳房肿块和乳房胀痛，乳腺增生通常没有其他明显的症状。在检查乳房时，医生可能会发现乳房增厚或乳头溢液，但这并不是乳腺增生的特异性表现。

对于乳腺增生的诊断，医生通常会综合考虑患者的临床症状、体征以及影像学检查结果。在体格检查中，医生会触摸乳房，检查肿块的特征，包括质地、边界、大小、移动性和压痛程度等。医生还可能建议进行乳腺超声、乳腺X线摄影（钼靶）等影像学检查，以进一步评估肿块的性质。

尽管乳腺增生是一种良性疾病，但在诊断后仍需要密切关注和管理。如果乳房肿块和胀痛严重影响到患者的生活质量，医生可能会考虑给予药物治疗，如抗雌激素药物等，以减轻症状。定期的乳房自检和随访也是重要的，以确保病情的稳定和排除其他潜在问题。

（二）乳腺囊肿

乳腺囊肿是一种常见的乳腺疾病，其特征是乳房内形成了液体充满的囊袋。它通常引起乳房肿胀和压痛，并可能影响女性的生活质量。

乳腺囊肿可以是单个的，也可以是多个同时存在的。在触摸时，乳腺囊肿感觉圆形或椭圆形，质地柔软，边界清晰。囊肿内的液体可能是透明的、黄色的或乳白色的，有时还可能包含血液。

乳腺囊肿的具体原因尚不完全清楚，但许多专家认为与雌激素水平的变化有关。乳腺囊肿通常在月经周期的不同阶段出现，尤其在月经前后。此外，长期使用避孕药或接受激素替代疗法的女性也更容易患上乳腺囊肿。

大多数乳腺囊肿是良性的，不会发展成乳腺癌。然而，乳腺囊肿也可能导致一些不适和并发症。例如，囊肿的增大可能会导致乳房肿胀和疼痛加重，甚至影响到正常的乳房触摸。在囊肿中发生感染时，可能出现红肿、热痛等炎症症状。

对于乳腺囊肿的治疗，如果囊肿较小且不引起明显不适，通常可以选择观察和定期随访。但如果囊肿较大、压痛明显或存在其他症状，医生可能会建议进行一些治疗措施。例如，穿刺抽吸术是一种常用的治疗方法，通过将针管插入囊肿并抽取其中的液体来缓解症状。如果囊肿反复出现或持续增大，可能需要考虑手术切除囊肿。

女性在日常生活中也可以采取一些预防措施来降低患乳腺囊肿的风险。保持良好的生活习惯，如均衡饮食、适量运动、避免过度压力等，有助于维持激素平衡和乳腺健康。定期进行乳房自检，及时发现和处理任何异常情况也是非常重要的。

（三）乳腺炎

乳腺炎是一种常见的乳腺疾病，主要发生在哺乳期妇女。它是由于乳腺组织感染引起的，通常是由细菌进入乳腺导管或乳头引起的。

乳腺炎的临床表现包括乳房红肿、热痛、乳头溢液、发热和全身不适等症状。乳房红肿可以局限于一侧乳房，也可能波及整个乳房。触摸时，乳房会感到热痛，有时还伴有硬结的触感。乳头溢液可能是脓性的，也可能含有血液。

乳腺炎的主要原因是细菌感染，最常见的病原体是葡萄球菌。这些细菌可以通过乳头裂口、乳头皲裂或毛孔阻塞等途径进入乳腺组织，并引发感染。其他因素如乳房不畅通、哺乳姿势不正确、乳房受伤等也可能增加患乳腺炎的风险。

为了预防乳腺炎的发生，女性在哺乳期间应注意保持乳房的清洁和干燥，定期更换内衣和哺乳垫；正确哺乳，保持乳房通畅，如果出现乳头裂口或溃疡，要及时处理和治疗；保持良好的体质和充足的休息，有助于提高身体的抵抗力。

（四）乳腺纤维瘤

乳腺纤维瘤是一种常见的乳腺良性肿瘤，主要发生在年轻女性身上。它由于乳腺组织中的结缔组织增生形成，通常表现为单个的、可移动的乳房肿块。

乳腺纤维瘤的特点是肿块质地结实而弹性，边界清晰。触摸时，肿块常常感觉光滑，并且与周围正常乳腺组织可以明显区分。乳腺纤维瘤在月经周期中不会有明显变化，而且通常不伴随其他症状，如乳房疼痛、乳头溢液等。

乳腺纤维瘤的具体原因目前尚不明确，但激素水平和遗传因素可能与其发生有关。

一些研究表明，雌激素和孕激素的影响可能会促使乳腺纤维瘤的形成。此外，家族史中有乳腺纤维瘤的人群也更容易患上该疾病。

大多数乳腺纤维瘤是良性的，不会发展成乳腺癌。然而，乳腺纤维瘤也可能引起一些不适和担忧。有些患者可能因为肿块的存在而感到焦虑或恐惧，尤其是在初次发现时。乳腺纤维瘤也可能导致乳房触摸的困难，对于乳腺癌的早期检测带来一定的挑战。

（五）乳腺癌

乳腺癌是一种恶性的乳腺疾病，其临床表现可以各异。早期乳腺癌通常没有明显症状，但随着疾病的进展，一些常见的症状可能出现，包括乳房肿块、皮肤凹陷或皮肤增厚、乳头溢液（特别是血性溢液）、乳房形状改变、乳房疼痛或疼痛不适感、乳房皮肤潮红、乳头内陷等。

乳房肿块是最常见的乳腺癌症状之一。这些肿块通常无痛或轻度疼痛，并且在触摸时感觉硬实而有质地。它们可能固定于乳房组织，移动性差。皮肤凹陷或皮肤增厚也可能是乳腺癌的症状之一。当肿瘤累及到乳房皮肤时，会导致皮肤凹陷或增厚。

乳头溢液是一种较常见的乳腺癌症状。这种溢液可能是血性的，也可能是清澈或黄色的。乳房形状的改变也可能出现在乳腺癌患者中，例如乳房大小不对称、皮肤外突或凹陷等。一些患者可能会感到乳房疼痛或疼痛不适感，乳房皮肤可能出现潮红，乳头可能发生内陷。

需要注意的是，这些症状并不一定都是乳腺癌的表现，它们也可能与其他乳腺问题有关。然而，如果出现任何乳房异常或疑似乳腺癌的症状，建议及时就医进行进一步的检查和诊断。

乳腺癌的治疗通常是综合治疗，包括手术切除肿瘤、放疗、化疗、靶向治疗和激素治疗等。具体的治疗方案会根据患者的病情、肿瘤类型、分期等因素进行个体化制定。早期发现和早期治疗是提高乳腺癌患者预后的关键。

为了预防乳腺癌的发生，女性可以采取一些预防措施。定期进行乳房自检，及早发现任何异常情况。同时，参与乳腺癌筛查计划，如定期乳腺 X 线摄影（乳腺 X 线）或超声检查。保持健康的生活方式，如均衡饮食、适量运动、避免过度压力等，也有助于降低乳腺癌的风险。

除了临床症状，体征也对乳腺外科疾病的诊断起重要作用。

（一）乳房触诊

乳房触诊是一种常见的临床检查方法，用于评估乳房的大小、形状、质地、表面光滑度以及是否存在肿块或结节等异常。

在进行乳房触诊时，医生会先让患者脱去上身衣物，然后采取适当的姿势，如仰卧位或站立位。医生通常会用手掌和手指轻轻触摸乳房组织，逐渐检查整个乳房区域，包括乳房上部、下部、外侧、内侧以及腋窝附近的区域。

正常乳房组织通常是柔软、弹性的，并且没有明显异常。医生会注意观察乳房的对称性，检查是否有不对称的现象。对于可疑的肿块或结节，医生会仔细触摸并评估其质地、边界、大小、移动性和压痛程度等特征。

乳房肿块或结节的质地可以有所不同，可能是硬实、坚韧、结实或软弱等。边界可以是清晰的、模糊的或锐利的。大小可以因肿块的性质和位置而有所不同。移动性通常是一个重要的指标，正常乳房组织中的肿块或结节通常是可移动的，而恶性肿瘤可能更倾向于固定在乳房组织中。压痛程度可以帮助判断肿块的炎症程度。

除了触诊，医生还可能进行其他检查，如乳房超声、乳腺X线摄影（乳腺X线）或磁共振成像（MRI），以进一步评估乳房的情况。

乳房触诊是一种非侵入性的检查方法，可以帮助医生初步评估乳房的健康状况，并筛查是否存在异常。需要注意的是，乳房触诊并不能确定肿块的性质，无法明确诊断是否为乳腺癌。如果发现任何异常或可疑肿块，医生通常会建议进行进一步的检查，如乳腺超声、乳腺钼靶等，以确诊和评估病情。

（二）乳头检查

乳头检查是一种常见的乳腺疾病筛查和评估方法，用于评估乳头的外观和溢液情况。

在进行乳头检查时，医生会先让患者脱去上身衣物，然后采取适当的姿势，如仰卧位或站立位。医生会仔细观察乳头的外观，包括颜色、凹陷程度、皮肤纹理等。

正常乳头的颜色通常为粉红色或淡棕色，并且形状呈圆锥状。乳头表面应平坦而光滑，没有异常凹陷或凸起。医生还会注意观察乳头周围的皮肤是否有红肿、糜烂或其他异常。

对于有溢液的乳头，医生可能会进行进一步的细胞学检查。医生会轻轻挤压乳头，收集溢出的液体样本，并将其送往实验室进行细胞学检查。这可以帮助确定溢液中是否存在异常细胞，以排除或确诊乳腺癌等疾病。

乳头溢液的性质也可能提供一些线索。正常情况下，乳头溢液可能是清澈的、黄色的或乳白色的。但如果乳头溢液呈现血性、脓性、棕色或其他异常颜色，或者伴有异味等异常情况，都需要引起医生的关注。

乳头检查通常是一个简单而非侵入性的过程，可以在诊所或医疗机构中进行。它对于筛查乳房疾病，特别是乳头相关疾病，如乳头内陷、乳头炎等具有重要意义。

除了乳头检查，医生还可能进行其他乳腺检查，如乳房触诊、乳腺超声、乳腺钼靶等，以全面评估乳腺健康状况。

（三）淋巴结触诊

淋巴结触诊是一种常用的乳腺外科检查方法，用于评估腋窝区域的淋巴结情况，以判断乳腺疾病是否扩散到淋巴结。

在进行淋巴结触诊时，医生会让患者采取适当的姿势，如坐位或卧位，并将手指放置在腋窝区域。医生会轻轻触摸和按压腋窝区域的淋巴结，检查其大小、质地、是否有肿大等特征。

正常情况下，腋窝区域的淋巴结通常是不易被触及的，大小约为豌豆或小葡萄的大小。它们应该感觉柔软、弹性，并且没有明显的肿大感。正常淋巴结的质地通常是软而光滑的，边界清晰。

然而，当乳腺疾病扩散到淋巴系统时，腋窝区域的淋巴结可能会发生改变。扩散至淋巴结的癌细胞可以导致淋巴结增大、肿胀和触摸可感知。这些淋巴结可能会变得坚硬、结实，并且在触摸时有压痛感。淋巴结的肿大程度可以根据乳腺疾病的进展和扩散情况而有所不同。

淋巴结触诊对于评估乳腺疾病的分期和预后具有重要意义。如果发现淋巴结异常，医生可能会进一步进行其他检查，如超声检查、淋巴结穿刺活检等，以确诊是否存在淋巴结转移。

需要注意的是，淋巴结触诊是一种辅助性的检查方法，其结果并不能确定是否存在淋巴结转移。因此，医生通常会综合考虑患者的病史、临床表现和其他影像学检查结果来做出最终的诊断和治疗决策。

二、影像学检查

乳腺外科疾病的诊断通常需要结合临床症状、体格检查和影像学检查等多种方法。其中，影像学检查在乳腺疾病的早期筛查、定位和评估方面起着重要的作用。下面将介绍一些常见的乳腺影像学检查方法及其应用。

（一）乳腺超声

乳腺超声（Breast Ultrasound）是一种常用的无创影像学检查方法，通过使用超声波技术来评估乳腺组织的内部结构。它可以帮助医生确定乳房肿块的性质、边界和大小，以及评估囊实性病变和乳腺增生等情况。

乳腺超声是一种安全、无辐射的检查方法，适用于各个年龄段的女性，特别适用于年轻女性或妊娠期间的乳房检查。由于乳腺组织在这些人群中相对较密，使用传统的乳腺X线摄影可能不能清晰观察到异常情况，而乳腺超声则能提供更准确的信息。

在进行乳腺超声时，患者通常需要脱去上身衣物，并将乳房露出来。医生会将一小部分凝胶涂抹在乳房上，然后用超声探头在乳房表面移动，发出超声波来获取图像。医生可以实时观察乳腺组织的内部结构，并对异常区域进行详细的评估。

乳腺超声主要用于评估和鉴别乳房肿块。它可以帮助医生确定肿块的性质是囊性还是实性，边界是否清晰，大小如何等。对于囊性病变，超声可以帮助确认囊液的性质，指导治疗。对于实性肿块，超声可以提供更多关于其结构、形态和血流情况的信息，协助医生判断是否需要进行进一步的检查，如穿刺活检或其他影像学检查。

乳腺超声还可用于评估乳腺增生、乳腺炎以及其他乳腺相关的疾病。它可以帮助医生观察乳房组织的内部结构，了解乳腺的异常改变，并指导治疗方案的制定。

（二）乳腺X线摄影

乳腺X线摄影（Mammography）是一种常用的乳腺影像学检查方法，通过使用低剂量的X射线来获取乳腺组织的影像。它是目前最常用的乳腺癌筛查工具之一。

乳腺X线摄影的原理是利用X射线在乳腺组织中的穿透性，通过拍摄乳房的正位和压缩位影像，从而观察和分析乳房内部的异常情况。这种检查方法可以帮助医生检测乳腺癌、乳腺增生和囊肿等病变，并评估其特征、大小和位置。

乳腺X线摄影主要用于乳腺癌的早期筛查，因为它对于早期乳腺癌的敏感性较高。在中年和老年女性中，乳腺X线摄影可以发现一些小的乳腺病变，有助于及早发现和治疗乳腺癌。

对于年轻女性或乳房密度较高的患者，乳腺X线摄影可能受到乳腺组织重叠的影响，导致观察结果不够清晰。因为乳腺组织密度较高时，乳房内部的结构会互相遮挡，使得医生难以准确地判断是否存在异常情况。

为了提高乳腺X线摄影的准确性，医生通常会对乳腺进行压缩，这可以将乳房内部的组织分离开来，从而更容易观察到潜在的病变。虽然乳房的压缩可能会引起一些不适或疼痛，但是这个过程通常很快完成，并且能够提供更准确的结果。

除了乳腺癌筛查，乳腺X线摄影还可以用于评估已知肿块或其他异常病变的特征、大小和位置，帮助医生制定进一步的治疗方案。在其他乳腺影像学检查（如乳腺超声和核磁共振）无法提供明确诊断的情况下，乳腺X线摄影可以作为补充手段来提供更全面的信息。

（三）乳腺磁共振成像

乳腺磁共振成像（Magnetic Resonance Imaging，MRI）是一种高分辨率的无创乳腺影像学检查方法，通过使用磁场和无害的射频脉冲来获取详细的乳腺图像。它可以帮助医生检测乳腺癌、乳腺增生和其他乳腺疾病，并评估其大小、位置和血供情况。

乳腺磁共振成像的原理是利用人体组织中的水分子在磁场中的行为。当患者置于强磁场中时，水分子的核磁共振现象会产生特定的信号。通过改变磁场的强度和方向，以及应用射频脉冲，可以获取不同平面上的乳腺图像。乳腺磁共振成像相比于其他乳腺影像学检查方法具有更高的分辨率和对软组织的更好显示能力。

乳腺磁共振成像在乳腺癌筛查和诊断中有着重要的应用价值。对于高风险人群，如家族史阳性或基因突变携带者，乳腺磁共振成像可以作为一种有效的筛查工具，帮助发现早期的乳腺癌。与传统的乳腺 X 线摄影相比，乳腺磁共振成像对于乳房密度较高的患者或年轻女性更具优势，因为它不受乳腺组织重叠的影响，可以提供更准确的结果。

在乳腺癌诊断中，乳腺磁共振成像可以帮助评估肿瘤的大小、位置和形态，并了解其与周围组织的关系。乳腺磁共振成像还可以通过对动态增强序列的观察，评估肿瘤的血供情况，从而进一步指导治疗方案的制定。

除了乳腺癌的筛查和诊断，乳腺磁共振成像还可以用于评估乳腺增生、囊肿、乳腺炎等非恶性乳腺疾病的特征和程度。在乳腺保留手术前，乳腺磁共振成像可以帮助医生评估肿瘤的扩散程度，确定手术的适应证，并指导手术计划。

（四）乳腺钼靶

乳腺钼靶（Molybdenum Target Mammography）是一种特殊的乳腺 X 线摄影方法，通过使用钼靶来获取乳房组织的影像。相比传统的乳腺 X 线摄影，乳腺钼靶可以提供更清晰、更详细的乳腺图像，有助于检测和评估乳腺病变。

乳腺钼靶的工作原理与传统的乳腺 X 线摄影类似，都是利用 X 射线在乳腺组织中的穿透性。不同之处在于，乳腺钼靶使用了钼靶，它具有更高的原子序数和较窄的能量谱，可以产生更硬的 X 射线束。这种硬 X 射线束可以更好地穿透乳房组织，减少散射，从而提高图像的清晰度和对细节的分辨率。乳腺钼靶通常用于以下情况。

1.乳腺 X 线摄影结果不明确

对于乳腺 X 线摄影结果不明确或存在疑点的患者，医生可能会建议进行乳腺钼靶检查。乳腺钼靶可以提供更清晰的图像，帮助医生做出更准确的诊断。特别是对于年轻女性或乳房密度较高的患者，乳腺钼靶可以减少乳腺组织重叠的影响，更好地显示乳腺内部的结构和病变。

乳腺钼靶通过使用低剂量的X射线来拍摄乳房的图像，相比于传统的乳腺X线摄影，乳腺钼靶能够在不增加辐射剂量的情况下提供更清晰的图像。这主要归功于钼靶的物理性质，使其能够更好地区分乳腺内部的结构和异常病变。

乳腺钼靶对于年轻女性或乳房密度较高的患者尤其有益。在这些情况下，传统的乳腺X线摄影可能由于乳腺组织重叠而导致图像不清晰或疑点无法判断。乳腺钼靶可以通过调整成像角度和曝光参数来减少重叠影响，从而提供更准确的诊断信息。

2.高风险因素患者

对于具有高风险因素的患者，如家族史阳性或基因突变携带者，乳腺钼靶可以作为一种补充手段，提供更全面的乳腺评估。它可以帮助发现早期的乳腺癌或其他病变，从而提高筛查的准确性。

家族史阳性是指患者在近亲属中有乳腺癌的发生情况。如果患者有一级亲属（如母亲、姐妹）或多个二级亲属（如祖母、姑姑）患有乳腺癌，那么他们被认为具有高风险。一些基因突变也与乳腺癌的发生相关。例如，BRCA1 和 BRCA2 基因突变携带者患乳腺癌的风险显著增加。对于这些高风险患者，定期的乳腺评估非常重要。

对于具有高风险因素的患者来说，这种更全面的乳腺评估非常重要，可以及早发现病变并采取适当的干预措施。

3.适应证评估

在评估乳腺保留手术的适应证时，乳腺钼靶可以提供重要的帮助。它能够帮助医生评估肿瘤与周围组织的关系，确定手术的可行性，并指导手术计划。

乳腺保留手术是一种保留部分乳房组织的手术方式，常用于早期乳腺癌患者。在确定是否适合进行乳腺保留手术时，评估肿瘤与周围组织的关系非常重要。乳腺钼靶通过提供更清晰的图像，可以帮助医生确定肿瘤的位置、大小和边界。这有助于医生判断肿瘤是否局限于特定区域，是否可以通过保留部分乳房组织来有效地切除肿瘤。

乳腺钼靶还可以帮助医生指导手术计划。根据钼靶图像中显示的肿瘤位置和周围组织情况，医生可以制定更准确的手术方案。例如，根据钼靶图像，医生可以决定是否需要在手术中进行辅助定位，以确保肿瘤的完全切除。

尽管乳腺钼靶在某些情况下可以提供更清晰的图像，但它并不是常规的乳腺影像学检查方法。这是因为乳腺钼靶需要特殊的设备和技术，成本较高，并且辐射剂量略高于传统的乳腺X线摄影。因此，乳腺钼靶通常作为需要进一步评估的患者的补充检查，结合其他乳腺影像学检查方法来提供更全面的乳腺健康评估。医生会根据患者的具体情况和需求，综合考虑选择适当的乳腺影像学检查方法。

（五）乳腺核磁共振造影

乳腺核磁共振造影是一种特殊的乳腺 MRI 检查方法，通过注射对比剂来增强乳腺组织的显示效果。它可以帮助评估乳腺肿块的血供情况，鉴别良性和恶性肿瘤，并提供更准确的诊断信息。

乳腺核磁共振造影的过程如下：在检查前，患者会通过静脉注射一种叫作对比剂的物质。对比剂可以通过血液循环到达乳腺组织，使得乳腺病变区域更加明显。然后，患者被放置在核磁共振设备中，设备会产生强大的磁场和无害的射频脉冲来获取乳腺图像。通过对比剂的影响，医生可以观察到乳腺组织内部的异常情况，如肿块的大小、形态、位置以及血供情况。

乳腺核磁共振造影通常用于以下情况。

1.高风险人群筛查

对于具有高乳腺癌风险因素的人群，如家族史阳性或基因突变携带者，乳腺核磁共振造影可以作为一种敏感性较高的筛查工具。它可以帮助发现早期的乳腺癌或其他病变，提高筛查的准确性。

2.乳腺癌术前评估

在乳腺癌治疗计划制定之前，乳腺核磁共振造影可以帮助医生评估肿瘤的大小、位置以及与周围组织的关系。这对于决定手术方式、判断手术可行性和确定手术范围等方面具有重要意义。

3.复发或转移乳腺癌的监测

对于已经被诊断为乳腺癌的患者，乳腺核磁共振造影可以用于监测疾病的复发或转移情况。通过观察肿瘤的血供情况，可以及早发现异常，进行进一步的治疗。

值得注意的是，乳腺核磁共振造影虽然能够提供更准确的乳腺图像，但它并不是常规的乳腺影像学检查方法。这是因为乳腺核磁共振造影需要特殊的设备和对比剂，成本较高，并且检查时间较长。有些患者可能对对比剂过敏或存在肾功能不全等禁忌证。因此，在具体使用时，医生会根据患者的具体情况和需求，综合考虑选择适当的乳腺影像学检查方法。

以上是常见的乳腺影像学检查方法，每种方法都有其适应证和限制。根据患者的具体情况，医生会选择合适的影像学检查来辅助乳腺疾病的诊断和治疗。在进行任何影像学检查之前，患者需要了解检查的目的、过程和可能的风险，并遵循医生的建议和指导。只有综合多种检查方法的结果，才能得出准确的诊断和制定个体化的治疗方案。

三、细胞学检查

乳腺外科疾病的诊断通常涉及多种方法和检查手段，其中细胞学检查是一项重要的辅助诊断技术。细胞学检查是通过对乳腺组织或细胞进行采样，并在显微镜下观察和分析细胞形态、结构以及细胞内的异常变化，以帮助医生判断是否存在异常细胞和确定病变的性质。

细胞学检查在乳腺外科疾病的诊断中有着广泛的应用，包括但不限于以下几个方面。

（一）乳腺癌的早期筛查

乳腺癌的早期筛查是指通过一系列检查和测试来发现潜在的乳腺癌病变，尤其是在疾病发展到晚期之前。细胞学检查是乳腺癌早期筛查的重要手段之一，可以通过乳腺穿刺活检或细针穿刺（Fine Needle Aspiration，FNA）的方式获取乳腺组织或细胞样本，并经过染色等处理后，在显微镜下观察细胞形态和结构的异常变化。

乳腺细针穿刺（FNA）是一种简单、无创且低风险的检查方法，通常由经验丰富的医生或乳腺专科医生进行。在这个过程中，医生会使用一根细针将乳腺肿块内部的细胞样本采集出来，然后将样本涂片进行染色处理，并在显微镜下观察细胞的形态和结构。这些细胞的异常变化可能包括细胞核的变异、核分裂的增多、细胞排列的紊乱等，这些都是乳腺癌细胞存在的特征。

细胞学检查在乳腺癌早期筛查中具有一定的优势，包括以下几个方面。

1.敏感性高

细针穿刺是一种常用的乳腺癌筛查方法，它可以获取到潜在病变的细胞样本。通过观察细胞形态和结构的异常变化，可以及早发现潜在的乳腺癌细胞。这使得细胞学检查在乳腺癌早期筛查中具有较高的敏感性，能够帮助医生及时诊断和治疗早期乳腺癌。

细针穿刺的优点之一是其高敏感性。由于该方法直接获取了可疑区域的细胞样本进行检查，所以对于早期乳腺癌或其他异常细胞的检测比较敏感。这使得医生能够更早地发现乳腺癌病变，提供及时的诊断和治疗。

2.可重复性强

细针穿刺具有较强的可重复性，可以多次采集不同区域的乳腺细胞样本。这为对乳腺病变进行全面评估和分析提供了机会。如果在初次细胞学检查中未发现异常细胞，但仍存在对乳腺病变的怀疑，可以通过多次细针穿刺获取更多的样本进行进一步检查。

由于乳房组织是一个三维结构，乳腺病变可能不均匀地分布在不同的区域。单次细针穿刺可能涵盖不了全部异常区域，因此需要通过多次穿刺来获得更全面的细胞样本。这样做可以增加对乳腺病变的检测和诊断准确性。

多次细针穿刺还可以用于监测治疗过程中的变化。例如，在乳腺癌患者接受化疗或其他治疗后，通过连续多次的细针穿刺可以观察到细胞学特征的变化，以评估治疗效果。

需要注意的是，多次细针穿刺并非适用于所有情况。穿刺过程可能会引起不适或引发乳房出血等并发症。医生要根据患者的具体情况和临床需要来决定是否进行多次细针穿刺。

（二）乳腺肿块的鉴别诊断

乳腺肿块的鉴别诊断是对乳腺组织中存在的异常肿块进行评估和判断，以确定其良性还是恶性性质。在乳腺肿块的鉴别诊断中，细胞学检查是一种常用的方法。

细胞学检查通过采集肿块周围组织或肿块内部的细胞样本，并在显微镜下观察细胞的形态、结构以及细胞内的异常变化，从而帮助医生判断肿块的性质。细胞学检查可以提供关于细胞的异常增生、异型性（细胞形态和结构的异常变化）以及细胞内的恶性特征的信息。

在细胞学检查中，乳腺肿块的良性病变通常表现为细胞形态和结构的轻微改变，细胞核的形态正常，并且细胞间无明显的异型性。常见的良性病变包括乳腺增生和囊肿等。

相反，乳腺肿块的恶性病变在细胞学检查中往往呈现出更明显的异常变化。恶性肿瘤细胞通常具有异型性，即细胞形态和结构的明显改变。细胞核可能出现增大、不规则形状、核仁的异常变化等。恶性肿瘤细胞还可能显示细胞内的恶性特征，如核分裂象的增多、细胞质内的异常颗粒等。

（三）乳腺导管内乳头状瘤的诊断

乳腺导管内乳头状瘤是一种常见的良性乳腺病变，其主要特征是乳头溢液。乳腺导管内乳头状瘤的诊断通常需要通过细胞学检查来确认。

细胞学检查是通过采集乳头溢液或直接刮取乳腺导管内的细胞样本，并在显微镜下观察细胞的形态和结构，从而确定是否存在乳腺导管内乳头状瘤。在细胞学检查中，医生会注意观察细胞的形态、核的特征以及细胞间的排列情况。

乳腺导管内乳头状瘤的细胞学表现通常是乳头状结构的增生，细胞形态正常，无异型性。乳头状结构可能呈现多种形态，如单层或多层上皮细胞，有时还可以观察到乳头上皮细胞向外突出形成乳头样结构。乳头状瘤的细胞样本中还可能存在胶原纤维、淋巴细胞等非肿瘤性成分。

细胞学检查的结果可以帮助医生确定乳腺导管内乳头状瘤的良性性质，并且排除其他可能的恶性病变。在确诊乳腺导管内乳头状瘤后，通常不需要进行进一步的治疗，但有时会建议定期随访观察病情。

细胞学检查具有一些优点，如操作简便、无创伤、低风险等，但也有一些局限性值得注意。例如，在某些情况下，细胞学检查可能提供不了足够的信息来确诊，需要结合其他影像学检查（如乳腺 X 线摄影、乳腺超声、乳腺核磁共振等）和组织学检查（如乳腺活检）来进行综合判断。此外，细胞学检查结果还可能受到样本质量和解读者的经验水平等因素的影响。

四、病理学检查

乳腺外科疾病的诊断是通过多种方法和检查手段来确定乳腺疾病的性质和程度。其中，病理学检查是一种重要的诊断手段，通过对乳腺组织进行显微镜下的观察和分析，可以提供关于病变类型、病变程度以及是否存在恶性转化的信息。

病理学检查主要通过乳腺活检或乳房切除术获取患者的乳腺组织样本，并经过特殊处理后进行显微镜下的观察和分析。根据所观察到的组织结构、细胞形态、细胞核特征、细胞排列方式等指标，病理学家可以对乳腺疾病做出以下方面的评估和判断。

（一）病变类型

乳腺病变类型的确定是通过病理学检查来实现的。病理学检查可以观察和分析乳腺组织中的细胞形态、组织结构以及细胞内的异常变化，从而确定乳腺病变的具体类型。以下是一些常见的乳腺病变类型。

1.乳腺增生

乳腺增生是指乳腺组织中非恶性的异常增生现象。在病理学检查中，可以观察到乳腺导管和腺泡的增生，并且可能伴随着纤维组织的增加。乳腺增生通常被分为单纯性增生、复杂性增生和异位增生等不同类型。

单纯性增生是最常见的乳腺增生类型，其特征是乳腺组织中的导管和腺泡增生，但没有异常细胞的存在。复杂性增生则包括了乳腺组织增生的同时，还伴随着一些异常结构的形成，如囊性扩张、钙化等。异位增生是指乳腺组织在乳腺以外的部位出现增生，例如腋窝区域。

乳腺增生的具体原因尚不完全清楚，但与激素水平的变化和遗传因素有关。雌激素对乳腺组织的生长和发育起到重要作用，乳腺增生在生理周期或激素水平波动期间可能会出现变化。

乳腺增生本身并不是癌症，但存在乳腺增生可能增加患乳腺癌的风险。复杂性增生和异位增生与乳腺癌的关联更高一些，需要密切监测和定期随访。

2.囊性乳腺病变

囊性乳腺病变是指乳腺组织中存在液体充满的囊肿。病理学检查可以观察到囊肿壁和囊内液体，从而确定其是否为良性的囊性乳腺病变。

囊性乳腺病变是一种常见的乳腺疾病，主要表现为乳房中的一个或多个液体充满的囊肿。囊肿通常是由于乳腺导管阻塞引起的，导致乳汁在乳腺内积聚形成囊肿。囊肿可以单个存在，也可以多个同时存在。

通过病理学检查，医生可以观察囊肿的壁以及囊内的液体内容物。这有助于确定囊性乳腺病变的性质，排除其他可能的病变。大多数囊性乳腺病变都是良性的，不会引发乳腺癌。然而，在一些情况下，囊性乳腺病变可能与其他乳腺疾病（如复杂性增生）相关，需要进一步的评估和随访。

囊性乳腺病变并非所有乳房异常的唯一原因，其他疾病如乳腺纤维腺瘤、乳腺导管扩张等也可能产生类似的表现。对于囊性乳腺病变的确诊和治疗，建议在医生的指导下进行。只有通过专业的检查和评估，才能确定病变的性质和制定适当的管理方案。

3.乳腺纤维腺瘤

乳腺纤维腺瘤是一种常见的乳腺良性肿瘤，由纤维组织和腺上皮组成。病理学检查可以观察到纤维组织和腺上皮的比例、细胞排列方式等特征，帮助确定其为乳腺纤维腺瘤。

乳腺纤维腺瘤通常表现为乳房中一个或多个可触及的肿块。它们一般具有光滑的质地，边界清晰，并且通常没有引起疼痛或不适感。乳腺纤维腺瘤的大小可以从几毫米到数厘米不等。在病理学检查中，医生会观察纤维组织和腺上皮的比例、细胞排列方式等特征，以确诊乳腺纤维腺瘤。

乳腺纤维腺瘤是一种良性肿瘤，一般情况下无须特殊处理。对于小型、无症状的纤维腺瘤，医生可能会建议定期观察和随访。如果纤维腺瘤较大、增长迅速或引起不适，医生可能会建议手术切除。手术切除乳腺纤维腺瘤通常是简单而安全的，可以通过局部麻醉进行。

尽管乳腺纤维腺瘤是良性的，但在某些情况下，它们也可能存在一定的风险。例如，复杂性纤维腺瘤可能与其他乳腺疾病（如增生性病变）相关，有时候乳腺纤维腺瘤的临床表现与乳腺癌相似。因此，确诊乳腺纤维腺瘤还需要排除其他病变。

除了上述病变类型，病理学检查还可以确定其他乳腺疾病的类型，如乳腺癌、乳腺炎等。乳腺癌的病理学检查可以观察到恶性肿瘤细胞的存在以及其浸润深度、分级等特征，从而确定其为乳腺癌。

需要注意的是，乳腺病变类型的确定通常需要结合临床病史、体格检查、影像学检查等其他检查结果进行综合判断。病理学检查作为一种重要的诊断手段，提供了关于乳腺病变类型的重要信息，为医生制定适当的治疗方案和预后评估提供了重要依据。

（二）病变程度

病理学检查在乳腺疾病中可以评估病变的程度和严重程度，特别是在乳腺癌的诊断和分级中具有重要作用。

在乳腺癌的病理学检查中，主要通过观察肿瘤组织的大小、浸润深度和分级来评估其病变程度。以下是常用的病理学指标。

1.肿瘤大小

通过病理学检查可以测量肿瘤的大小，通常以肿瘤的最大直径为参考。肿瘤的大小与病变的严重程度相关，较大的肿瘤往往表示更严重的病变。

在病理学中，通常使用显微镜观察和测量肿瘤的大小。医生会测量肿瘤在切片中的最大直径，并据此确定肿瘤的大小范围。肿瘤的大小可以作为评估病变严重程度的指标之一。

肿瘤的大小与病变的性质密切相关。较小的肿瘤可能是早期病变的表现，具有较低的恶性潜能。随着肿瘤的增大，其细胞组织可能呈现更多的异常特征，表明病变的进展和严重程度增加。较大的肿瘤可能表示更高的恶性程度，可能已经侵犯到周围组织或淋巴结。

肿瘤的大小也是决定治疗方案的重要因素之一。一般而言，较小的肿瘤可能更容易被手术切除，并且可能不需要进一步的治疗。而较大的肿瘤可能需要综合考虑手术、放疗、化疗等多种治疗方式来控制病情。

2.浸润深度

浸润深度是指肿瘤细胞侵犯周围正常组织的程度。在乳腺癌中，通过观察肿瘤在乳腺组织中的扩展情况，可以评估乳腺癌的浸润深度。较深的浸润深度往往意味着更严重的病变。

浸润深度是一个关键的病理学指标，它反映了肿瘤在乳腺组织中的扩散和侵袭能力。通常使用显微镜观察肿瘤的切片，评估肿瘤细胞侵入到周围正常组织的程度。根据浸润深度的不同，乳腺癌通常被分为不同的分期，如 T1、T2、T3 等。

较浅的浸润深度表明肿瘤细胞尚未侵入到较远的组织层，可能处于早期阶段。这种情况下，肿瘤一般较小，治疗的成功率较高，可以通过手术切除并进行辅助治疗来控制。然而，较深的浸润深度表示肿瘤已经侵犯到周围组织，并且可能更有可能扩散到淋巴结或其他远处部位，这可能意味着肿瘤的恶性程度更高，治疗的难度也相应增加，需要更广泛的手术、放疗和化疗等综合治疗策略。

3.分级

乳腺癌的分级是根据肿瘤细胞的形态和结构特征进行的评估。常用的分级系统包括 Nottingham 分级系统和 Bloom-Richardson 分级系统。这些分级系统根据肿瘤细胞的核形态、核分裂指数和腺管形成等指标对乳腺癌进行分级，以确定其恶性程度。

Nottingham 分级系统将乳腺癌分为 I、II、III 三个级别，依据细胞形态、核分裂指数和腺管形成来判断癌细胞的分化程度和恶性程度。

Bloom-Richardson 分级系统也是根据细胞形态、核特征和腺管形成来进行分级，常用于评估乳腺癌的恶性程度。

通过以上指标的评估，可以对乳腺癌的病变程度和严重程度进行初步判断。这有助于医生制定合适的治疗方案和预后评估，并对患者进行个体化的管理。

（三）恶性转化

病理学检查在乳腺疾病中可以帮助判断是否存在恶性转化的迹象，特别是在乳腺癌的诊断和评估中具有重要作用。

在乳腺癌的病理学检查中，医生会观察以下方面来评估癌细胞的恶性程度和潜在的转移能力。

1.癌细胞浸润情况

病理学检查可以观察到癌细胞在乳腺组织中的浸润情况。癌细胞的浸润深度越大、范围越广，表示其侵袭性和恶性程度可能更高。

2.淋巴结转移

病理学检查可以评估淋巴结是否受到癌细胞的转移。在乳腺癌的病理学检查中，医生会注意观察肿瘤周围淋巴结的肿大、异常形态以及其中是否有癌细胞的存在。淋巴结转移往往提示乳腺癌已经进入了晚期，并且存在转移的风险。

3.组织学类型

乳腺癌的组织学类型是根据肿瘤细胞在显微镜下的形态特征进行分类的。导管内癌（ductal carcinoma in situ，DCIS）是最常见的乳腺癌类型，它起源于乳腺导管内的细胞；小叶癌（lobular carcinoma）则起源于乳腺小叶内的细胞；黏液癌（mucinous carcinoma）是一种较罕见的乳腺癌类型，其特点是肿瘤细胞产生大量黏液样物质；浸润性乳腺导管癌（invasive ductal carcinoma）是一种恶性程度较高的乳腺癌，肿瘤细胞具有侵袭性并可扩散到周围组织。

不同类型的乳腺癌具有不同的生长模式、细胞形态和预后。一般来说，某些类型的乳腺癌具有更高的恶性程度和转移风险。例如，浸润性乳腺导管癌通常被认为是最常见且最具侵袭性的乳腺癌类型之一，其患者可能需要更广泛的治疗措施。而黏液癌在某些情况下可能与较好的预后相关。

了解乳腺癌的组织学类型对于制定个体化的治疗方案和评估预后非常重要。根据不同类型的乳腺癌，医生可以选择适当的手术、放疗、化疗、内分泌治疗或靶向治疗等方式来管理病情。组织学类型也与患者的预后相关，特别是在判断肿瘤复发和转移风险方面提供重要参考。

4.核分裂指数

在肿瘤细胞中，核分裂是细胞增殖和繁殖的关键过程之一。通过观察显微镜下肿瘤切片中的细胞核，医生可以计算出核分裂指数。核分裂指数是指单位面积或单位细胞数内核分裂的数量。核分裂指数较高意味着肿瘤细胞更活跃地进行分裂和增殖。

高核分裂指数通常与肿瘤的恶性程度和预后有关。由于高核分裂指数表示肿瘤细胞更具活跃的增殖能力，这可能导致肿瘤的快速生长和扩散。因此，具有高核分裂指数的肿瘤往往被认为具有更高的恶性程度和转移潜力。这些肿瘤可能需要更积极的治疗策略，如手术切除、放疗和化疗等。

核分裂指数仅是评估肿瘤细胞增殖活性的一个指标，还需要结合其他病理学特征和临床信息进行综合评估。其他因素如肿瘤的组织学类型、分级、浸润深度、分期以及激素受体状态等也对预后和治疗决策具有重要影响。

综合以上观察和评估，病理学检查可以帮助医生判断乳腺癌的恶性程度和潜在的转移能力。这对于制定适当的治疗方案、预测预后以及进行个体化管理非常重要。

（四）免疫组化检测

免疫组化检测是一种在病理学检查中应用的重要技术，通过对乳腺组织样本进行染色来检测特定蛋白质的表达情况。在乳腺外科疾病的诊断和治疗中，免疫组化检测常用于评估乳腺癌的分子亚型、预测预后以及指导治疗策略。

在乳腺癌的免疫组化检测中，常用的标志物如下。

1.雌激素受体（ER）和孕激素受体（PR）

雌激素受体（estrogen receptor，ER）和孕激素受体（progesterone receptor，PR）是存在于乳腺癌细胞上的激素受体。它们的阳性表达意味着肿瘤对雌激素和孕激素的依赖性较高。通过免疫组化检测，可以判断肿瘤细胞是否具有 ER 和 PR 的表达，从而确定乳腺癌的激素受体状态。

ER 和 PR 是乳腺癌中最常见的预测因子之一。它们的表达情况与乳腺癌的生物学行为、治疗反应和预后密切相关。阳性表达表示肿瘤细胞对雌激素和孕激素的信号依赖，这使得内分泌治疗成为乳腺癌治疗中的重要策略之一。

对于 ER 和 PR 的免疫组化检测，医生会在乳腺癌组织切片上应用特定的抗体来检测这两种受体的表达。根据染色的结果，肿瘤可以被分为 ER 和 PR 的阳性或阴性。阳性表示肿瘤细胞上存在 ER 和 PR 的表达，而阴性表示缺乏这些受体的表达。

通过评估 ER 和 PR 的表达，医生可以更好地了解乳腺癌的特征，制定个体化的治疗方案。ER 和 PR 的表达还可以与其他预测因子（如 HER2 表达、组织学类型等）结合进行综合评估，以更准确地预测患者的预后和指导治疗决策。

2.人表皮生长因子受体 2（HER2）

人表皮生长因子受体 2（human epidermal growth factor receptor 2，HER2）是一种与乳腺癌增殖和恶性程度相关的蛋白质。通过免疫组化检测，可以评估乳腺癌细胞中 HER2 的表达情况。HER2 阳性的乳腺癌通常具有更高的侵袭性和恶性程度。

HER2 属于酪氨酸激酶受体家族，它在正常细胞中调控细胞生长和分化。当 HER2 基因发生异常放大或过度表达时，会导致 HER2 蛋白的过度产生。这种 HER2 的过度表达与乳腺癌的发生和发展密切相关。

通过免疫组化检测，医生可以在乳腺癌组织切片上应用特定的抗体来检测 HER2 的表达水平。根据染色结果，肿瘤可以被分类为 HER2 阳性或 HER2 阴性。HER2 阳性表示肿瘤细胞中 HER2 的表达异常增强，而 HER2 阴性则表示缺乏 HER2 的表达或表达水平较低。

HER2 阳性的乳腺癌通常具有更高的侵袭性和恶性程度。它们往往生长更快，更容易扩散到淋巴结和其他远处器官。HER2 阳性乳腺癌可能对某些靶向治疗药物，如 HER2 抑制剂（如曲妥珠单抗）敏感，这为患者提供了一种有效的治疗选择。

3.Ki-67

Ki-67 是一种与细胞增殖活性相关的核抗原。通过免疫组化检测，可以评估肿瘤细胞中 Ki-67 的表达水平。Ki-67 的阳性表达反映了肿瘤细胞的增殖活性。高 Ki-67 指数通常表示肿瘤细胞的增殖速度较快。

Ki-67 是一种存在于细胞周期中 S、G2 和 M 期的蛋白质。在正常细胞中，Ki-67 的表达水平通常较低。在肿瘤细胞中，由于异常增殖和分裂，Ki-67 的表达水平明显增加。

通过免疫组化检测，医生可以在肿瘤组织切片上应用特定的抗体来检测 Ki-67 的表达水平。根据染色结果，可以计算出 Ki-67 指数，即在肿瘤细胞群中显示阳性核染色的细胞比例。Ki-67 指数越高，表示肿瘤细胞的增殖活性越高。

高 Ki-67 指数通常与肿瘤的恶性程度和预后有关。肿瘤细胞增殖速度的加快可能导致肿瘤的快速生长和扩散。因此，具有高 Ki-67 指数的肿瘤通常被认为具有更高的恶性程度和更差的预后。

需要注意的是，Ki-67 作为细胞增殖标志物，其解读和应用仍存在一定的争议。测量方法和评估标准的不同可能导致结果的差异。此外，Ki-67 仅是评估肿瘤细胞增殖活性的一个指标，还需要结合其他病理学特征和临床信息进行综合评估。

通过对上述标志物的检测，可以根据不同的表达情况将乳腺癌分为不同的分子亚型，如激素受体阳性型、HER2 阳性型和三阴性型等。这些分子亚型在治疗和预后评估中具有重要意义，可以指导乳腺癌患者的个体化治疗策略。

除了上述标志物，免疫组化检测还可以应用于其他蛋白质的检测，如 p53、E-cadherin 等，以提供更全面的乳腺癌评估和指导治疗策略的选择。

通过以上的评估和判断，病理学检查可以提供关于乳腺疾病的详细信息，为医生制定合理的治疗方案提供重要依据。然而，病理学检查结果仅供医生参考，并需要与临床症状、影像学检查结果等其他检查手段相结合，进行综合判断和诊断。

五、遗传学检查

遗传学检查是乳腺外科疾病诊断中重要的诊断手段之一，可以帮助评估患者是否存在与乳腺疾病相关的遗传变异或突变。

遗传学检查主要通过对患者的基因组进行分析和解读，以确定与乳腺外科疾病相关的遗传变异或突变。以下是在乳腺外科疾病中常用的遗传学检查方法。

（一）家族史和遗传咨询

家族史和遗传咨询在乳腺疾病的诊断中起着重要的作用。了解患者家族中是否有乳腺癌、卵巢癌等相关肿瘤的发生情况，可以帮助医生评估患者的遗传风险，并为个体化的治疗决策提供重要参考。

1.家族史的收集

医生会详细询问患者有关家族中是否有乳腺癌、卵巢癌或其他相关肿瘤的发生情况。关键信息包括患者的一级亲属（父母、兄弟姐妹、子女）和二级亲属（叔叔、阿姨、外祖父母等）中是否有人罹患过这些疾病，以及罹患疾病的年龄和具体类型。收集详细的家族史有助于确定患者是否具有遗传性乳腺癌的风险。

2.遗传咨询和风险评估

基于患者的家族史和个体情况，医生可能会建议进行遗传咨询和风险评估。遗传咨询师会对患者的家族史进行分析，评估其遗传风险，并向患者提供相关的遗传咨询。遗传咨询的目的是帮助患者理解其遗传风险、预测疾病的发生概率以及可能的遗传测试和治疗选择。

3.遗传测试

在一些高度疑似或有明显家族聚集性的情况下，医生可能会建议进行遗传测试。遗传测试可以通过检测特定基因的突变来确定患者是否存在与乳腺癌相关的遗传变异。常见的乳腺癌相关基因包括 BRCA1 和 BRCA2 基因。遗传测试的结果可以提供更准确的遗传风险评估，并为个体化的治疗和管理提供指导。

通过家族史和遗传咨询，可以评估患者的遗传风险，早期识别可能存在的遗传性乳腺疾病，并采取相应的预防措施。遗传咨询还可以帮助患者了解乳腺疾病的遗传机制，提供心理支持和教育，以及指导患者在日常生活中采取适当的预防和筛查措施。

需要注意的是，家族史和遗传咨询只是乳腺疾病诊断的一部分，并需综合考虑其他临床信息和检查结果进行综合判断。定期与医生进行沟通和随访是管理乳腺疾病的重要步骤，特别是对于具有家族史和遗传风险的患者来说。

（二）基因突变筛查

基因突变筛查是一种常用的遗传学检查方法，用于确定患者是否携带与乳腺癌相关的致病基因突变。其中，BRCA1 和 BRCA2 基因突变是乳腺癌最为常见和重要的遗传变异。

BRCA1 和 BRCA2 基因是两个与乳腺癌密切相关的抑癌基因。它们的突变会增加患者罹患乳腺癌的风险。通过对这些基因进行突变筛查，可以确定患者是否携带致病的 BRCA1 或 BRCA2 基因突变。以下是进行基因突变筛查的一般步骤。

1.遗传咨询

基于家族史的询问结果，医生可能会建议患者接受遗传咨询。遗传咨询师会对家族史进行进一步分析，评估患者的乳腺癌遗传风险，并解释基因突变筛查的意义和过程。

2.基因突变筛查

在确定进行基因突变筛查后，医生会要求患者提供血液或唾液等样本，用于分析和检测 BRCA1 和 BRCA2 基因的突变。通常采用的方法包括聚合酶链反应（PCR）和 DNA 测序技术。

3.突变结果解读

经过实验室的分析和检测，医生会得到基因突变筛查的结果。阳性结果表示患者携带致病的 BRCA1 或 BRCA2 基因突变，从而增加了罹患乳腺癌的风险。阴性结果则表示未发现致病突变，但并不完全排除患者罹患乳腺癌的可能性。

基因突变筛查的结果可以为患者提供更准确的遗传风险评估，并为个体化的治疗和管理提供指导。对于阳性的患者，可能需要进一步的监测、预防和治疗措施，如更频繁的筛查、预防性手术或药物干预等。

值得注意的是，基因突变筛查只能确定 BRCA1 和 BRCA2 基因的突变情况，而乳腺癌发生的风险是由多个遗传和非遗传因素共同作用决定的。

（三）全外显子测序

全外显子测序是一种高通量测序技术，可以对个体的全基因组进行测序，包括编码蛋白质的外显子区域。相较于传统的单一基因检测方法，全外显子测序能够全面地分析患者的基因组信息，从而帮助识别其他与乳腺疾病相关的基因突变。

乳腺癌是一种复杂的疾病，其发生和发展涉及多个基因的异常变异。虽然 BRCA1 和 BRCA2 等少数基因被广泛认可为与乳腺癌遗传风险密切相关的基因，但实际上还存在许多其他罕见但与乳腺癌相关的基因。通过全外显子测序，可以对这些罕见基因进行全面的检测，以寻找与乳腺癌发生有关的新的致病突变。

全外显子测序可以为个体化治疗提供重要的信息。通过检测乳腺癌相关基因的突变，可以了解个体是否携带特定的药物代谢酶或靶标基因的变异。这对于确定个体对某些抗癌药物的敏感性或耐药性非常重要，从而可以为个体提供更加精准的治疗方案。

目前，对于乳腺癌相关基因的认识仍在不断发展，一些新的致病突变可能尚未被充分研究和验证。因此，在进行全外显子测序之前，应该充分了解其优劣势，并与临床专家密切合作，以确保结果的准确性和有效性。

（四）多重基因检测

多重基因检测是一种用于乳腺疾病遗传风险评估的方法，相较于单一基因的突变筛查，它能够同时分析多个与乳腺疾病相关的基因，从而提供更全面的遗传风险信息。

传统的乳腺癌遗传风险评估主要依靠家族史和 BRCA1、BRCA2 等少数基因的突变检测。然而，这些基因仅占所有与乳腺疾病相关基因的一小部分，且其突变频率也有限。因此，多重基因检测应运而生，旨在通过分析多个与乳腺疾病相关的基因，提供更全面的遗传风险评估。

多重基因检测通常采用高通量测序技术，可以同时对几十个或数百个与乳腺疾病相关的基因进行检测。这些基因包括了与乳腺组织发育、细胞增殖、DNA 修复等相关的基因，覆盖了更广泛的乳腺疾病遗传变异。通过对这些基因进行全面的检测和分析，可以更准确地评估个体的乳腺疾病遗传风险。

通过遗传学检查，可以确定患者是否存在与乳腺疾病相关的遗传变异或突变。这有助于评估患者的遗传风险、指导个体化的治疗决策，并为患者和家族成员提供遗传咨询和相关的预防措施。

第二节　乳腺肿瘤切除和乳房保留手术

乳腺肿瘤切除和乳房保留手术是常见的乳腺癌治疗方法之一。针对不同患者的具体情况，医生会根据病灶的大小、位置、分布等因素来决定采取何种手术方式。

一、乳腺肿瘤切除术

乳腺肿瘤切除术又称为乳腺癌根治术，旨在通过完全切除肿瘤组织及其周围正常组织，达到治愈目的。乳腺肿瘤切除术有两种常见的方式。

（一）全乳腺切除术

全乳腺切除术是一种根治性手术，通过切除整个乳房组织来达到彻底清除乳腺癌的目的。这种手术适用于乳腺癌患者中肿瘤较大、位于乳房四周或多个部位、有多个肿瘤或存在双侧乳腺病变的情况。在手术过程中，医生会切除乳腺组织、肿瘤组织以及可能受到转移的淋巴结。这种手术通常需要进行全身麻醉。

全乳腺切除术的适应证包括以下几种情况。

1.肿瘤较大

当乳腺肿瘤较大，无法通过其他保留乳房的手术方式完全切除时，全乳腺切除术可能是必要的选择。

2.多部位肿瘤

如果乳腺肿瘤位于乳房的不同位置，或者有多个肿瘤存在，全乳腺切除术可以确保彻底切除所有的肿瘤组织。

3.多侧乳腺病变

当患者双侧乳腺都存在肿瘤或其他乳腺病变时，全乳腺切除术可能是一种治疗选择。

尽管全乳腺切除术可以彻底切除乳腺癌，但其会导致完全失去乳房。因此，为了改善患者的外貌和心理状态，通常会考虑进行乳房重建手术。

全乳腺切除术后的康复期需要注意伤口护理、活动恢复和心理支持。患者应遵循医生的指导，定期进行随访检查，以及接受可能的放射治疗、化学治疗或内分泌治疗等辅助治疗。

（二）部分乳腺切除术

部分乳腺切除术是一种保留部分乳房组织的手术方法，旨在切除肿瘤及其周围一定范围内的正常组织。这种手术通常适用于乳腺肿瘤较小且位于相对容易操作的位置，可以通过部分乳腺切除术来完全切除肿瘤。

部分乳腺切除术通常包括以下步骤。

1.肿瘤切除

在手术中，医生会将肿瘤及其周围一定范围内的正常组织切除。这样可以确保肿瘤被完全切除，并减少复发的风险。

2.边缘阴性检查

切除的组织会被送至病理学实验室进行病理学检查。通过检查组织边缘是否存在癌细胞，可以确定切除的范围是否足够，以确保切除边缘无癌细胞残留。

部分乳腺切除术后，通常会进行乳房整形手术来重建乳房的外形和大小。这样可以在切除肿瘤的同时，尽量保持乳房的外观和形态。

部分乳腺切除术并不适用于所有患者。因此，在制定手术方案时，医生会根据患者的具体情况综合考虑。

二、乳房保留手术

乳房保留手术是针对早期乳腺癌患者的一种常见治疗方法，旨在切除肿瘤组织并保留大部分正常的乳房组织。乳房保留手术包括以下几种常见的方式。

（一）扩大切除术（广泛切除术）

扩大切除术，也称为广泛切除术，它的目的是切除肿瘤及其周围一定范围内的正常组织，以确保切除边缘无癌细胞残留。这种手术通常涉及切除肿瘤组织、一定范围内的乳腺组织和淋巴结。

在扩大切除术中，医生会通过手术切除乳房中的肿瘤组织，同时会切除肿瘤周围的一些正常组织，以确保切除范围足够安全。这样可以最大限度地减少残留癌细胞的可能性，并提高治疗效果。根据肿瘤的特点和患者的情况，可能还需要切除附近的淋巴结，以确定是否存在淋巴结转移。

尽管扩大切除术需要切除一定范围的组织，但医生会尽量保留乳房的外形和大小，以满足患者的心理和社交需求。通常会采取整形技术来重建切除部位的外形，以使乳房在手术后保持自然美观。

扩大切除术是一种常见的早期乳腺癌治疗方法。它可以通过手术将肿瘤及其周围的组织彻底切除，从而达到根治的目的。扩大切除术还可以提供切除组织进行病理检查，以确定肿瘤的类型、分级和分期，为后续的辅助治疗方案制定提供重要依据。

扩大切除术并非适用于所有乳腺癌患者。具体的手术方案需要根据患者的情况、肿瘤的特征以及个体化的治疗需求来确定。在决定是否进行扩大切除术之前，患者应与医生充分沟通，了解手术的利弊和风险，并根据医生的建议做出决策。

（二）肿瘤切除+放射治疗

肿瘤切除+放射治疗是对于早期且位于乳腺表面的肿瘤，有时可以通过局部切除肿瘤组织并进行放射治疗来达到保乳的目的。这种方法适用于肿瘤较小、位置较为表浅的患者，经过放射治疗后可以减少复发风险。

对于乳腺癌，通常会进行乳房保留手术，即局部切除肿瘤组织而保留乳房的大部分组织。这样可以保持患者的体形完整性和心理安全感，并减轻因乳房切除而引起的身体形象和自尊心的问题。

然而，仅进行肿瘤切除可能不能完全消除肿瘤细胞，因此需要辅助的放射治疗杀死或抑制残留的癌细胞。它可以通过破坏癌细胞的DNA结构，阻止其生长和分裂，从而达到治疗的效果。

在肿瘤切除后进行放射治疗可以起到多种作用。它可以减少残留肿瘤细胞的数量，降低复发的风险；预防肿瘤扩散到邻近的淋巴结或其他组织；提高治愈率和生存率。

在进行肿瘤切除+放射治疗前，医生会评估患者的肿瘤特征、乳房结构以及个体情况，以确定是否适合进行这种治疗方案。

第三节　乳腺整形和乳房重建手术

乳腺整形和乳房重建手术是为了恢复或改善乳房形态的手术方法，适用于乳腺肿瘤切除、乳腺发育异常、乳房萎缩等情况。下面将详细介绍乳腺整形和乳房重建手术。

一、乳腺整形手术

乳腺整形手术是一种通过外科手段改变和修复乳房形态的手术，也被称为乳房重建手术。它广泛应用于乳腺癌治疗后的乳房重建、乳房发育不良或畸形的矫正以及乳房整形等方面。

（一）手术适应证

乳腺整形手术主要适用于以下几种情况。

1.先天性乳房发育不良或畸形

有些女性在青春期或发育过程中可能会遇到先天性乳房发育不良或畸形的问题。这种情况可能由于遗传因素、激素水平异常或其他原因引起，给患者带来了心理和生理上的困扰。为了改善乳房的外观和形态，乳腺整形手术成为一种有效的选择。

在进行乳腺整形手术之前，医生会与患者充分沟通和评估，了解她们的期望和需求。手术前的准备包括对身体状况的评估、手术方案的制定以及术前指导等。手术本身可能需要一段时间进行，并且可能需要术后的恢复期来确保最佳效果。

乳腺整形手术可以显著改善先天性乳房发育不良或畸形的外观和形态，帮助患者提高自信心和生活质量。然而，患者在做出决定之前应该充分了解手术的风险、效果和预期结果，并与医生进行详细的讨论。

2.乳房整形

乳房整形手术是一种外科手术，旨在改变女性乳房的大小、形状或位置，以满足患者对乳房外观的期望和需求。这种手术可以通过多种方法来实现乳房的整形。

无论是哪种乳房整形手术，患者在决定进行手术前应与经验丰富的整形外科医生进行详细咨询和讨论。医生将根据患者的需求和期望制定个性化的手术方案，并向患者解释手术的风险、术后恢复过程以及可能的并发症等问题。

（二）手术方式

乳腺整形手术有多种不同的方式，具体选择哪种方式取决于患者的情况和期望，以及医生的建议。常见的手术方式包括以下几种。

1.假体植入

假体植入是乳腺整形手术中最常见的一种方法之一，它被广泛用于增加乳房的大小和丰满度。这种手术通常通过在乳房组织下方或肌肉层上方植入乳房假体来实现。

在手术中，医生会根据患者的身体特征和期望选择适合的乳房假体。乳房假体可以使用硅胶或盐水填充物。硅胶假体由柔软而弹性的硅胶填充，并具有与天然乳房相似的质感和触感。盐水填充物则是将生理盐水注入假体中，可以根据患者的需求进行调整。

手术前，医生会与患者进行详细的咨询和评估，了解她们的期望和目标。手术本身需要在麻醉下进行，通常需要几个小时的时间。医生会在乳房区域进行切口，并将乳房假体插入到合适的位置。手术结束后，切口会进行缝合和包扎。

术后，患者可能会经历一定的不适感和肿胀，但这些症状通常会逐渐消退。医生会提供术后护理指导，包括恢复期的注意事项、药物使用和定期随访等。

假体植入手术可以有效地增加乳房的大小和丰满度，从而改善乳房外观和形态。它可以帮助那些希望拥有更大、更饱满乳房的女性实现她们的期望。

2.乳房缩小术

乳房缩小术是一种常见的乳腺整形手术方法，适用于那些乳房过大而影响患者生活和健康的情况。通过这种手术，医生可以切除部分乳房组织，并重新塑造乳房的形态，以减小乳房的大小。

乳房缩小术的手术方法会因患者的具体情况而有所不同。在手术前，医生会与患者进行详细的咨询和评估，了解她们的期望和目标。手术通常在全身麻醉下进行，可能需要数小时的时间。

手术中，医生会根据患者的需求，在乳房上部或侧面进行切口。然后，他们将去除多余的乳房组织，以达到减小乳房大小的效果。医生还会重新塑造乳房的外形，以确保乳房的匀称和协调。

术后，患者可能会感到一定的疼痛、肿胀和瘀血。医生会提供术后护理指导，包括药物使用、切口护理和恢复期的注意事项。患者需要遵循医生的建议，并按时复诊进行随访。

乳房缩小术可以帮助那些乳房过大而影响身体形象和自信心的女性获得满意的效果。手术后，乳房将变得更加匀称、紧实和协调，符合患者的期望。乳房缩小术还可以减轻因乳房过大而引起的不适，如背部疼痛、颈部不适等。

3.乳房提升术

乳房提升术适用于那些乳房下垂的情况。通过这种手术，医生可以重新提升乳房的位置和形态，使其达到更加紧致的效果。

在乳房提升术中，医生会根据患者的具体情况制定个性化的手术方案。手术中，医生会根据乳房的下垂程度，在乳房上部或侧面进行切口。然后，他们会去除多余的皮肤和组织，并重新塑造乳房的外形。乳房被提升到更合适的位置，并通过缝合固定以保持稳定。在必要时，医生还可以调整乳头和乳晕的位置。术后，患者需要遵循医生的建议，并按时复诊进行随访。

乳房提升术可以帮助那些乳房下垂的女性恢复更年轻、紧致的乳房形态，提高自信心和满意度。手术后，乳房将变得更加挺拔和紧实，乳头也会被重新定位，使整体外观更加美观和协调。

（三）手术风险与并发症

乳腺整形手术虽然能够改善乳房的形态和外观，但仍然存在一定的手术风险和并发症。常见的风险和并发症包括以下几种。

1.感染

在乳腺整形手术中，特别是假体植入手术后，患者可能会面临感染的风险。为了减少感染的发生，患者需要遵循医生的建议进行术后护理。

保持伤口清洁是预防感染的重要步骤之一。患者应按照医生的指导，正确清洁伤口区域。这可能包括使用适当的清洁剂或药物来清洗伤口，并避免污染和摩擦。

患者可能会被建议按时服用抗生素药物。抗生素可以帮助预防或治疗术后可能出现的感染。患者应按照医生的处方准确使用抗生素，并在完成疗程前不要停止服用。

患者还应注意观察伤口区域是否有异常情况，如红肿、分泌物增多、疼痛或发热等。如果出现这些症状，应及时向医生报告并接受进一步的检查和治疗。

除了术后护理，术前准备也是预防感染的重要环节。患者在手术前可能需要进行一些检查，如血液检测或细菌培养，以排除潜在的感染风险。

2.假体破裂或移位

在乳腺整形手术中，特别是假体植入手术后，假体可能会发生破裂或移位。这可能需要再次手术进行修复或更换假体。

假体破裂是指假体外壳的损坏或破裂，导致填充物泄漏出来。假体破裂的原因可能是年龄、外力撞击、手术技术等因素。一旦发生假体破裂，患者可能会感觉到乳房变得不舒服、硬实或形状异常。

假体移位是指假体在乳房内位置的改变或偏移。这可能导致乳房不对称、外形不自然或触感异常。假体移位的原因可能是手术过程中的错误操作、组织松弛、重力作用等因素。

如果发生假体破裂或移位，通常需要再次手术来进行修复或更换假体。在手术前，医生会对患者进行全面的评估和检查，确定是否需要进行修复手术。手术过程中，医生将修复破裂的假体或重新调整移位的假体，并确保其正确放置在乳房内。

术后，患者需要遵循医生的指导进行适当的护理和恢复。这可能包括休息、避免剧烈活动、按时服用药物等。患者还应定期复诊，以确保乳房整形效果的稳定和良好。

尽管假体破裂或移位是假体植入手术的潜在风险，但通过选择合适的假体和优质的手术技术，可以最大限度地减少这些问题的发生

3.乳房皮肤坏死

在乳腺整形手术后，特别是对于较大的手术或复杂情况，乳房皮肤可能会由于缺血或手术创伤而发生坏死。乳房皮肤坏死是指局部组织无法获得足够的血液供应，导致组织死亡。

乳房皮肤坏死可能由多种因素引起，包括手术中的血管损伤、缺血、感染、吸烟、血液循环不良等。患者可能会感到局部疼痛、肿胀、红斑和溃疡等症状。

如果发生乳房皮肤坏死，医生可能需要进一步处理或修复。治疗方法取决于坏死程度和范围的严重性。对于较小的坏死区域，医生可能会建议保持伤口清洁，进行适当的伤口护理，并给予适当的药物治疗。对于较大或严重的坏死区域，可能需要进一步手术来去除坏死组织并进行修复。

尽管乳房皮肤坏死是乳腺整形手术中的潜在风险之一，但通过选择合适的手术技术、术前评估和患者的全面合作，可以最大限度地减少这种并发症的发生。

4.瘢痕形成

在乳腺整形手术后，特别是乳房提升术中，患者可能会出现瘢痕形成的情况。瘢痕是由于手术切口或伤口愈合过程中产生的胶原纤维增生所致。

瘢痕的严重程度因个体差异而异，从轻微的红色、平坦的瘢痕到较为明显的凸起、红色或深色的瘢痕都有可能。虽然不能完全避免瘢痕的形成，但患者可以采取一些措施来减轻其程度。

术后护理对于减轻瘢痕的程度非常重要。患者应遵循医生的建议进行适当的术后护理，包括按摩瘢痕区域。按摩可以促进血液循环和组织再生，有助于软化瘢痕组织。医生可能还会建议使用瘢痕膏或其他治疗方法，以帮助减轻瘢痕的外观。

需要注意的是，瘢痕的愈合过程是一个漫长的过程，可能需要数月或更久的时间。患者应耐心等待，并遵循医生的建议进行定期复诊和随访。

（四）术后护理

乳腺整形手术后，患者需要进行相应的术后护理，以促进伤口愈合和恢复。以下是一些常见的术后护理措施。

1.休息与恢复

乳腺整形手术后，患者需要充分休息和遵循适当的恢复指导，以促进乳房组织的修复和恢复。

在术后的最初几天，患者应尽量保持卧床休息，避免过度活动。这有助于减少创伤区域的压力和张力，并促进伤口的愈合。医生通常会建议在手术后的数天内避免剧烈活动、重物提拿和过度用力。

恢复期间，患者还应注意饮食和营养。均衡的饮食可以提供所需的营养素，促进身体的康复和乳房组织的修复。医生可能会给予特定的饮食建议，并建议增加蛋白质摄入，以促进伤口愈合。

2.伤口护理

在乳腺整形手术后，患者需要遵循医生的建议进行适当的伤口护理，以预防感染和促进伤口的愈合。

医生可能会建议使用特定类型的敷料来保护伤口，并提供适当的指导。定期更换敷料有助于保持伤口干燥、清洁，并防止细菌滋生。患者应按照医生的指示执行更换敷料的频率和方法。

保持伤口区域的清洁是非常重要的。患者可以使用温和的肥皂水或专用的清洁剂轻轻清洗伤口周围的皮肤。避免在伤口上直接涂抹或揉搓清洁剂，以免对伤口造成刺激或感染。

患者还应避免触碰或搔抓伤口，以免引入细菌或干扰伤口的愈合过程。医生可能还会建议避免暴露于湿度较高的环境，如游泳池、桑拿浴室等，以减少感染的风险。

如果患者出现任何异常症状，如红肿、分泌物增多、发热或剧痛等，应及时向医生报告。这可能是伤口感染的迹象，需要进一步的评估和治疗。

3.穿戴特殊胸罩

在乳腺整形手术后，根据医生的建议，患者可能需要穿戴特殊的支撑型胸罩。这种特殊的胸罩有助于保护乳房并稳定假体的位置。

支撑型胸罩通常具有紧密贴合的设计，能够提供适当的支撑和压力，从而减轻乳房的张力和压力。它可以帮助减少乳房组织的移动和摩擦，促进伤口愈合，以及确保假体保持在正确的位置。

穿戴支撑型胸罩还有助于减轻乳房的肿胀和瘀血。通过提供适当的压力，它可以促进血液循环和淋巴液排出，缓解不适感，并促进乳房的康复。

医生会根据手术的类型和个体情况，为患者选择适当的支撑型胸罩。通常，在手术后的初期，患者需要全天候佩戴胸罩，直到医生给予进一步指示。随着恢复的进行，可能逐渐减少佩戴时间或更换成舒适度更高的胸罩。

除了选择合适的支撑型胸罩，患者还应确保正确穿戴胸罩。它应该紧密贴合乳房，并提供适当的支持和舒适度。同时，患者应遵循医生的建议，按照指示进行胸罩的清洗和更换。

4.定期随访

乳腺整形手术后，患者应按照医生的要求进行定期随访。这样可以监测乳房的恢复情况，并及时发现和处理任何问题。

定期随访对于手术结果的评估和乳房健康的监测非常重要。在随访过程中，医生会仔细检查乳房的外观、形态和愈合情况。他们还可能使用影像学检查（如乳腺超声或MRI）来评估假体位置、组织状态和乳房的整体健康。

通过定期随访，医生能够及早发现并处理任何潜在的问题或并发症。例如，他们可以检测到假体破裂、移位、感染、瘢痕异常或其他乳房相关的问题。在早期发现这些问题，医生可以采取适当的措施，以保证最佳的整形效果和患者的满意度。

定期随访还为患者提供了一个与医生交流的机会。患者可以向医生咨询有关术后护理、活动限制、饮食建议等方面的问题。医生可以回答患者的疑问，并提供个性化的建议和指导，以确保恢复进展顺利。

需要注意的是，定期随访的频率可能会因手术类型、个体差异和恢复进度而有所不同。医生要根据具体情况制定随访计划，并告知患者应何时进行下一次随访。

二、乳房重建手术

乳房重建手术是一种通过外科手术的方式恢复因为乳腺切除、乳腺癌或其他原因导致的乳房缺失的方法。这项手术对于那些希望恢复自然乳房外观和自信心的女性来说，具有重要的意义。

（一）手术方法

乳房重建手术有多种方法，医生会根据患者的具体情况和需求选择最适合的方式。以下是几种常见的乳房重建手术方法。

1.乳房植入物重建

乳房植入物重建是一种常见的乳房重建方法，通过植入硅胶或盐水植入物来恢复乳房的形状和大小。这种方法通常需要进行多个手术步骤，包括植入物的选择、植入和修复。

在手术前，医生会与患者充分沟通，了解其期望和需求，并根据患者的具体情况选择合适的植入物类型和尺寸。目前市场上常用的植入物主要有硅胶植入物和盐水植入物。

硅胶植入物具有较为自然的外观和质地，而盐水植入物则可以根据患者的需求进行调整。

手术中，医生会将选定的植入物放置在乳房区域。这通常需要进行多个手术步骤，以确保植入物的正确定位和稳固性。在首次手术后，可能还需要进行进一步的修复手术，如调整植入物的位置或进行对称调整，以获得最佳的外观效果。

乳房植入物重建的优点之一是手术时间相对较短，恢复期也较为快速。患者通常可以在手术后的几周内恢复正常生活和工作。乳房植入物重建还可以提供可调节的结果，根据患者的需求进行大小和形状的调整。

但是，乳房植入物重建可能会存在一些潜在的风险和并发症的问题。如感染、包囊形成、假体破裂等。

2.自体组织重建

自体组织重建是一种利用患者自身组织进行乳房重建的方法。在这种手术中，医生会从患者的腹部皮肤和脂肪组织中取出一部分，并将其移植到乳房区域进行重建。

这种方法的优点之一是能够提供更加自然的外观和触感。由于使用的是患者自身的组织，重建后的乳房与原有乳房非常相似，形状、质地等方面都可以得到有效恢复。这也意味着患者不需要额外的植入物或假体，避免了可能存在的异物排斥或其他并发症的风险。

自体组织重建的手术时间和恢复期相对较长。由于需要从腹部取材，手术过程较为复杂，可能需要较长的手术时间。术后还需要一定的恢复时间来确保移植的组织可以顺利愈合和适应新的位置。因此，患者需要有足够的耐心和合理的期望。

自体组织重建通常被认为是一种较为可靠和持久的乳房重建方法。由于使用的是患者自身的组织，移植后的乳房可以与身体更好地融合。这种方法还可以避免潜在的假体相关并发症，如感染、包囊形成等。

3.乳头乳晕重建

乳头乳晕重建是乳房重建手术的最后一步，旨在还原乳房的完整性和外观。在这个过程中，医生会使用皮肤组织来重建乳头和乳晕，以提高乳房的自然度。

乳头乳晕重建可以通过两种方式实现：使用患者自身组织或进行乳头乳晕复原术。使用患者自身组织的方法包括将周围的皮肤组织重新塑造成乳头和乳晕的形状，并将其植入到相应位置。这种方法的优点是使用了患者自身的组织，能够提供更加自然的外观和触感。

另一种常见的方法是进行乳头乳晕复原术（NAC）。这种方法通常适用于没有可用的自体组织或需要修复较大范围缺损的患者。在 NAC 中，医生会使用皮肤移植或乳头乳晕皮瓣来重建乳头和乳晕。这些皮肤组织通常来自患者身体其他部位，如大腿或阴部。经过适当的处理和移植，可以恢复乳房的完整性和外观。

乳头乳晕重建对于提高乳房外观的自然度非常重要。乳头和乳晕是乳房最显著的特征之一，恢复它们的形状和位置可以使乳房看起来更加真实和完整。乳头乳晕重建还有助于改善患者的心理和情感健康，提升自信心和满意度。

（二）恢复过程

乳房重建手术是一项复杂的手术过程，需要患者在手术后进行适当的恢复和护理。

1.住院期间

乳房重建手术是一种复杂的手术，通常需要患者住院数天以便医生和护士能够密切监测患者的病情，并提供必要的药物和护理。

在住院期间，患者会被安置在专门的病房或恢复室中。医生和护士将密切关注患者的病情，包括观察伤口的愈合情况、监测体温和血压等生命体征的变化，并根据需要调整治疗计划。他们还会确保患者正确地服用药物，如止痛药、抗生素等，以控制疼痛、预防感染等并发症。

在住院期间，患者需要保持充分的休息，避免剧烈运动和过度劳累。这有助于促进身体的康复和伤口的愈合。医生和护士可能会推荐一些适当的活动，如翻身、进行肢体活动，以保持血液循环和肌肉的灵活性。

患者在住院期间也需要遵循医生的饮食建议。医生会提供有关饮食的指导，包括推荐摄入营养丰富的食物、避免刺激性食物和饮料等。正确的饮食有助于促进伤口愈合、增强免疫力，并为身体提供所需的能量和营养。

2.恢复期运动

在医生的指导下，患者可以逐渐开始进行适当的轻度运动来帮助恢复期。这些运动可以有效地提升肌肉力量和灵活性。然而，在进行运动时，患者需要注意避免剧烈运动和举重，以免对乳房区域施加过大压力。

在恢复期，可以选择轻度的有氧运动，如散步、缓慢跑步或骑自行车，帮助提高心肺功能和代谢率。这些运动有助于增强全身肌肉的耐力，并促进循环系统的正常运作。

一些针对上肢肌肉的锻炼也是非常有益的。例如，通过进行肩部、胸部和手臂的柔韧性训练，可以帮助患者恢复肌肉的灵活性。这些运动可以包括旋转手腕、抬高手臂和拉伸胸部肌肉等。

3.心理支持

乳房重建手术对于患者来说，不仅是一项生理上的挑战，更是一种心理上的考验。

手术后，患者可能会面临身体形象的改变和自我形象的调整等问题，这对于她们的心理健康来说是一个巨大的压力。

在这个过程中，提供心理支持和咨询是非常重要的。专业心理咨询师可以帮助患者应对和处理手术后的情绪困扰和焦虑。他们可以倾听患者的内心痛苦和担忧，并提供专业的建议和指导。通过与专业人士进行心理咨询，患者可以更好地了解和接受自己的身体变化，从而增强自信心和自尊心。

除了专业心理咨询师，加入支持小组也是一种很好的选择。在这样的小组中，患者可以与其他有类似经历的人分享彼此的经验和情感。这种共同经历的交流可以让患者感到被理解和支持，减轻她们的孤独感和焦虑情绪。在支持小组中，患者可以互相鼓励、分享抚慰和建议，找到更好地应对困境的方式。

家人和朋友的支持也是至关重要的。他们可以给予患者温暖的陪伴和鼓励，帮助她们重新建立自信和积极的心态。家人和朋友还可以与患者一起参加康复训练或活动，增强身体功能和心理素质。

4.定期随访

乳房重建手术后，定期随访对于患者的康复非常重要。这些随访可以确保手术后的恢复良好，并及时发现和处理任何可能的并发症。

通常，医生会安排患者进行定期复诊。在这些复诊中，医生将仔细检查伤口的愈合情况，并评估手术效果。他们还会进行必要的影像学检查，如乳腺 X 线摄影或超声波检查，以确保没有肿瘤再发或其他异常情况。

除了医生的随访，患者也应该密切关注自己的身体状况，并在出现任何不适或并发症时及时向医生报告。如果患者注意到乳房区域的肿胀、红肿、疼痛、渗液或其他异常情况，应立即就医并咨询医生的意见。

乳腺整形和乳房重建手术通常需要经过专业的医生评估和规划，并根据个体情况制定相应的手术方案。手术风险包括术后感染、乳房假体破裂、术后血肿等，因此，在进行手术前应充分了解手术的风险和可能的并发症，并与医生进行充分的沟通和讨论。

第四节　乳腺炎和乳腺囊肿处理

乳腺炎和乳腺囊肿是乳腺常见的两种疾病，对患者的身体健康和心理健康都会造成一定的影响。及时采取正确的处理方法对于预防并减轻乳腺炎和乳腺囊肿的症状非常重要。

一、乳腺炎的处理

乳腺炎是乳腺组织感染引起的炎症，常见的症状包括乳房胀痛、发红、发热、局部肿胀等。以下是乳腺炎的处理方法。

（一）定期泵奶或哺乳

在哺乳期，定期泵奶或哺乳是预防乳腺炎的关键措施之一。通过定期排空乳腺，可以避免乳汁在乳腺内滞留，减少细菌滋生的机会，从而降低患乳腺炎的风险。

定期泵奶或哺乳的重要性在于保持乳腺通畅。乳腺是产生和储存乳汁的组织，但当乳汁长时间滞留在乳腺内未被排空时，可能会导致乳腺管堵塞，进而引发乳腺炎。乳腺炎是由于乳腺发炎引起的疾病，其常见症状包括乳房胀痛、乳房红肿、体温升高等。乳腺炎不仅给产妇带来身体上的痛苦，还可能影响乳汁分泌，对哺乳造成困扰。

定期泵奶或哺乳的频率需要根据个人情况而定，一般建议每隔 2～3 小时进行一次乳房排空。无论是通过手动泵奶、乳头吸引器还是婴儿的吮吸，定期排空乳房都能有效刺激乳腺，促进乳汁分泌与流出，并防止乳腺管堵塞。

（二）保持乳房清洁

保持乳房的清洁对于预防乳腺炎至关重要。我们可以通过一些简单的方法来保持乳房的清洁，从而降低乳腺炎的风险。

在清洁乳房之前，我们应该先洗手，以确保双手的清洁卫生。然后，用温水轻柔地清洁乳房。我们可以使用温水湿润乳房，并用手指轻轻按摩乳房表面，以去除污垢和汗水。在清洁过程中，需要避免使用过于刺激的肥皂或洗液，因为它们可能会导致皮肤干燥或敏感。

保持乳房的干燥也是非常重要的。湿度过高可能会导致细菌滋生，增加乳腺炎的风险。我们应该尽量避免让乳房长时间处于潮湿状态。在洗完澡或运动后，用柔软的毛巾轻轻擦干乳房，确保乳房表面保持干燥。

合理穿戴透气性好的内衣也是保持乳房清洁的重要因素。选择透气性好的棉质内衣，可以帮助吸收汗水，保持乳房的干燥和清爽。同时，定期更换内衣也是必要的，以避免细菌滋生和积聚。

需要注意的是，乳房清洁并不意味着过度清洁。过度清洁可能会破坏乳房皮肤的自然保护屏障，反而增加感染的风险。我们应该在适度的范围内进行乳房清洁，并避免使用过于刺激或化学成分过多的清洁产品。

（三）均匀按摩乳房

均匀按摩乳房对于促进乳汁排出、预防乳腺堵塞有着积极的作用。定期进行乳房按摩可以帮助维持乳腺的健康，并促进乳房组织的血液循环。

为了有效地按摩乳房，我们可以采用轻柔的揉捏和推压动作。这些动作应该从乳房的外围开始，向乳头方向进行。在按摩过程中，我们需要保持适度的力度和节奏，以避免对乳房造成过度的刺激。

乳房按摩有助于刺激乳腺管道和乳腺组织，从而促进乳汁的流动。通过按摩，我们可以帮助乳汁更顺畅地排出，减少乳腺管道的堵塞风险。此外，按摩还有助于缓解乳房不适和紧张感，使乳房更加舒适。

为了最大限度地发挥按摩的效果，建议每天按摩乳房 5～10 分钟。可以选择在洗澡后或涂抹乳液时进行按摩，这样可以更好地滋润乳房皮肤，同时提高按摩的效果。

值得注意的是，如果你在进行乳房按摩时发现任何异常情况，如肿块、疼痛或其他不寻常的感觉，应及时就医进行进一步检查。乳房按摩只适用于健康的乳房，对于存在疾病的乳房，应根据医生的建议进行相应的治疗和护理。

（四）热敷治疗

当乳房出现胀痛感觉时，可以采用热敷治疗来缓解不适。热敷是一种简单有效的方法，可以通过提高局部温度来促进血液循环，减轻疼痛和炎症。

进行乳房热敷治疗时，我们可以选择使用温水袋或热毛巾。首先，将温水袋或热毛巾浸泡在适宜温度的热水中，确保不要过热以免烫伤皮肤。然后，将热敷物放置在乳房上，轻轻按压使其贴合乳房表面。每次热敷持续 15～20 分钟，并可以多次进行，以达到更好的效果。

通过热敷治疗，可以促进乳房血液循环，加速新陈代谢，帮助排除体内产生的废物和毒素。同时，热敷还有助于舒缓紧张的乳房组织，减少疼痛和不适的感觉。热敷还可以扩张血管，增加乳腺的血流量，从而改善乳房的营养供应和氧气输送。

在进行乳房热敷治疗时，温度要适中，避免过热导致烫伤皮肤。另外，如果有乳腺炎或其他乳房疾病的症状，应先咨询医生的意见。在一些特定的情况下，如乳腺包块或感染等，热敷可能不适用或需要医生的指导下进行。

（五）使用抗生素

当乳腺炎已经发生时，医生可能会考虑使用抗生素来治疗感染。抗生素是一种能够抑制或杀灭细菌的药物，对于乳腺炎的治疗起到重要作用。然而，在使用抗生素时，患者需要遵循医生的建议，正确使用药物，并完成整个疗程，以避免细菌产生抗药性。

在开始使用抗生素之前，医生会根据病情和细菌敏感性测试结果选择适合的药物。患者应该按照医生的嘱咐正确使用抗生素，包括剂量、使用频率和使用时间。通常情况下，抗生素需要每天定时服用，并且需要坚持使用整个疗程，即使症状有所缓解也不能自行停药。

完成整个疗程非常重要，因为细菌可能在短期内受到抗生素的抑制，但并未完全被消灭。如果中途停药，可能会导致细菌重新增殖，甚至产生抗药性。如果没有完成整个疗程，可能会使细菌更难对抗药物，导致治疗效果不佳。

在使用抗生素期间，患者应该密切关注自身的症状和反应。如果出现任何不适或不良反应，应及时向医生报告，并根据医生的建议调整用药方案。患者还应避免与其他药物相互作用，如酒精、某些草药或其他处方药物。在使用抗生素期间，最好遵循医生的饮食和生活方式建议，以帮助药物发挥最佳效果。

需要强调的是，抗生素只能治疗由细菌感染引起的乳腺炎，而对于病毒感染或其他原因引起的乳腺炎可能无效。因此，在使用抗生素之前，医生通常会进行相关检查来确定感染的原因，并制定相应的治疗方案。

（六）配合休息

在乳腺炎发作期间，患者需要给予足够的休息。充分的休息对于帮助身体更好地抵抗感染并促进康复非常重要。

当乳腺炎发作时，身体会处于一种应激状态，免疫系统也会受到影响。此时，适当的休息可以减轻身体的负担，帮助身体集中精力应对感染。充足的休息有助于恢复体力和精神状态，提高机体对抗感染的能力。

在休息期间，患者可以选择平躺或侧卧的方式，保持舒适的姿势。使用柔软而支撑性良好的床垫和枕头，可以有效减轻身体的压力。为了更好地休息，可以选择安静、舒适的环境，避免嘈杂的声音和刺激性的光线。

除了充分休息，患者还应该注意调整饮食，保证营养的摄入。均衡的饮食可以提供足够的能量和营养物质，帮助身体恢复和抵抗感染。建议患者增加摄入新鲜水果、蔬菜、全谷物、蛋白质和健康脂肪，避免过多摄入油炸食品、刺激性食物和咖啡因。

适量的轻度运动也可以促进血液循环和淋巴排毒，帮助身体康复。患者可以根据自身情况选择一些适合的运动，如散步、瑜伽或温和的拉伸运动。然而，在开始任何运动计划之前，最好先咨询医生的意见，以确保不会对身体造成额外的负担。

（七）寻求医生帮助

如果乳腺炎的症状严重或持续时间较长，患者应该及时寻求专业医生的帮助。医生可以进行全面的评估和诊断，并制定相应的治疗方案。

当乳腺炎的症状不能通过自我护理和家庭方法缓解时，就需要考虑就医。一些可能需要就医的情况包括：高热持续不退、乳房红肿明显、疼痛难以忍受、伴有乳房硬块或分泌物、感染扩散至其他部位等。

在就医时，医生会仔细询问患者的症状和病史，并进行体格检查。有时候，医生可能会要求进行血液或乳腺超声等进一步检查，以明确诊断和确定感染的类型。根据病情的严重程度，医生可能会选择给予口服抗生素或静脉注射抗生素来控制感染。

除了药物治疗，医生还可能会建议其他辅助治疗措施，如乳房按摩、热敷、休息等。在一些特殊情况下，如乳腺脓肿的形成，可能需要进行手术引流。

重要的是，患者在就医时要坦诚地向医生描述症状和疾病的发展情况，以便医生能够做出准确的诊断并制定最合适的治疗计划。同时，患者还应遵循医生的嘱咐，按时服药，并及时复诊或报告任何不适或副作用。

如果患者在治疗过程中有任何疑问或困惑，应主动与医生沟通，寻求进一步的解释和指导。医生是最专业的人士，他们会为患者提供必要的帮助和支持。

二、乳腺囊肿的处理

乳腺囊肿是乳腺内液体积聚形成的囊肿，常见的症状包括乳房肿块、触痛、不规则的囊肿等。以下是乳腺囊肿的处理方法。

（一）观察与监测

对于无明显症状的乳腺囊肿，可以采取观察与监测的方式。定期自检乳房，并注意观察是否有肿块增大、变化或出现其他异常症状。如果发现任何变化，应及时就医。

在观察与监测乳腺囊肿时，患者可以进行自我乳房检查。这可以通过轻柔地用手指触摸乳房组织来进行，以寻找任何异常感受。在月经结束后的第 7～10 天是最佳的自检时间，因为此时乳房组织最柔软、最容易检查。

观察乳房时，需要注意以下几点。

1.观察乳房外观

检查乳房的形状、大小和对称性。注意是否有皮肤颜色的改变、红肿、凹陷、凸起等异常。

2.触摸乳房组织

用手指轻柔地按压乳房组织，注意是否有肿块、硬块或不规则的组织。同时，还要注意乳头区域是否有分泌物。

3.注意乳房的疼痛或不适

观察是否有乳房疼痛、胀痛或不适的感觉。如果疼痛持续时间较长或疼痛程度加重，应及时就医。

定期自检乳房对于早期发现任何异常情况非常重要。如果在观察与监测过程中发现乳房囊肿有明显的增大、形态改变、伴随疼痛或其他异常症状，应及时就医寻求专业医生的帮助。医生可以通过进一步的检查和评估来确定病情，并制定相应的治疗计划。

乳房囊肿并不一定都需要治疗。有些乳房囊肿是良性的，不会对健康造成威胁。但是，如果出现任何疑问或不安，最好还是咨询医生的意见，以排除任何潜在的风险。

（二）改善生活习惯

改善生活习惯对于减轻乳腺囊肿的症状有着积极的作用。以下是一些改善生活习惯的建议，可以帮助缓解乳腺囊肿的不适。

1.饮食均衡

保持均衡的饮食对于维持乳房健康很重要。建议增加摄入新鲜水果、蔬菜、全谷物和健康蛋白质，如鱼、豆类和禽肉。同时，减少高脂肪食物、甜食和加工食品的摄入。合理的饮食结构可以提供身体所需的营养，有助于调节荷尔蒙平衡和降低乳房囊肿的风险。

2.减少刺激性物质摄入

某些刺激性物质，如咖啡因和巧克力，可能会影响乳房的敏感性。过度摄入这些物质可能导致乳房不适和囊肿症状的加重。因此，建议适量减少咖啡因和巧克力等刺激性物质的摄入，以减轻乳房囊肿的不适。

3.增加运动量

适量的运动可以促进血液循环和淋巴流动，有助于缓解乳腺囊肿的症状。选择适合自己的运动方式，如散步、慢跑、游泳或瑜伽等。每周至少进行 150 分钟的有氧运动，同时结合适度的力量训练，可以帮助保持身体健康，并减轻乳腺囊肿的不适。

4.保持良好的生活习惯

压力和焦虑可能会对乳房健康产生负面影响。建议采取一些应对压力的方法，如放松技巧、冥想和呼吸练习等。保持充足的睡眠，规律的作息时间也是重要的。良好的生活习惯可以帮助调节荷尔蒙平衡，减轻乳腺囊肿的症状。

需要知道的是，改善生活习惯并不能完全治愈乳腺囊肿，但它们可以减轻症状并降低疾病的风险。如果乳腺囊肿的症状持续或加重，建议及时就医寻求专业医生的帮助。

（三）针灸治疗

针灸是一种古老的中医疗法，对于乳腺囊肿的治疗也有一定的效果。通过寻找经验丰富的中医师进行针灸治疗，可以促进气血流通，改善乳腺组织的代谢和排毒功能。

针灸是中医学中的一种重要治疗方法，它通过在特定的穴位上插入细针来调节人体的气血运行。在乳腺囊肿的治疗中，针灸可以通过以下几个方面发挥作用。

1.活血化瘀

乳腺囊肿常常伴随着气滞和血瘀的情况。针灸作为一种传统中医疗法，可以刺激穴位，促进气血的流动，从而活血化瘀。这有助于改善乳腺组织的供氧和营养，促进囊肿的吸收和消散。

针灸通过刺激具有特定效应的穴位，调节体内的气血运行，以达到治疗目的。在乳腺囊肿的治疗中，常用的穴位包括足三里、足太阴脾经的相关穴位等。针灸可以改善乳腺组织的血液循环，增加氧气和营养物质的供应，同时促进代谢产物的排出，从而减少局部的瘀血和炎症反应。

针灸还可以通过调节神经系统、内分泌系统和免疫系统的功能，对乳腺囊肿产生整体调节作用。它可以缓解身体的紧张和压力，提高免疫力，促进机体的自愈能力。

在选择针灸治疗乳腺囊肿时，建议患者咨询专业的中医师或针灸师，并结合医生的诊断和建议进行综合评估和治疗方案制定。

2.调整内分泌

中医认为乳腺囊肿与内分泌紊乱有一定的关联。针灸作为一种传统中医疗法，可以通过调整经络和穴位的功能，影响身体的内分泌系统，使其恢复平衡。这有助于减轻乳腺囊肿的症状，并预防其再次发作。

在中医理论中，乳腺囊肿往往被视为气滞、血瘀等因素导致的病症。中医针灸治疗通过刺激特定穴位，调节经络的运行，以及影响相关的神经、内分泌和免疫系统，从而调整整个身体的内环境。通过调整内分泌系统的功能，针灸可以促进激素的平衡，改善乳腺组织的代谢和排泄功能，减少囊肿的形成和扩大。

针灸治疗还可以帮助缓解乳腺囊肿的症状，如乳房胀痛、不适和乳腺增生等。针灸的刺激可以促进血液循环，改善乳腺组织的供氧和营养状况，缓解局部的瘀血和炎症反应。针灸还可以调节神经系统的功能，减轻乳腺囊肿患者的紧张和焦虑情绪，提高整体的身心健康水平。

3.提高免疫力

针灸可以刺激人体的免疫系统，增强免疫功能，提高抵抗力。这对于预防感染和促进乳腺囊肿的康复非常重要。

免疫系统是人体的防御系统，可以识别和清除入侵的病原体以及异常细胞。乳腺囊肿往往伴随着局部的炎症反应和免疫紊乱。通过针灸刺激特定的穴位，可以调节神经内分泌系统和免疫系统的功能，增强免疫力。

针灸治疗可以通过促进淋巴细胞、巨噬细胞等免疫细胞的活性，增加免疫球蛋白的产生和释放，提高机体的抗体水平，从而增强身体的免疫功能。针灸还可以调节免疫细胞的分布和功能，提高其识别和消灭异常细胞的能力，有助于控制和预防乳腺囊肿的发展。

长期的压力和焦虑会导致免疫系统的紊乱，降低免疫功能。针灸通过调节神经系统的功能，缓解压力和焦虑，提高整体的身心健康水平，有助于提高免疫力。

针灸治疗乳腺囊肿需要在经验丰富的中医师指导下进行。中医师会根据患者的具体情况，选择合适的穴位和疗程。通常情况下，需要连续多次的针灸治疗才能达到最佳效果。

（四）空心针抽液引导

对于较大的、囊肿内液体积聚较多的乳腺囊肿，医生可能会采用空心针抽液引导的方式进行处理。通过抽取囊肿内的液体，可以减轻囊肿的体积和压迫症状。

空心针抽液引导是一种常见的治疗方法，适用于囊肿内积聚了大量液体的情况。该过程通常在无菌条件下进行，并由经验丰富的医生来操作。

在进行空心针抽液引导之前，医生会首先对患者进行检查，确定囊肿的位置和大小。然后，在局部麻醉或无痛操作的情况下，医生将针头插入囊肿中，通过空心针抽取囊肿内的液体。抽取的液体会送往实验室进行化验，以排除恶性病变的可能性。

通过空心针抽液引导可以达到以下目的。

1.减轻囊肿的体积

通过抽取囊肿内的液体，可以显著减小囊肿的大小。这有助于减轻乳房的压力和不适感，改善患者的症状。

2.缓解压迫症状

较大的乳腺囊肿可能会对周围组织产生压迫，引起疼痛、不适和影响乳房形状。通过抽取囊肿内的液体，可以减轻对周围组织的压迫，缓解相应的症状。

3.提供实验室检查样本

抽取的囊肿液体可以用于进一步的化验，以确定囊肿的性质和排除其他病理情况。这有助于确诊，并指导后续治疗方案的制定。

空心针抽液引导是一种医生操作的过程，需要在严格的无菌条件下进行，以避免感染和其他并发症的发生。在操作过程中，医生要根据具体情况选择合适的穿刺点和穿刺角度，以确保操作的安全和有效。

（五）手术治疗

手术治疗是乳腺囊肿的一种极少数情况下的治疗方法。虽然大多数乳腺囊肿都是良性的，但在极少数情况下，囊肿可能引起严重不适或存在恶性变化的风险较高，此时可能需要通过手术来治疗。

手术治疗的目的是彻底清除乳腺囊肿，以确保患者的健康。手术通常会在专业的外科医生指导下进行，在手术前会进行必要的检查和评估，以确定手术的适应证和手术方案。

对于较小的乳腺囊肿，外科医生可能会选择穿刺抽吸的方法进行治疗。这是一种较为简单的手术方式，通过将针头插入囊肿内，将囊液抽出，达到缓解症状和减小囊肿体积的效果。

对于较大、复杂或存在恶性变化风险的乳腺囊肿，外科医生可能会建议进行手术切除。手术切除可以通过开放手术或微创手术进行。开放手术需要进行较大的切口，通过手术切除囊肿组织，并在必要时进行乳腺重建。微创手术则是通过小切口或经皮入路进行，使用特殊的手术工具进行切除。

手术治疗通常是在局部麻醉下进行，患者会在手术后留院观察一段时间，以确保手术的安全和恢复情况。手术后，患者需要遵循医生的嘱咐进行休息和恢复，定期进行复查和随访，以监测乳腺健康情况。

手术治疗只适用于少数情况下的乳腺囊肿，并不是所有囊肿都需要进行手术治疗。对于大多数良性的乳腺囊肿，医生通常会选择观察和非手术治疗方法，如改变生活方式、服用药物等来管理和缓解症状。

第五节　乳腺癌辅助治疗

乳腺癌是女性最常见的恶性肿瘤之一，也是全球范围内造成女性死亡的主要原因之一。针对乳腺癌患者，辅助治疗是非常重要的治疗手段之一。下面将详细介绍乳腺癌辅助治疗的相关内容。

乳腺癌辅助治疗是指在手术切除肿瘤后进行的一系列治疗措施，旨在预防或延缓疾病复发、转移，提高患者的生存率和生活质量。常见的乳腺癌辅助治疗包括化学治疗、放射治疗、内分泌治疗和靶向治疗。

一、化学治疗

化学治疗是通过使用化疗药物来杀死或抑制癌细胞的生长和扩散。它可以在手术前或手术后进行，旨在消灭体内残留的癌细胞，预防复发和转移，并提高患者的生存率。

（一）化学治疗的适应证

化学治疗通常适用于以下情况。

1.早期乳腺癌

早期乳腺癌是指肿瘤仅限于乳腺组织内，没有蔓延到周围组织或其他器官的阶段。对于一些有高风险的患者，如淋巴结转移、肿瘤体积较大、雌激素受体阴性等情况，化学治疗可以在手术前或手术后进行，以减小肿瘤的体积和负荷。

化学治疗是通过使用抗癌药物来杀死癌细胞或抑制其生长和扩散。在早期乳腺癌的治疗中，化学治疗通常被用作辅助治疗手段，与手术和放疗相结合，以提高治疗效果。

对于有高风险的患者，化学治疗的目标主要有两个方面。首先，通过在手术前进行化学治疗，可以缩小肿瘤的体积，使之更容易被切除。这种治疗策略被称为新辅助化疗。其次，在手术后进行化学治疗可以清除残留的癌细胞，降低复发和转移的风险。

化学治疗的具体方案会根据患者的个体情况而定。通常会考虑患者的年龄、健康状况、肿瘤特征等因素来确定使用哪些抗癌药物和治疗周期。常用的抗癌药物包括顺铂、环磷酰胺、氟尿嘧啶等。

2.高风险乳腺癌

对于高度侵袭性的乳腺癌亚型，如三阴性乳腺癌和HER2过表达乳腺癌，化学治疗在治疗中起到了重要的辅助作用。

三阴性乳腺癌是指不表达雌激素受体（ER）、孕激素受体（PR）和人表皮生长因子受体2（HER2）的乳腺癌。化学治疗使用抗癌药物通过影响肿瘤细胞的增殖和生存能力来控制或消灭肿瘤。通常采用多种药物组合进行治疗，例如含有类脱氧胸腺苷（doxorubicin）、环磷酰胺（cyclophosphamide）和紫杉醇（paclitaxel）等药物的方案。这些药物可以直接攻击乳腺癌细胞，并通过杀死或抑制其生长来减小肿瘤的大小、控制疾病的进展和降低复发风险。

HER2过表达乳腺癌是指乳腺癌细胞表面过度表达HER2蛋白的情况。HER2蛋白过度表达使得肿瘤细胞增殖和生存能力增强，导致该亚型乳腺癌具有更高的侵袭性和复发风险。目前，已经开发出针对HER2的靶向药物，如曲妥珠单抗（trastuzumab）、帕妥珠单抗（pertuzumab）和拉普替尼（lapatinib）。这些靶向药物与化学治疗相结合可以提高治疗效果，并显著改善患者的生存率和预后。

对于具有高度侵袭性的肿瘤类型，化学治疗在乳腺癌治疗中起到了重要的辅助作用。它可以通过杀死或抑制肿瘤细胞的增殖来减小肿瘤的大小、控制疾病的进展和降低复发风险。化学治疗还可以与靶向药物联合使用，提高治疗效果，改善患者的预后。

3.转移性乳腺癌

当乳腺癌已经转移到其他部位时，称为转移性乳腺癌。这种情况下，化学治疗可以通过杀死或抑制远处转移灶来延长患者的生存时间。

转移性乳腺癌是乳腺癌晚期的一种形式，其已经扩散到乳腺以外的部位，如骨骼、肝脏、肺部等。由于转移性乳腺癌的发展已经超越了局部治疗的范围，单纯的手术和放疗往往无法控制疾病的进展。此时，化学治疗成为主要的治疗手段之一。

化学治疗使用抗癌药物通过杀死或抑制肿瘤细胞的增殖能力来控制或消除转移灶。与早期乳腺癌不同，转移性乳腺癌的治疗目标更多的是控制疾病的进展、缓解症状和提高患者的生存质量。常用的化疗方案包括多种药物的联合应用，例如含有类脱氧胸腺苷（doxorubicin）、环磷酰胺（cyclophosphamide）、紫杉醇（paclitaxel）和卡培他滨（capecitabine）等。这些药物可以通过直接攻击转移灶细胞，减小肿瘤的大小、控制疾病的进展并延长患者的生存时间。

除了化学治疗，针对转移性乳腺癌还有其他治疗选择，如靶向治疗、内分泌治疗、放疗和手术等。治疗方案的选择通常基于患者的个体情况和肿瘤的特征。多学科团队的医生会根据患者的具体情况综合考虑各种治疗方法，并制定最适合患者的个性化治疗方案。

（二）化学治疗的药物选择

化学治疗是一种重要的乳腺癌治疗方法，使用的药物包括单药和联合药物治疗。根据乳腺癌的分子亚型和转移情况，药物的选择有所不同。

1.舒尼替尼

舒尼替尼是一种靶向药物，适用于 HER2 阳性转移性乳腺癌的治疗。它通过抑制血管生成和肿瘤细胞增殖来达到治疗效果。

2.卡培他滨

卡培他滨是一种口服化学治疗药物，适用于转移性乳腺癌的治疗。它在体内转化为5-氟尿嘧啶，影响肿瘤细胞的 DNA 合成和修复，从而抑制肿瘤生长。

3.多柔比星

多柔比星是一种广泛应用于早期和转移性乳腺癌的化疗药物。它属于类脱氧胸腺苷类药物，通过干扰肿瘤细胞的 DNA 复制和修复过程来抑制肿瘤生长。

4.索拉非尼

索拉非尼是一种多靶点酪氨酸激酶抑制剂，适用于转移性乳腺癌的治疗。它可以抑制肿瘤细胞的增殖和血管生成，从而延缓疾病的进展。

5.帕妥珠单抗和曲妥珠单抗

帕妥珠单抗和曲妥珠单抗是针对HER2阳性乳腺癌的靶向药物。它们可以结合HER2受体，阻断信号传导通路，从而抑制肿瘤细胞的生长和分裂。

此外，还有其他化疗药物如紫杉醇、环磷酰胺、顺铂等常用于乳腺癌的治疗。

每位患者的情况是独特的，药物选择应根据乳腺癌的亚型、病情以及患者的整体健康状况来确定。治疗方案通常由多学科团队的医生共同制定，以确保最佳的治疗效果和患者的安全性。

（三）化学治疗的副作用

化学治疗是一种强力的乳腺癌治疗方法，但它也可能带来一些副作用。常见的化学治疗副作用如下。

1.恶心和呕吐

恶心和呕吐是化疗治疗中最常见的副作用之一。化疗药物可以刺激消化道黏膜和胃肠道，导致恶心和呕吐。为了减轻这些不适，医生通常会在化疗前给患者使用抗恶心药物。

化疗诱发的恶心和呕吐可能是因为化疗药物直接刺激消化道或通过影响中枢神经系统而引起的。这种刺激可以使人感到不适，并导致恶心和呕吐的发生。恶心和呕吐程度的严重程度因人而异，从轻微的不适到严重的呕吐都有可能。

2.脱发

化疗药物可以影响头发的生长周期，导致头发脱落。这可能是患者面临的最明显副作用之一，但通常是暂时性的，在治疗结束后会逐渐恢复。

正常情况下，人的头发会经历生长期、休止期和脱落期等不同阶段。然而，化疗药物对快速分裂的细胞有选择性的影响，其中也包括头发毛囊细胞。这导致了头发的生长周期受到干扰，使得大部分处于生长期的头发进入休止期，并逐渐脱落。

脱发的程度因个体差异和所使用的化疗药物而异。有些患者可能只会出现头发稀疏，而有些患者可能会完全脱发。脱发通常在开始化疗后几周内开始，持续数周或数月，直到化疗结束。

虽然脱发可能对患者的外貌和心理造成一定的影响，但它通常是暂时性的。大多数患者在治疗结束后，头发会逐渐重新生长。新生的头发可能与之前的头发在质地和颜色上有所不同，但它们会逐渐恢复到正常状态。

3.乏力和体力下降

化疗药物对正常细胞也会产生一定的影响，导致患者感到疲倦和乏力。这是常见的副作用之一，可能会对患者的日常生活和活动能力造成一定的影响。

化疗药物通常以不同方式影响人体，包括抑制骨髓中造血细胞的生成、干扰细胞的能量代谢等。这些因素可能导致身体感到疲倦和乏力。化疗治疗过程中还可能伴随其他副作用，如恶心、呕吐、食欲减退等，也会进一步加重乏力的感觉。

4.免疫系统受损

化学治疗可能会抑制骨髓中造血干细胞的功能，导致免疫系统受损。这使得患者更容易感染和出现其他并发症。在化疗期间，患者需要避免接触有感染风险的人群，并密切关注任何感染迹象。

免疫系统是人体的防御系统，可以识别和清除入侵的病原体以及异常细胞。化学治疗药物通常不仅会杀灭癌细胞，也会对正常的免疫细胞产生影响。这种影响可能导致免疫系统功能下降，使患者更容易感染细菌、病毒和其他病原体。

5.消化系统问题

化学治疗可能引起口腔溃疡、食欲不振、腹泻或便秘等消化系统问题。这些问题可以通过调整饮食、用药以及与医生合作进行管理。

除了上述常见副作用，化学治疗还可能导致其他不太常见的副作用，如神经系统问题、心脏毒性、肝功能异常等。每个患者对副作用的耐受性不同，有些人可能会经历更多或更严重的副作用，而其他人则可能只有轻微的不适。医生会在治疗前详细评估患者的整体健康状况，并根据个体情况制定最佳的治疗方案，同时监测和调整治疗计划以减少副作用。

为了缓解副作用，患者可以采取一些措施，如保持良好的营养、增加运动、充分休息、注意个人卫生和遵循医生的建议。另外，与医生和护理团队的密切合作也至关重要，及时报告任何不适症状以获得支持和调整治疗计划。

（四）化学治疗的注意事项

1.个体化治疗方案

乳腺癌的治疗方案应根据患者的具体情况来制定，包括年龄、身体状况、肿瘤类型和分期等。不同的化学药物和剂量可能适用于不同的患者，因此需要与医生充分沟通，制定个体化的治疗方案。

2.营养支持

化学治疗可能对患者的身体产生负面影响，如食欲不振、恶心呕吐和消化问题等。因此，在化疗期间，患者需要保持良好的营养状况，可以咨询专业的营养师制定合理的饮食计划，补充足够的营养物质。

3.心理支持

化学治疗是一种较为艰苦的治疗过程，可能会给患者带来身体和心理上的负担。患者需要积极面对治疗过程中的不适和副作用，并与医生、家人或心理咨询师进行沟通，寻求心理支持和鼓励。

4.避免感染

由于化学药物可能会抑制免疫系统功能，患者在进行化学治疗期间更容易感染。因此，患者需要注意保持良好的个人卫生习惯，勤洗手、避免接触传染源，并定期接种疫苗以提高免疫力。

5.监测治疗效果和副作用

化学治疗期间，患者需要定期进行血液检查、肿瘤标志物检测和影像学检查等，以监测治疗的效果和副作用。如果出现严重的副作用或不良反应，应及时告知医生，以便调整治疗方案。

二、放射治疗

放射治疗是乳腺癌辅助治疗的重要手段之一，广泛应用于乳腺癌的综合治疗中。

（一）放射治疗的原理

放射治疗利用高能射线（如X射线或γ射线）杀灭或抑制癌细胞的生长，从而达到治疗乳腺癌的目的。放射治疗主要通过以下几个机制起作用。

1.DNA损伤

射线治疗可以通过直接或间接地对癌细胞的DNA分子造成损伤，来抑制癌细胞的生长和增殖。射线能量会穿透组织并与DNA分子相互作用，引起DNA链断裂、碱基损伤和交联等。这些损伤会干扰DNA的正常复制和修复过程，导致癌细胞无法正确复制DNA，并最终导致细胞死亡。

射线治疗中，高能射线（如X射线和γ射线）可以直接作用于DNA分子，产生离子化和激发态，进而导致DNA链断裂。这种直接作用是通过电离效应实现的，即高能射线中的光子与DNA分子中的电子相互作用，将电子从原子或分子中移除，形成带正电的离子和自由电子。离子和自由电子的形成会破坏DNA分子的结构，导致DNA链断裂。

射线还可以通过间接作用对 DNA 造成损伤。射线能够与细胞内的水分子反应，产生自由基（如羟基自由基和超氧阴离子），这些自由基具有很强的氧化能力，可以损伤 DNA 分子。自由基与 DNA 分子中的碱基、糖基和磷酸二酯键等发生反应，导致 DNA 的碱基损伤、链断裂和交联等。

2.氧自由基生成

射线治疗可以通过与细胞内水分子的相互作用产生氧自由基，进而引发一系列细胞内的化学反应，最终导致细胞膜破坏和细胞死亡。

在射线治疗中，高能射线（如 X 射线和γ射线）能够与细胞内的水分子发生反应，产生氧自由基。射线与水分子相互作用时，会使水分子电离并形成高度活跃的氢离子（H^+）和自由电子（e^-）。这些自由电子会与周围的氧分子结合，形成氧自由基（O·）或过氧化氢自由基（HO_2·），具有强氧化能力。

氧自由基在细胞内进一步引发一系列化学反应。氧自由基与细胞膜中的脂质分子相互作用，导致脂质过氧化反应的发生。这些反应会引起细胞膜的脂质过氧化损伤，破坏细胞膜的完整性和功能。

氧自由基还可以与细胞内的 DNA、蛋白质和其他重要分子发生反应。这些反应会导致 DNA 链断裂、碱基损伤和蛋白质结构的改变，进一步影响细胞的正常功能。

3.抑制血管新生

放射治疗可以通过抑制肿瘤周围的血管新生来降低肿瘤的营养供应，从而使癌细胞失去生长条件。

肿瘤生长和扩散需要大量的营养物质和氧气供应，这是由于肿瘤细胞的快速增殖和活跃代谢所致。肿瘤细胞会释放一些化学信号分子，如血管内皮生长因子（VEGF）等，促使周围组织中的微血管向肿瘤区域发展，形成新的血管网，为肿瘤提供足够的血液供应。

放射治疗可以直接作用于肿瘤组织，并对周围的微血管产生影响。放射治疗能够破坏肿瘤细胞和血管内皮细胞的 DNA 结构，引起 DNA 损伤和细胞死亡。这种损伤作用会干扰血管内皮细胞的正常功能，阻止其分裂和增殖，从而抑制肿瘤周围新血管的生长。

放射治疗还可以通过影响血管内皮生长因子（VEGF）的表达和释放来抑制血管新生。研究表明，放射治疗可以降低肿瘤细胞中 VEGF 的产生，从而减少血管生成的刺激信号，进一步抑制肿瘤周围的血管新生。

通过抑制肿瘤周围的血管新生，放射治疗能够降低肿瘤的营养供应，使肿瘤细胞失去生长所需的条件。这样可以限制肿瘤的生长和扩散，增加其对其他治疗方法的敏感性，提高治疗效果。

（二）放射治疗的适应证

乳腺癌患者在接受手术切除肿瘤后，可能会进行放射治疗。以下是放射治疗的一些适应证。

1.保守手术后

对于接受保守手术（如乳腺部分切除术和乳腺切除术）的乳腺癌患者，放射治疗可以降低局部复发的风险。

保守手术是指在保留部分或全部乳房的同时切除肿瘤组织。虽然这种手术可以保留患者的乳房形态和外观，但仍存在着一定的局部复发的风险。放射治疗作为一种重要的辅助治疗方法，可以进一步减少局部复发的可能性。

放射治疗通常在手术后进行，通过使用高能射线（如 X 射线或 γ 射线）照射手术切除区域及其周围组织，以消灭残余的癌细胞并防止其再生。放射治疗可以直接杀死残留的癌细胞，同时还能抑制癌细胞的增殖和扩散。

放射治疗通常在手术后的数周内开始，每日进行多次短时间的治疗，连续进行数周。具体的治疗方案会根据患者的个体情况和肿瘤特征进行定制。

通过接受放射治疗，保守手术的乳腺癌患者可以显著降低局部复发的风险。然而，放射治疗是否适合每个患者仍需根据具体情况来确定，例如肿瘤的类型、分期以及患者的年龄和整体健康状况等。患者应与医生充分沟通，共同决定是否接受放射治疗，并了解治疗的效果和可能的副作用。

2.淋巴结转移

对于乳腺癌患者，如果存在淋巴结转移且呈现高风险特征，如多个阳性淋巴结或显微镜下残留病灶，放射治疗可以提高局部控制率。

淋巴结转移是指癌细胞从原发肿瘤扩散到淋巴系统中的淋巴结。在乳腺癌中，常见的淋巴结转移部位为腋窝淋巴结。淋巴结转移的存在会增加肿瘤复发和转移的风险，因此需要采取适当的治疗措施来控制病情。

放射治疗作为一种重要的辅助治疗方法，可以针对淋巴结转移灶进行定向照射，以达到杀灭癌细胞的效果。放射治疗能够通过直接作用于淋巴结区域，破坏淋巴结内的癌细胞，阻止其再生和扩散。

3.术前缩小肿瘤

在某些情况下，放射治疗可用于在手术前缩小肿瘤的体积，以便更好地进行手术。这种做法被称为术前放疗。

术前放疗的目标是通过使用高能射线来减少肿瘤的大小，从而使手术过程更加容易和安全。通过减小肿瘤的体积，术前放疗可以帮助外科医生更好地定位和切除肿瘤，并减少手术的风险和并发症。

术前放疗通常在手术之前的数周或数月内进行。放疗可以通过传统的外部束流放射治疗（EBRT）或内部放射源（如放射性粒子植入物）的方式实施。选择哪种放疗方法取决于肿瘤的类型、位置和大小，以及患者的整体健康状况。

术前放疗有几个优点。首先，它可以减小手术中需要切除的组织量，从而减少手术创伤和出血。其次，术前放疗可以提供更清晰的手术视野，使外科医生更容易识别和切除肿瘤。此外，术前放疗还可以减少术后复发的风险。

（三）放射治疗的治疗方案

放射治疗的具体方案将根据患者的具体情况而定，以下是一般常用的治疗方案。

1.照射区域

根据乳腺癌患者的不同分期和手术情况，放射治疗可以涉及多个不同的区域。

对于早期乳腺癌患者，术后的放射治疗主要针对乳房残留组织进行。这一区域称为乳房区域，包括术后残留的乳房组织和可能存在的乳房床。通过照射乳房区域，可以减少乳腺癌复发的风险。

对于一些高危患者或晚期乳腺癌患者，放射治疗可能扩展到胸壁区域。胸壁区域是指乳房区域周围的胸部皮肤和软组织，包括胸肌、脂肪组织等。这种治疗方式可以帮助清除潜在的癌细胞残留，提高治疗效果。

淋巴结区域也是放射治疗的重要部分。淋巴结是乳腺癌扩散的常见路径，因此，放射治疗常使用放射线照射患者淋巴结区域，以减少淋巴结转移的风险。淋巴结区域包括腋窝、锁骨上淋巴结区域等。

根据具体情况，放射治疗还可以涉及其他区域，例如肺部、皮肤等。这些区域的选择将根据病情和临床需要进行个体化确定。

2.照射时间

放射治疗是一种常用的癌症治疗方法，它利用高能射线破坏恶性肿瘤细胞，以达到控制和杀灭肿瘤的目的。放射治疗的照射时间和持续时间根据患者的具体情况而定。

通常情况下，放射治疗会在手术后进行。手术可以通过切除肿瘤组织或者减小肿瘤体积，从而为放射治疗提供更好的条件。但并非所有的癌症患者都需要手术，对于一些无法手术或不适合手术的患者，放射治疗可能是主要的治疗方式。

放射治疗的照射时间通常是每天进行一次，每次短暂的照射。具体的照射时间由医生根据患者的病情和放疗计划来确定。有时为了加强放射治疗的效果，医生可能会选择将照射时间分为两次或更多次，比如早上和下午各进行一次照射。这样可以更好地控制肿瘤的生长和扩散，提高治疗效果。

放射治疗的持续时间也因患者情况而异。一般来说，放射治疗的持续时间为几周至几个月不等。这段时间内，患者每天接受放射治疗，连续多周进行。具体持续时间的长短取决于肿瘤的类型、大小、位置以及患者的整体健康状况等因素。

在放射治疗期间，医生会根据患者的反应和病情进行调整，并定期进行复查和评估。一旦达到了预期的治疗效果，医生会逐渐减少治疗的频次和剂量，直至治疗结束。

3.剂量和能量

剂量和能量的选择在肿瘤治疗中起着至关重要的作用。它们直接影响着治疗的效果和患者的生存率。因此，医生需要综合考虑多个因素来制定个性化的治疗方案。

年龄是决定剂量和能量选择的一个重要因素。年轻患者通常能够更好地承受较高的剂量和能量，因为他们的身体更加健康和强大。相比之下，老年患者通常对较高的剂量和能量更加敏感，可能需要减少治疗的强度，以减轻不良反应的风险。

患者的身体状况也会影响剂量和能量的选择。例如，如果患者有其他严重健康问题，如心脏病或肾脏功能不全，那么医生可能需要调整剂量和能量，避免对患者的身体造成额外的负担。

最后，肿瘤的特征也是确定剂量和能量选择的重要因素之一。医生通常会考虑肿瘤的类型、大小、位置和侵袭性程度等因素。不同类型的肿瘤可能对放疗的敏感性有所不同，一些肿瘤可能需要更高的剂量和能量来达到有效治疗的效果。

（四）放射治疗的副作用

放射治疗虽然对乳腺癌的治疗非常重要，但也可能引起一些副作用。以下是常见的放射治疗副作用。

1.皮肤反应

放射治疗是一种常用的肿瘤治疗方法，但它也可能导致一系列的皮肤反应。患者在接受放疗后，可能会出现皮肤红斑、瘙痒、干燥、脱屑等不适感觉，严重时甚至可能引发皮肤破溃和糜烂。

这些皮肤反应的发生机制与放疗对皮肤细胞的直接损伤有关。放疗会破坏皮肤细胞的 DNA 结构，导致细胞功能异常。放疗还可引起血管损伤，降低了养分供应和氧气供应，影响了皮肤的自我修复能力。

为了缓解皮肤反应，患者需要采取一系列的预防措施和皮肤护理方法。首先，保持良好的皮肤清洁和湿润非常重要。患者应使用温和的清洁产品，避免搓揉皮肤，尽量减少对皮肤的刺激。其次，使用润肤剂可以提供额外的滋润和保护，有助于减轻干燥和脱屑的症状。

患者还应避免使用含酒精、香料或其他刺激性成分的化妆品和洗护用品。可以选择一些温和的产品，如无香料或低过敏性的产品，以减少对皮肤的刺激。

医生可能会根据患者的具体情况，建议适当使用一些局部药物来缓解皮肤反应。例如，医生可能会推荐使用抗炎药物、抗过敏药物或局部激素霜等。患者在使用这些药物时应严格按照医生的指导进行，并注意观察是否出现不良反应。

2.疲劳

放射治疗可能会导致患者感到疲劳和乏力，影响他们的日常生活和工作。这种放射治疗相关的疲劳被称为放射性疲劳。

放射性疲劳是放射治疗的常见副作用之一，大约有 80%的癌症患者在接受放射治疗期间会经历不同程度的疲劳。这种疲劳感常常被形容为身体和精神上的耗竭，患者可能无法集中注意力、缺乏动力、体力不支和情绪低落。疲劳的程度会因个体差异以及放射治疗的剂量和持续时间而有所不同。

放射性疲劳的确切机制尚不清楚，但有几种假设被提出。其中一种假设是放射治疗对身体内的细胞和组织产生损伤，导致机体需要更多的能量来修复这些损伤，从而引起疲劳。另一种假设是放射治疗可能干扰机体的生物节律，破坏正常的睡眠和休息模式，从而导致疲劳。

为了缓解放射性疲劳，患者需要采取一些措施来管理和减轻疲劳感。首先，合理安排休息时间是非常重要的，患者可以尝试在治疗期间增加睡眠时间，并在白天进行适度的休息。其次，适当的锻炼也有助于缓解疲劳感。虽然患者可能感到疲惫，但适量的运动可以提高身体的能量水平和心肺功能，改善睡眠质量和心情。此外，良好的饮食习惯也对缓解放射性疲劳十分重要，患者应该注意摄入足够的营养物质，避免过度饱食或过度饥饿。

3.恶心和呕吐

恶心和呕吐也是放射治疗中常见的副作用之一。原因是放射线能够影响胃部和消化系统，导致消化功能受损。这种不适感通常在治疗开始后几小时内出现，并可能持续数小时或数天。

为了减轻这些症状，医生可能会建议患者进行饮食调整。患者可以选择进食较小的、频繁的餐食，以避免过度饱胀。避免油炸食物、辛辣食物和咖啡因等刺激性食物也是有益的。

如果症状严重，医生还可以考虑给予一些药物以缓解恶心和呕吐。常见的药物包括呕吐抑制剂和抗恶心药物，如5-HT3受体拮抗剂和多巴胺受体拮抗剂。这些药物可以帮助控制化疗引起的恶心和呕吐，并提高患者的生活质量。

4.乳房形态改变

在接受放射治疗后，部分患者的身体形态可能会发生一定程度的改变，如乳房缩小、变形等。这种形态改变可能会对患者的心理状态产生一定的影响，因此需要提供心理支持和咨询。

对于女性患者来说，乳房形态的改变可能是一种常见的副作用。放射线可能导致乳房组织受损，导致乳房缩小、变形或不对称。这对于一些女性来说可能会引起自尊心和自我形象方面的困扰。

为了帮助患者应对这种形态改变带来的心理压力，医疗团队应提供相应的心理支持和咨询。心理专家可以与患者交流，了解她们的情感困扰，并提供情绪疏导和应对策略。通过建立积极的心理状态，患者可以更好地适应身体形态的变化。

家人可以提供情感上的支持和理解，帮助患者树立积极的态度，增强内心的力量。与家人共同面对治疗过程中的困难，可以减轻患者的焦虑和压力。

三、内分泌治疗

乳腺癌的发生与雌激素的作用密切相关，约70%以上的乳腺癌属于雌激素依赖型乳腺癌。因此，通过干扰雌激素对乳腺癌细胞的作用，可以有效地抑制肿瘤的生长和复发。内分泌治疗主要通过使用雌激素受体调节剂（SERMs）、雌激素合成酶抑制剂、雌激素受体拮抗剂等药物来实现。

（一）内分泌治疗的药物

1.雌激素受体调节剂

雌激素受体调节剂（Selective Estrogen Receptor Modulators，SERMs）是一类药物，包括他莫昔芬（Tamoxifen）和托瑞米芬（Toremifene）等。这些药物通过与雌激素受体结合，对雌激素的作用起到竞争性拮抗的效果。

雌激素是一种重要的内源性激素，在女性身体中起到多种生理功能的调节作用，包括乳房发育、骨密度维持以及生殖系统的正常功能等。然而，过多的雌激素也可能导致一些不良影响，比如乳腺癌的发生和发展。

SERMs 作为一类具有选择性的药物，能够选择性地与雌激素受体结合，并在不同组织中表现出不同的药理学效应。在某些组织中，SERMs 可以模仿雌激素的作用，起到激活雌激素受体的效果，从而对骨骼和心血管系统有益。而在其他组织中，SERMs 则可以起到竞争性拮抗雌激素的作用，阻止雌激素与受体结合，从而减少雌激素对乳腺组织的刺激，达到预防和治疗乳腺癌的效果。

例如，他莫昔芬是一种经典的 SERM 药物，广泛应用于乳腺癌的治疗。它可以通过竞争性地与乳腺组织中的雌激素受体结合，阻止雌激素的作用，抑制乳腺癌细胞的生长和扩散。他莫昔芬还能够在骨骼组织中模仿雌激素的作用，增加骨密度，预防骨质疏松症的发生。

托瑞米芬也是一种 SERM 药物，与他莫昔芬类似，具有竞争性拮抗雌激素的作用。它常用于治疗乳腺癌，特别是对那些已经停经的女性患者有效。

2.雌激素合成酶抑制剂

雌激素合成酶抑制剂（AIs）是一类药物，包括阿那曲唑（Anastrozole）、依西美坦（Exemestane）和来曲唑（Letrozole）。它们的主要作用是通过抑制体内雌激素的合成，从而降低雌激素水平。

这些药物被广泛用于治疗雌激素受体阳性乳腺癌。在乳腺癌中，绝大多数肿瘤细胞都表达雌激素受体，而雌激素的存在可以促进乳腺癌细胞的生长和增殖。因此，通过降低体内雌激素水平，AIs 可以有效地抑制乳腺癌细胞的生长。

AIs 的工作机制主要是通过抑制体内的雌激素合成酶，特别是芳香化酶。芳香化酶是负责将雄激素转化为雌激素的关键酶。AIs 抑制了这种酶的活性，从而减少了雌激素的合成量。

AIs 与其他常用的抗乳腺癌药物，如选择性雌激素受体调节剂（SERMs）和雌激素受体拮抗剂（ERAs）不同。SERMs 和 ERAs 通过与雌激素受体结合，阻断雌激素对乳腺组织的作用。而 AIs 则是直接干预雌激素合成过程，从根本上降低了雌激素水平。

虽然 AIs 在治疗乳腺癌方面表现出色，但它们也可能引起一些副作用。由于降低了雌激素水平，AIs 可能导致骨密度减少，增加骨质疏松和骨折的风险。一些患者还可能经历更年期症状，如潮热、失眠和情绪波动等。

因此，在使用 AIs 治疗乳腺癌时，医生通常会对患者进行密切监测，并根据患者的具体情况来调整剂量或选择其他治疗方案。同时，饮食和运动等生活方式的改变也可以帮助减轻 AIs 的副作用，保持骨骼健康和心理健康。

3.雄激素受体拮抗剂

雄激素受体拮抗剂（ARAs）中包括富马酸。它们的主要作用是通过抑制雄激素对雌激素受体的活化作用，从而达到抑制乳腺癌生长的目的。

在乳腺癌中，虽然绝大多数肿瘤细胞表达雌激素受体，但也有一部分肿瘤细胞同时表达雄激素受体。这些雄激素受体阳性的乳腺癌细胞对雄激素的存在非常敏感，并且雄激素可以促进这些细胞的生长和增殖。

ARAs 的作用机制是通过抑制雄激素受体的活化作用，阻断雄激素对乳腺癌细胞的刺激。具体来说，ARAs 可以竞争性地结合到雄激素受体上，阻止雄激素结合并激活受体，从而抑制乳腺癌细胞的生长信号传导。

使用 ARAs 治疗雄激素受体阳性的乳腺癌是一种有效的治疗策略。与其他抗乳腺癌药物不同，ARAs 主要针对雄激素受体阳性的亚型乳腺癌，这些肿瘤细胞对雄激素的依赖性较高。通过使用 ARAs，可以有效地抑制雄激素对乳腺癌细胞的刺激，从而延缓疾病的进展和提高患者的生存率。

（二）内分泌治疗的副作用

内分泌治疗相对来说副作用较小，但仍可能引起一些不适。以下是常见的内分泌治疗副作用。

1.潮热和出汗

由于雌激素水平下降，一些人可能会在更年期或其他情况下出现潮热和出汗等症状。这是因为雌激素对体温调节有重要作用，而随着雌激素水平的下降，体温调节功能可能受到影响。

潮热是指突然感觉到身体发热，并伴随着面部及上半身的皮肤潮红、发痒等不适感。这种感觉可能持续几分钟，甚至长达数小时。同时，许多人在经历潮热时还会出现明显的出汗症状。这些热潮和出汗可能会对个人的生活质量和舒适度产生负面影响。

虽然潮热和出汗是更年期常见的症状，但它们也可能出现在其他情况下，比如某些药物的副作用、甲状腺问题或一些疾病引起的荷尔蒙失调。因此，如果出现频繁或严重的潮热和出汗症状，建议咨询医生以了解确切原因，并进行相应的治疗和管理。

2.骨质疏松

长期使用某些内分泌治疗药物可能增加骨质疏松的风险，从而导致骨折的发生。骨质疏松是一种骨骼疾病，其特征是骨密度减少和骨组织变得脆弱。这种疾病通常与年龄、遗传因素、生活方式以及激素水平等因素有关。

一些内分泌治疗药物，尤其是抗雌激素治疗药物，被广泛用于乳腺癌等激素依赖性癌症的治疗。然而，这些药物可以抑制雌激素的合成或阻断雌激素对靶细胞的作用，从而降低体内的雌激素水平。

雌激素在骨骼健康中起着重要的作用，它能促进骨细胞的形成和骨组织的保持。当体内雌激素水平下降时，骨骼的再生速度跟不上骨质的吸收速度，导致骨骼逐渐变薄和变脆，最终发展为骨质疏松。

对于正在接受内分泌治疗的患者，特别是长期使用抗雌激素或抗雄激素治疗的患者，骨质疏松的预防和管理非常重要。这包括采取措施来促进骨骼健康，如增加钙和维生素D的摄入、进行适度的体力活动以及避免吸烟和过度饮酒等不良生活习惯。

此外，定期进行骨密度检查也是必要的，以及与医生讨论是否需要额外的药物干预，如骨密度增强剂（例如双磷酸盐类药物）来减轻骨质疏松的风险。

3.消化系统不适

部分患者在接受某些治疗时可能会出现消化系统不适的症状，如恶心、呕吐、腹泻等。这些症状可能是由于治疗药物对胃肠道的刺激或其他生理机制导致的。

一些药物，特别是化疗药物和靶向治疗药物，可以对消化系统产生不良反应。这些药物可能直接刺激胃黏膜或肠道，引起恶心、呕吐和腹泻等症状。这些药物还可能影响胃酸的分泌、肠道蠕动和吸收功能，从而导致消化不良和腹泻。

除了药物的影响，患者的情绪和压力也可能对消化系统产生影响。焦虑、紧张和精神压力可以干扰胃肠道的正常运作，导致消化不良和相关症状的出现。

为了缓解消化系统不适的症状，可以与医生沟通并告知他们您正在经历的症状，以便他们能够评估并提供相应的建议；避免食用油腻、辛辣或刺激性食物，选择消化易于吸收的轻食和易消化的食物可以帮助缓解症状；分多次进食，细嚼慢咽，避免过量进食也是有益的。

内分泌治疗适用于雌激素受体阳性的乳腺癌患者，特别是更年期后的女性。这种治疗方法通常在手术前或手术后进行，可以降低肿瘤的负荷，减小肿瘤的大小，提高手术切除的效果。在手术后进行内分泌治疗还可以预防和延缓乳腺癌的复发和转移。

四、靶向治疗

靶向治疗是一种新兴的治疗策略，通过针对乳腺癌细胞表面特定分子的抑制剂或抗体，来阻断乳腺癌细胞的生长和扩散。

（一）靶向治疗的原理

靶向治疗是一种针对乳腺癌细胞特定分子标志物的治疗方法，通过干预肿瘤细胞的生长信号传导通路，抑制肿瘤细胞的增殖和转移能力，从而达到治疗效果。相比传统的化疗方式，靶向治疗具有以下优点。

1.毒副作用较小

靶向治疗作用于癌细胞特定的分子标志物，相对于化疗药物对正常细胞的杀伤作用要小得多。这一优点使得患者在接受治疗时不易出现明显的毒副反应，提高了治疗的耐受性。

2.提高治疗有效性

靶向治疗可以精确识别乳腺癌细胞，并选择性地抑制癌细胞的特定信号通路或靶点，从而阻断癌细胞的生长和扩散。这种针对特定分子标志物的治疗策略可以更准确地攻击癌细胞，提高治疗的有效性。

3.减少耐药性

乳腺癌等恶性肿瘤在长期治疗过程中易产生耐药性，导致治疗效果下降。靶向治疗通过抑制癌细胞特定的生长信号通路，可以一定程度上减少癌细胞对治疗药物的耐药性，提高患者的生存率。

靶向治疗常用的方法包括单克隆抗体、小分子激酶抑制剂等。单克隆抗体通过与特定癌细胞表面的分子标志物结合，阻断其信号传导，从而抑制癌细胞的增殖和转移能力。小分子激酶抑制剂则干扰肿瘤细胞内特定激酶的活性，从而阻断异常信号通路的传导。

（二）靶向治疗的应用范围

靶向治疗是一种针对特定分子标志物或信号通路进行的治疗方法，可以在乳腺癌等肿瘤中应用。其中最常见的适应证是 HER2 阳性乳腺癌，该类型乳腺癌约占乳腺癌总数的15%～20%。

HER2 是一个与乳腺癌发生和发展密切相关的分子标志物。在 HER2 阳性乳腺癌中，这个受体的表达水平异常高，使得肿瘤细胞异常增殖、侵袭和转移能力增强。因此，靶向治疗的主要目标就是通过抗 HER2 单克隆抗体（如赫赛妥珠单抗）或 HER2 受体酪氨酸激酶抑制剂（如曲妥珠单抗）来干预 HER2 阳性乳腺癌的生长信号通路，从而达到治疗效果。这些药物可以选择性地结合 HER2 受体，阻断其信号传导，抑制肿瘤细胞的增殖和生存能力。

除了 HER2 阳性乳腺癌，还有其他一些分子标志物在乳腺癌的靶向治疗中也发挥着重要作用。例如，雌激素受体（ER）和孕激素受体（PR）阳性的乳腺癌可以采用内分泌治疗。这种治疗方法主要通过给予激素阻断剂，抑制雌激素或孕激素对肿瘤细胞的作用，从而阻止肿瘤的生长和转移。还有一些其他的分子标志物，如 PIK3CA 基因突变、PTEN

缺失等，在乳腺癌的靶向治疗中也被广泛研究和应用。

（三）靶向治疗的相关药物

1.靶向 EGFR 的药物

EGFR 是一种在多种癌细胞中高度表达的蛋白质，它参与了细胞生长和分化的调控。靶向 EGFR 的药物包括埃洛替尼（Erlotinib）、吉非替尼（Gefitinib）等，它们可以抑制 EGFR 信号通路的激活，从而阻断癌细胞的增殖和转移。

2.靶向 HER2 的药物

HER2（是一种与许多恶性肿瘤相关的蛋白质，如乳腺癌、胃癌等。靶向 HER2 的药物包括曲妥珠单抗、拉普替尼等，它们可以干扰 HER2 信号通路的激活，从而抑制肿瘤细胞的生长和扩散。

3.靶向血管生成的药物

血管生成是肿瘤生长和转移过程中的关键步骤，针对肿瘤血管生成的靶向治疗药物主要包括贝伐单抗（Bevacizumab）、舒尼替尼（Sunitinib）等。这些药物可以抑制肿瘤血管生成的过程，降低肿瘤的血供，从而减少肿瘤的营养供应和生长。

4.靶向蛋白激酶的药物

蛋白激酶是许多信号通路中的重要组成部分，它参与了细胞生长、分化和转移等过程。靶向蛋白激酶的药物包括来那度胺（Imatinib）、厄洛替尼（Erlotinib）等，它们可以选择性地抑制特定的蛋白激酶，从而阻断信号通路的传导，抑制肿瘤细胞的增殖和转移。

5.免疫检查点抑制剂

免疫检查点抑制剂是一种通过激活机体免疫系统来治疗癌症的靶向药物。它们可以抑制肿瘤细胞对免疫系统的免疫逃逸，使免疫细胞能够有效地攻击肿瘤细胞。常见的免疫检查点抑制剂包括奥珠单抗（Atezolizumab）、伊普替尼（Ipilimumab）等。

除了上述常见的辅助治疗方法，还有一些新的治疗方法正在不断研究和发展中，如免疫治疗、基因治疗等。这些新的治疗手段有望为乳腺癌患者提供更加精准和有效的治疗选择。

第三章　肝胆外科

第一节　肝脏肿瘤切除和肝移植

肝脏肿瘤是指发生在肝脏内的恶性肿瘤或肝细胞增生，如果病情严重且无法通过其他治疗手段有效控制，可能需要考虑进行肝脏切除或肝移植手术。下面将对这两种手术进行详细介绍。

一、肝脏肿瘤切除

肝脏肿瘤切除是指将肝脏中的肿瘤组织完全切除的手术。这种手术适用于患有原发性肝癌、肝转移瘤等以及其他肝脏良性肿瘤的患者。切除肿瘤的目的是完全清除肿瘤组织，避免其进一步生长和扩散。以下是肝脏肿瘤切除的一般步骤。

（一）术前评估

肝脏肿瘤切除是一种常见的治疗方法，适用于患有原发性肝癌、肝转移瘤等以及其他肝脏良性肿瘤的患者。在进行手术之前，医生会对患者进行全面的术前评估，以确保手术的安全和有效性。

医生会综合评估患者的肝功能情况。肝脏是人体重要的代谢器官，具有多种重要功能，如产生胆汁、合成蛋白质、代谢药物等。在肝脏切除手术中，患者的肝功能必须足够健康，以确保剩余的肝脏组织能够正常执行肝脏的各项功能。医生通常会通过检查肝功能指标，如血清胆红素、肝酶、凝血功能等，来评估患者的肝功能是否适合手术。

医生还会考虑患者的全身健康状况。手术是一种创伤性的治疗方法，对全身状态要求较高。医生会评估患者的心血管系统、呼吸系统、肾脏功能等，以确保患者能够承受手术的创伤和恢复过程。

医生还会详细评估肿瘤的特征。肿瘤的大小、位置、数量等因素对手术的选择和方案有重要影响。通常情况下，较小且局限的肝脏肿瘤更适合进行切除手术，而较大或分布广泛的肿瘤可能需要考虑其他治疗方法，如肝切除联合化疗等。

在术前评估的过程中，医生还可能会采用多种检查手段，如超声波、CT 扫描、MRI 等，来获取更详细的关于肿瘤的信息。这些影像学检查可以帮助医生确定肿瘤的大小、位置、与周围组织的关系等，为手术提供更准确的指导。

（二）手术准备

在进行肝脏肿瘤切除手术之前，有一些必要的准备措施需要采取，以确保手术的安全和顺利进行。

患者需要在手术前几个小时内禁食禁水。这是为了避免手术过程中可能出现的误吸导致呼吸道感染，并确保胃部为空，减少手术操作时的困难和并发症的风险。

为了清洁肠道，医生会要求患者在手术前采取肠道准备措施。通常采用的方法包括口服泻药、灌肠或使用泻盐来清除肠道内的残留物，以确保手术操作时肠道干净，减少感染的风险。

肝脏血管造影也是手术准备的重要步骤。通过进行肝脏血管造影，医生可以更清晰地观察肝脏的血管分布情况，确定肝脏的供血和排血情况，从而为手术提供更精确的指导和规划。在肝脏血管造影过程中，医生会向患者的血管内注入造影剂，并使用X射线或其他影像学技术进行观察和评估。

术前还需要进行全面的身体检查，包括血液检查、心电图、胸部X射线等。这些检查可以帮助医生了解患者的全身健康状况，发现存在的潜在问题，并采取相应的措施来减少手术的风险。

在手术前，医生还会与患者进行详细的术前讨论和沟通。医生会向患者解释手术的目的、过程和风险，并回答患者可能存在的疑问和顾虑。同时，患者也需要告知医生有关自己的过敏史、药物使用情况以及其他重要的健康信息，以便医生能够更好地评估手术的适宜性和制定个体化的治疗方案。

（三）手术操作

肝脏肿瘤切除手术可以采用切口镜下或开放性手术的方式进行，具体的选择取决于肿瘤的位置、大小以及患者的具体情况。

1.切口镜下手术

切口镜下手术又称为腹腔镜手术或微创手术。在这种手术中，医生会通过几个小切口插入腹腔镜和其他必要的器械，以观察和操作肿瘤切除。腹腔镜是一种能够放大内脏器官图像的器械，通过显微摄像头将图像传输到显示屏上，使医生能够清晰地进行手术操作。

在切口镜下手术中，医生会首先检查肝脏的血管和胆管，然后逐步切除含有肿瘤的部分肝组织。一般来说，医生会根据肿瘤的位置和大小，选择最佳的切口位置和角度进行操作。术中，医生可以使用电切割器、缝合器等特殊器械来完成切除，并在必要时进行止血和缝合。

切口镜下手术具有创伤小、恢复快的优势，对患者的身体损伤较少。然而，由于操作空间有限，对医生的技术要求较高，特别是在处理较大或较深的肿瘤时可能存在一定的困难。

2.开放性手术

开放性手术是指通过较大的切口直接进入肝脏进行操作。在这种手术中，医生通过在腹部或侧腹部做出适当的切口，将肝脏暴露出来，并根据肿瘤的位置和大小进行切除。

在开放性手术中，医生可以更清晰地观察和操作肝脏，处理较大或较深的肿瘤时更为方便。同时，医生还可以利用专用的缝合线和缝合器进行切口的缝合和止血。

然而，相对于切口镜下手术，开放性手术的创伤较大，需要更长的恢复时间。在手术前还需要评估患者的全身状态以确保其能够耐受手术的创伤。

无论采用哪种手术方式，医生在手术过程中都需要小心谨慎地操作，以确保肿瘤得到彻底切除，并尽可能保留足够的健康肝组织。手术结束后，医生会进行必要的止血和缝合，并在切口上覆盖敷料以促进伤口愈合。

（四）切除肿瘤

在肝脏肿瘤切除手术中，医生会通过剥离肿瘤周围的正常肝组织来切除整块包括肿瘤在内的组织。对于较大的肿瘤或存在多个病灶的情况，可能需要切除部分肝叶或进行更广泛的切除。

在手术开始前，医生会评估肿瘤的位置、大小和侵犯范围。根据这些特征，医生可以确定最佳的切除策略。以下是一些常见的切除方式。

1.肿瘤楔形切除

对于小型且位于肝脏表面的肿瘤，医生可能选择进行楔形切除。在楔形切除中，医生会将肿瘤及其周围的组织切除，然后使用缝合线缝合切口。

2.叶切除

如果肿瘤较大或位于一个肝叶，医生可能会选择进行叶切除。在叶切除中，医生会切除含有肿瘤的整个肝叶，然后用缝合线缝合切口。

3.扩大切除

当肿瘤涉及多个肝叶或肿瘤较大且接近血管和胆管时，医生可能会选择进行更广泛的扩大切除。这种手术通常涉及切除多个肝叶或整个肝脏，并需要在术中进行血管和胆管的重建。

在切除肿瘤的过程中，医生需要小心地操作以确保彻底切除肿瘤并减少损伤健康组织。对于位于靠近血管或胆管的肿瘤，医生需要特别小心以避免损伤这些结构。同时，医生还需要注意控制出血并进行必要的止血处理。

切除肿瘤后，医生会检查切除标本以确定是否完全切除了肿瘤，有时也会进行冰冻切片检查以确保切缘无残留肿瘤细胞。

肝脏肿瘤切除的优点是可以完全清除肿瘤组织，对患者的肝功能损伤较小。然而，它也存在一些限制，比如肿瘤位置不适合切除、肝功能不适合手术等情况下，可能无法进行切除手术。

二、肝移植

肝移植是指将健康的供体肝脏移植到患有严重肝脏疾病（如晚期肝癌、肝硬化等）的患者体内，以替代其功能不全的肝脏。以下是肝移植的一般步骤。

（一）供体选择

肝移植是一种治疗晚期肝疾病的有效方法，供体的选择对于手术的成功和术后预后起着重要作用。在肝移植中，供体可以是来自器官捐献者的尸体器官，也可以是活体（通常是亲属或配偶）的部分肝脏。

1.尸体器官供体

尸体器官供体是通过器官捐献程序获取的。这些供体通常是临床死亡（脑死亡）的人，他们或者他们的家属在适当的情况下决定捐赠器官。尸体器官供体需要经过严格的筛选和匹配程序，以确保移植的成功和安全性。

在确定是否适合成为器官供体时，需要进行详细的评估。评估包括了供体的医学史、年龄、血型、体重、肝功能等因素的考虑。一般来说，较年轻、健康的供体更具有利于器官的成功移植。供体的肝脏应该是结构完整且没有明显的病变，以确保成功的移植。

根据受体的特定需求和供体的特征，通过血型和组织相容性测试来进行匹配。这是为了减少器官排斥的风险，并提高移植的成功率。匹配的目标是尽可能地减小免疫系统对移植器官的反应。

在捐献程序中，家属的同意和理解也是至关重要的。医疗团队会与家属进行沟通，向他们详细解释器官捐献的过程和目的，并确保他们明白自己的权利和选择。医疗团队会对整个程序保密并尊重家属的决定。

在确定合适的供体后，手术团队将进行器官移植手术。这需要高度专业的技术和设备。手术团队将仔细检查供体的肝脏，确保其结构完整并没有明显的病变。然后，他们将把肝脏从供体中取出，并按照预定计划进行受体的手术移植。

2.活体器官供体

活体器官供体通常是患者的亲属或配偶。在这种情况下，供体会接受详细的评估和检查，以确定他们是否适合进行部分肝脏切除。活体器官供体一般年龄在 18 到 60 岁之间，并且要具备良好的肝功能、无肝疾病和其他重要器官疾病，供体的血型和组织相容性也需要与受移植者相匹配。

为了确保活体器官供体的安全和成功，供体需要经过严格的评估和检查。这些评估如下。

（1）医学评估。

对供体进行全面的身体检查，包括肝功能测试、影像学检查等，以确保其肝脏功能正常且没有其他潜在的器官疾病。

（2）心理评估。

通过心理咨询和评估，了解供体的心理状态和对手术的认知，确保他们理解并同意参与器官捐献。

（3）手术评估。

通过详细的手术评估，包括 CT 扫描和血管造影等，确定供体肝脏的解剖结构和血管供应情况，以确保手术安全性和成功性。

在确定供体的合适性后，手术团队将进行活体肝移植手术。该手术通常涉及从供体中取出部分健康的肝脏，并将其移植到受体身上。手术团队将根据供体和受体的解剖结构，进行精确的手术操作，以确保血管和胆管的连接正确无误。

活体器官供体是一种非常特殊且复杂的移植程序。尽管有相当高的风险和手术挑战，但这种方式可以提供即时的器官来源，为需要急需肝脏移植的患者提供希望。

供体选择是一个复杂而谨慎的过程，需要医生综合考虑多个因素并进行全面评估。医生会根据患者的病情、肝功能状态和等待时间等因素，以确保最佳的供体选择。在供体选择过程中，医生还需遵循伦理、法律和社会规范，并确保供体和受体的安全和福祉。

（二）手术准备

肝移植手术是一种复杂且高风险的手术，需要进行充分的准备工作以确保手术的安全和成功。

1.评估与筛选

在决定进行肝移植手术之前，医生会对患者进行全面的评估和筛选，以确定其是否适合接受移植。评估内容包括患者的疾病情况、肝功能状态、身体状况、心肺功能、精神状态等方面。同时，还需要评估患者的社会支持系统和财务能力等因素。

2.术前准备

在手术前，患者需要进行一系列的检查和准备工作。包括但不限于血液检查、肝功能评估、心电图、胸部 X 线、腹部 CT 扫描等。还可能需要进行心脏超声检查、肺功能测试等特殊检查，以评估患者的器官功能状态。

3.术前指导和教育

手术前，医生会向患者提供必要的指导和教育，包括手术过程、风险和术后恢复等方面的信息。患者也会接受心理支持和咨询，以减少术前焦虑和压力。

4.术前准备阶段的管理

在手术前，患者可能需要进行药物管理、营养支持和体重控制。医生会根据患者的具体情况进行个体化的管理，并采取措施来优化患者的器官功能和全身状况。

在肝移植手术中，准备阶段的工作至关重要。通过全面评估和筛选，寻找合适的供体，协调手术团队，进行术前准备和指导，患者能够更好地准备并面对手术过程。这些准备工作有助于确保手术的成功和术后预后。

（三）肝脏切除

肝脏切除手术是一种常用的治疗方法，通过切除包括肿瘤在内的一部分或全部肝脏组织，以清除肿瘤并预防其进一步扩散。

1.手术类型

肝脏切除手术可以根据肿瘤的位置和大小选择不同的手术类型。常见的手术类型包括楔形切除、叶切除和肝全切除等。

2.术后监测与康复

术后，患者需要进行密切的监测和康复护理。这包括监测患者的生命体征、血液指标、肝功能和伤口愈合情况等。医生会根据患者的具体情况确定术后的恢复计划和康复措施。定期随访和影像学检查也是术后管理的重要部分，以确保手术的效果和监测潜在的复发或转移。

3.潜在风险和并发症

肝脏切除手术是一种复杂的手术，潜在风险和并发症可能会出现。术后可能发生的并发症包括出血、感染、瘀血性肝衰竭和胆汁漏等。手术后还可能出现一些后遗症，如肝功能不全、消化问题和肝性脑病等。医生会在手术前向患者详细解释潜在的风险和并发症，并密切监测和管理患者的术后情况。

肝脏切除手术是一种重要的治疗方法，用于清除肝脏肿瘤并预防其进展。通过精确评估、选择合适的手术类型以及术后监测和康复护理，可以提高手术的成功率和患者的预后。

（四）肝移植

肝移植是一种手术，将健康供体的肝脏移植到患有严重肝脏疾病的患者身上。这种手术通常适用于晚期肝癌、肝硬化等疾病，包括肝脏功能衰竭和无法通过其他治疗方式控制的肝脏肿瘤等情况。肝脏移植可以使用已故捐赠者的肝脏或者活体（通常是家属）的部分肝脏作为供体。

肝移植手术是一个复杂而严谨的过程。医生会详细评估患者的情况，然后，他们会为患者寻找合适的供体，这可能需要等待一个捐赠者。进行供受体匹配时，医生会根据血型、体型、免疫系统等因素来确保最佳的匹配度。

在手术前，患者需要进行全面的准备工作。这包括评估肝脏移植的风险和益处，完成各项必要的检查和测试，以及接受心理和营养支持。

肝移植手术本身是一项复杂而耗时的手术。在手术期间，医生会将供体的肝脏取出，并将其植入到患者的身体中。手术后，患者需要留在医院进行密切监测和护理，以确保身体适应新的肝脏。

由于肝移植涉及异体器官移植，患者的免疫系统可能会对新的肝脏产生排斥反应。因此，患者需要终身使用免疫抑制剂来防止排斥反应的发生。这些药物有助于抑制免疫系统的功能，但也使得患者更容易感染其他疾病。因此，患者需要维持定期的随访和检查，以确保肝脏移植的成功和身体的健康。

第二节　胆囊结石切除和胆道探查

一、胆囊结石切除

胆囊结石切除是一种常见的外科手术，用于治疗患者患有胆囊结石的情况。

（一）胆囊结石的定义和症状

胆囊结石是指在胆囊内形成的固态物质，由胆色素、胆固醇等成分组成。它可以引起胆绞痛、胆囊炎等症状，并且在严重的情况下可能导致胆囊穿孔或胆道感染等并发症。胆囊结石通常会产生以下症状。

1.胆绞痛

胆绞痛是由胆囊结石引起的最常见症状之一。它通常表现为右上腹部的剧烈疼痛，有时还会向右肩或背部放射。这种疼痛往往是间歇性的，发作时可能持续几分钟到几小时不等。

胆囊结石导致胆绞痛的机制主要是由于结石阻塞了胆囊或胆管的通道，导致胆汁无法正常排出。当胆囊被充盈并扩张时，会刺激周围的神经末梢，引起剧烈而难以忍受的疼痛感。

胆绞痛的特点是突然发作、剧烈而持续的疼痛。疼痛可以出现在右上腹部，感觉像是一种钝痛或刺痛，有时也伴随着胀气和消化不良的感觉。疼痛的强度可以因个体差异而有所不同，但在大多数情况下都会极大地影响患者的日常生活和活动。

当胆绞痛发作时，患者可能会感到不适甚至无法忍受的疼痛。这种疼痛一般会自行缓解，但在缓解之前可能会持续几分钟到几小时不等。胆绞痛的发作可以与进食油腻食物、剧烈运动或体位改变等因素有关。

胆绞痛一旦发作，通常需要采取相应的措施来缓解疼痛。这包括卧床休息、使用热敷或冷敷、服用止痛药等。然而，这些方法只能暂时缓解疼痛，不能解决根本问题。为了根治胆绞痛，患者通常需要接受胆囊结石切除手术。

2.消化不良

胆囊结石是一种常见的胆道疾病，除了胆绞痛外，还可能引起消化不良等消化系统问题。消化不良是指胃肠道功能紊乱，包括食欲不振、恶心、呕吐等症状。

当胆囊结石阻塞胆囊或胆管的通道时，会影响胆汁的正常排出。胆汁是消化脂肪和吸收脂溶性维生素的重要物质，如果不能充分释放到小肠中，就会导致消化不良的发生，主要表现为以下几个方面。

（1）食欲不振。

胆囊结石患者往往出现食欲下降的情况，对食物的兴趣减退。这可能是因为胆汁不足导致脂肪消化受阻，从而影响了胃肠道对食物的吸收和利用。

（2）恶心与呕吐。

胆囊结石可以刺激胃肠道，导致恶心和呕吐的发生。这些症状可能与胆汁的倒流或胆囊收缩引起的胃部不适有关。

（3）胃胀气和腹胀。

胆囊结石患者常常感到胃部胀气和腹胀，这可能是由于消化功能受阻、胃肠道蠕动减弱等原因引起的。

（4）脂肪便。

当胆囊结石导致胆汁分泌不畅时，摄入的脂肪不能充分消化，会出现脂肪便的情况。脂肪便表现为大便呈浅黄色、油腻质地，且容易漂浮在水面上。

消化不良对患者的生活质量产生了不利影响，严重的话还可能导致营养不良和体重下降。因此，及早诊断和治疗胆囊结石是非常重要的。

针对消化不良的症状，医生可能会建议患者避免摄入过多的脂肪和油腻食物，增加膳食纤维摄入，有助于缓解消化不良的症状；分多次进食，避免一次性摄入大量食物，有助于减轻胃肠道的负担；过度进食容易引起胃部不适和消化不良的症状，因此要注意节制饮食；医生可能会开具一些药物来缓解消化不良的症状，如抗恶心药物、胃酸调节剂等。

需要明确的是，这些措施不能解决胆囊结石的根本问题。对于患有胆囊结石的患者来说，最好的方法是接受胆囊结石切除手术，以根治病情。

3.黄疸

当胆囊结石阻塞了胆管，胆红素不能正常排出体外，可能会导致黄疸的出现。黄疸是一种常见的症状，表现为皮肤、眼球和黏膜呈现黄色。

胆红素是由肝脏分泌的一种黄色色素，它在胆管中被转运到肠道，经过粪便排出体外。当胆囊结石阻塞了胆管时，胆红素不能正常进入肠道，而会积聚在体内，导致血液和组织中的胆红素浓度升高，从而引起黄疸。

黄疸的主要特征是皮肤、眼球和黏膜呈现黄色。这是由于高浓度的胆红素沉积在皮肤和其他组织中造成的。黄疸的程度可以因个体差异而有所不同，从轻微的黄色到明显的深黄色都有可能。除了黄疸外，患者还可能出现以下症状。

（1）尿液变深。

由于胆红素在尿液中的排泄增加，尿液可能变得深色或呈现茶色。

（2）疲劳和乏力。

黄疸可能会伴随疲劳和乏力等全身性不适感，这是由于胆红素积聚在体内，对机体产生了一定的毒性作用。

黄疸其严重程度与胆管阻塞的程度有关。如果出现黄疸的症状，患者应及时就医，接受相关检查以明确病因，并寻求适当的治疗方案。

4.发热

胆囊结石引发的胆囊炎是一种常见的并发症，它可能会伴随发热和寒战等症状。胆囊炎是指胆囊发生感染或炎症反应，通常由于胆囊结石导致的胆道阻塞引起。

当胆囊结石阻塞了胆管，胆汁在胆囊中积聚，容易滋生细菌，导致胆囊炎的发生。胆囊炎通常会引起局部组织的炎症反应，并释放炎症介质，进而导致身体出现炎症反应，包括发热和寒战。

发热是胆囊炎的常见症状之一。当胆囊发生感染或炎症时，机体会产生免疫反应，以抵抗病原体的侵袭。这种免疫反应会导致体温升高，从而出现发热的症状。发热通常表现为体温超过正常范围（37～38°C）。

除了发热，胆囊炎还可能伴随其他症状，如寒战、全身不适感、头痛等。寒战是机体对发热反应的一种生理性反应，旨在增加体温以达到抵抗感染的目的。全身不适感可能包括乏力、食欲减退、肌肉酸痛等。

如果患者出现了发热和寒战等症状，应及时就医进行评估和治疗。医生可能会通过临床检查、血液检验或影像学等方法来明确胆囊炎的诊断，并确定合适的治疗方案。

治疗胆囊炎的方法通常包括抗生素治疗、止痛药物和抗炎药物等。对于严重的胆囊炎情况，可能需要进行胆管引流或胆囊结石切除手术来解决胆道阻塞和炎症问题。

需要注意的是，发热和寒战虽然是胆囊炎的常见症状，但也可能是其他疾病导致的，因此在接受治疗前需要确保明确的诊断。

（二）胆囊结石切除手术的种类

胆囊结石切除手术是一种常见的外科手术，用于治疗患有胆囊结石的患者。根据手术方式和技术，胆囊结石切除手术可以分为传统开腹手术和腹腔镜手术两种。

1.传统开腹手术

传统开腹手术是一种用于胆囊结石切除的传统方法。在这种手术中，医生通过一个较大的剖腹口来直接进入腹腔，以定位并取出胆囊。

传统开腹手术通常需要进行全身麻醉，患者处于无意识状态，以确保手术过程的安全和舒适。医生会在腹部进行一个较长的切口，根据需要可能会使用电凝器或其他工具将切口扩大，以便更好地观察和操作。

通过切口进入腹腔后，医生会仔细搜索和定位胆囊及其相关结构，然后将胆囊从肝脏和胆囊床上解剖下来。接下来，医生会检查胆管和胆囊是否存在其他问题，并确保没有任何并发症的存在。最后，医生会将结石从胆囊中取出，并彻底切除胆囊。

传统开腹手术需要进行一个较大的剖腹口，因此在手术后会留下较大的切口和疤痕；由于创伤较大，传统开腹手术的恢复时间相对较长。患者可能需要较长的住院时间，并在术后几周内进行康复；传统开腹手术可能会增加一些并发症的风险，如感染、出血等。

尽管传统开腹手术在现代医学实践中逐渐被腹腔镜手术所取代，但仍然在某些情况下被应用。例如，如果患者存在其他并发症，或胆囊结石较大且位置复杂，可能需要采用传统开腹手术来解决问题。

2.腹腔镜手术

腹腔镜手术是一种较为先进的胆囊结石切除方法。它利用腹腔镜技术，通过腹部小切口插入腹腔镜和其他必要的器械，观察和操作胆囊。腹腔镜手术相比传统开腹手术只需进行几个小切口；由于创伤小，患者术后疼痛感较轻，康复时间也较短；腹腔镜手术的并发症风险也相对较低。

腹腔镜手术通常可以分为单孔腹腔镜手术和多孔腹腔镜手术两种。

（1）单孔腹腔镜手术。

单孔腹腔镜手术（SILS）是一种胆囊结石切除的腹腔镜手术方法。在这种手术中，只通过一个脐部切口插入腹腔镜和其他必要的器械，以进行操作和观察。

在单孔腹腔镜手术中，医生将腹腔镜和其他必要的器械插入到脐部切口中。通过腹腔镜的摄像头，医生可以清晰地观察到胆囊和周围组织，并进行相应的操作。

（2）多孔腹腔镜手术。

在这种手术中，医生通过多个小切口插入腹腔镜和其他必要的器械，以进行操作和观察。

相比传统开腹手术和单孔腹腔镜手术，多孔腹腔镜手术允许医生进行更精细的操作和提供更好的视野。通过使用多个小切口，医生可以在不同的位置插入腹腔镜和其他工具，以便更好地操作胆囊和周围组织。

在多孔腹腔镜手术中，切口数量通常为3-4个，尽可能保持小而离散的切口。每个切口都会插入一个特定的工具，例如摄像头、取石钳等。腹腔镜的摄像头提供清晰的图像，帮助医生准确定位和操作胆囊，并确保结石完全被清除。

无论是传统开腹手术还是腹腔镜手术，手术前医生会对患者进行全面评估，并根据患者的具体情况选择最合适的手术方式。手术后，患者需要遵循医生的建议进行术后护理和恢复。

（三）胆囊结石切除手术的注意事项

1.选择合适的手术方式

对于胆囊结石患者而言，选择合适的手术方式是非常关键的。根据患者的具体情况和手术要求，医生可以考虑采用传统开腹手术或腹腔镜手术。

然而，并非所有的患者都适合进行腹腔镜手术。在一些特殊情况下，如严重的肝功能不全、肿瘤侵犯胆囊或复杂的胆囊结石，传统开腹手术可能更为适用。

2.麻醉和手术风险

胆囊结石切除手术通常需要进行麻醉，包括全身麻醉或局部麻醉。尽管麻醉风险较低，但在手术前进行全面评估和准备是非常重要的。

麻醉是为了确保患者在手术过程中没有疼痛，并保持安静和稳定的状态。全身麻醉将患者置于昏迷状态，通过药物控制意识和感觉，同时维持呼吸和循环功能。局部麻醉则是通过药物阻断神经传导来使患者失去疼痛感，但仍然保持清醒。

在决定使用哪种麻醉方式之前，医生会对患者进行全面评估，包括患者的年龄、体重、身体状况、既往病史以及其他相关因素。这些信息有助于确定患者是否适合接受全身麻醉或局部麻醉，并帮助医生选择最安全和最有效的麻醉方式。

虽然麻醉本身的风险相对较低，但在手术前需要进行准备，以最大限度地降低潜在风险。这包括对患者的全面身体检查、心电图、血液检查和其他相关检查。医生还会评估患者是否有过敏史、药物使用史以及家族遗传疾病等。

麻醉团队中的专业人员也非常重要。他们会监测患者的生命体征、呼吸和循环功能，在手术过程中密切关注患者的安全。如果出现任何麻醉相关的并发症或意外情况，麻醉团队将立即采取相应的措施来处理。

3.术后恢复

术后的恢复是胆囊结石患者术后关注的重点。在术后恢复过程中，患者需要遵循医生的建议进行恢复性饮食、药物使用和日常活动，并定期复诊以监测术后恢复情况。

最初几天，患者可能需要逐渐恢复正常饮食，从液体或软食开始，然后逐渐过渡到普通饮食。在此期间，避免食用油腻、辛辣和刺激性食物，以及含有高脂肪和高胆固醇的食物。适量摄入蛋白质、维生素和纤维素有助于促进伤口愈合和消化功能的恢复。

药物使用也需要按照医生的指示进行。这可能包括抗生素、止痛药和胆汁酸制剂等。正确使用这些药物可以减轻术后疼痛、预防感染，并促进胆囊和消化系统的恢复。患者应该严格按照医生的建议用药，并及时告知医生有关不良反应或药物过敏的情况。

术后恢复还包括适量的日常活动。虽然患者需要休息和避免剧烈运动，但适度的轻度活动可以促进血液循环和肠胃蠕动，有助于术后康复。患者可以根据自身情况进行缓步行走或进行其他轻度活动，并在医生指导下逐渐增加活动强度。

医生会安排患者进行复诊检查，包括身体检查、影像学检查和必要的实验室检查。这些复诊可以帮助医生评估手术效果、监测伤口愈合情况以及检查是否存在并发症。患者应该按照医生的安排定期前往复诊，并向医生汇报任何不适或异常症状。

4.可能的并发症

胆囊结石切除手术是一种相对安全的手术，但仍存在一些可能的并发症。在手术前，医生会详细解释可能的风险和并发症，以帮助患者做出明智的决策。

其中一种可能的并发症是出血。在手术过程中，可能会发生出血，尤其是在胆囊或周围组织的血管被切割或损伤时。虽然大多数出血可以通过止血措施进行控制，但在极少数情况下，可能需要额外的治疗措施。

感染是另一个可能的并发症。尽管手术室和医院设施采取了严格的无菌操作措施，但在手术后仍有可能发生感染。这可能导致伤口感染或腹腔感染等并发症。及时使用抗生素和正确处理伤口可以减少感染的风险。

胆管损伤也是一种较为严重的并发症。在胆囊结石切除手术中，可能会发生胆管损伤，特别是当结石紧贴胆管或手术操作不当时。胆管损伤可能导致胆汁泄漏、胆管狭窄或胆管结石等问题，需要进一步的治疗和管理。

除了上述并发症外，还有其他较为罕见的并发症，如肺部感染、心血管问题、过敏反应等。

二、胆道探查

胆道探查是一种用于诊断和治疗胆道系统疾病的医疗过程。它可以帮助医生了解胆道系统的结构、功能和病变情况，并指导后续的治疗方案。

（一）胆道探查的目的

胆道探查是一种用于诊断和治疗胆道系统疾病的医疗过程。它的主要目的是确定胆道系统中是否存在异常，并帮助医生做出准确的诊断和治疗决策。

胆道系统包括胆囊、胆管和肝脏等器官，它们共同负责胆汁的产生、储存和排泄。当胆道系统发生问题时，如胆囊结石、胆管结石、胆道狭窄或胆囊炎等，会引起胆汁流动障碍、炎症或其他并发症。

通过胆道探查，医生可以观察和评估胆道系统的结构和功能，以确定是否存在异常。具体而言，胆道探查的目的如下。

1.诊断

胆道探查可以帮助医生准确诊断胆道系统疾病。例如，超声胆道探查可以检测胆囊结石、胆管扩张等；磁共振胆道成像可以提供高质量的胆道影像，帮助发现胆囊结石、胆管结石和胆管狭窄等问题；胆囊造影和内镜逆行胆管造影等方法可以清晰显示胆道系统的异常情况。

2.定位

胆道探查可以帮助医生确定胆道系统中异常的具体位置。例如，通过磁共振胆道成像或内镜逆行胆管造影，医生可以精确定位胆管结石或胆道狭窄的位置，以指导后续的治疗计划。

3.治疗

胆道探查不仅是一种诊断工具，还可以用于治疗。例如，在胆道结石或胆道梗阻的情况下，医生可以通过内镜逆行胆管造影或腹腔镜胆道探查来排除梗阻并恢复正常胆汁流动。胆道支架或胆管探针等治疗器械也可以在胆道探查过程中使用。

（二）胆道探查的方法

胆道探查有多种不同的方法，根据具体情况选择最适合的方式。

1.超声胆道探查（US）

超声胆道探查是一种常用的无创检查方法，通过使用超声波显像技术来观察和评估胆道系统的情况。这种方法可以帮助医生发现胆囊结石、胆管扩张以及其他与胆道相关的问题。

在超声胆道探查中，医生会将一种称为超声探头的装置放置在患者的腹部，并通过超声波的传输和回波来生成胆道系统的图像。超声波能够穿透人体组织，然后被不同类型的组织或结构所反射，形成图像。

通过超声胆道探查，医生可以清晰地观察胆囊、胆管和肝脏等器官的形态和结构。这可以帮助他们发现胆囊结石、胆管扩张或胆囊壁增厚等异常。超声胆道探查还可以评估胆囊的收缩功能以及胆汁的流动情况。

超声胆道探查具有以下优点。

（1）无创。

超声胆道探查是一种无创的检查方法，不需要进行手术或插入任何器械进入体内，相对安全而舒适。

（2）无辐射。

与其他影像学检查方法相比，如X射线或CT扫描，超声胆道探查不会产生辐射，对患者没有放射性危险。

（3）实时性。

超声胆道探查可以提供实时的图像和动态观察。医生可以在检查过程中进行即时诊断，并观察胆囊的收缩功能和胆汁的流动情况。

（4）便捷性。

超声胆道探查通常可以在门诊或诊所中完成，无须住院或特殊准备。检查时间短暂，对患者来说非常方便。

尽管超声胆道探查可以帮助医生初步评估胆道系统的情况，但它有一些局限性。例如，由于超声波的穿透能力有限，当胃肠气体过多或患者肥胖时，可能会影响图像的质量和可见度。超声胆道探查不能提供详细的血管信息和组织结构，对某些情况可能需要其他影像学检查进行进一步评估。

2.磁共振胆道成像

磁共振胆道成像（MRCP）是一种利用磁场和无线电波来生成详细的胆道系统图像的非侵入性检查方法。它可以提供高质量的胆道影像，有助于医生检测和评估胆囊结石、胆管结石、胆管狭窄等胆道系统的病变。

在进行 MRCP 之前，患者需要躺在磁共振扫描仪中，这是一个大型的圆筒形设备。通过对患者施加强大的磁场，并使用无线电波产生共振信号，MRCP 可以获取胆道系统的详细图像。

相比传统的胆道造影或内镜逆行胆管造影，MRCP 具有以下优点。

（1）非侵入性。

MRCP 是一种非侵入性的检查方法，不需要插入任何器械进入体内。这减少了患者的不适感和并发症风险。

（2）高分辨率。

MRCP 可以生成高分辨率的胆道图像，可以清晰显示胆囊、胆管和肝脏等结构的细节。这有助于医生准确诊断胆道系统的异常。

（3）多平面重建。

通过对原始图像进行处理，MRCP 可以生成多个平面的图像，包括横断面、冠状面和矢状面等。这使得医生可以从不同角度观察胆道系统，增加了诊断的准确性。

（4）评估功能。

除了显示胆道结构，MRCP 还可以评估胆囊收缩功能和胆汁流动情况。这对于评估胆道系统的功能状态非常重要。

尽管 MRCP 具有许多优点，但它也存在一些局限性。例如，MRCP 对于某些患者可能无法进行，如患有心脏起搏器或金属植入物的患者。MRCP 不能提供血管的详细信息，对于需要血管评估的情况可能需要其他影像学检查。

3.胆囊造影

胆囊造影是一种常用的医学检查方法，通过给患者静脉注射一种含有碘的造影剂，然后使用 X 射线进行成像。这种方法可以清晰地显示胆囊和胆道系统的结构，并帮助医生发现胆囊结石、胆管结石以及其他与胆道相关的异常。

在进行胆囊造影之前，患者需要禁食一段时间，并接受相关的准备。在检查过程中，医生会将含有碘的造影剂注射到患者的静脉中，然后通过 X 射线来观察和记录造影剂在胆囊和胆道系统中的流动情况。

胆囊造影可以清楚地显示胆囊的形态、大小和位置。这有助于医生评估胆囊是否正常，或者是否存在胆囊壁增厚、胆囊变形等异常情况。

胆囊造影对于检测和定位胆囊结石非常有效。造影剂可以填充胆囊和胆管系统，使结石更容易被观察到，并帮助医生确定结石的数量、大小和位置。

通过胆囊造影，医生可以观察到胆管的扩张情况，判断是否存在胆管结石或胆道狭窄等异常。这对于诊断胆管疾病和指导治疗非常重要。

在胆囊造影过程中，医生还可以评估胆囊的收缩功能和胆汁的排空情况。这有助于判断胆囊功能是否正常，并对胆汁淤积或胆囊动力失调等问题进行评估。

胆囊造影也存在一些局限性。由于使用了 X 射线，患者暴露在辐射下，可能存在放射性风险。有些患者可能对碘造影剂过敏，需要在进行胆囊造影之前告知医生。

第三节　肝内胆管结石处理

肝内胆管结石是指形成在肝内胆管内的结石，是一种相对较少见但临床上重要的疾病。它可能导致胆汁淤积、胆管炎症和胆管梗阻等严重并发症。针对肝内胆管结石的处理方法主要包括保守治疗、内镜治疗和外科手术治疗。

一、保守治疗

保守治疗适用于无症状或轻度症状的肝内胆管结石患者，其中结石较小且不影响胆汁排泄。保守治疗的目的是控制症状、预防并发症，并定期监测结石的情况。

（一）饮食控制

饮食控制在肝内胆管结石的保守治疗中起着重要的作用。通过避免摄入高脂肪和高胆固醇的食物，可以减少胆汁分泌和胆固醇的沉积，从而有助于缓解症状并预防结石的形成。同时，适量的纤维素摄入可以促进消化和胆汁流动，帮助维持胆道系统的健康。以下是一些具体的饮食控制建议。

1.低脂肪饮食

患者应避免过多摄入高脂肪食物，特别是动物脂肪和加工食品。建议选择低脂肪的食物，如去皮禽肉、鱼类（比如鳕鱼、三文鱼）、豆类、低脂乳制品和坚果。

2.控制胆固醇摄入

胆固醇是结石的主要成分之一，患者需要限制胆固醇的摄入，如蛋黄、内脏器官、奶酪和黄油等。取而代之的是可以选择低胆固醇食物，如蔬菜、水果、全谷物和瘦肉。

3.适量纤维素摄入

纤维素有助于消化和胆汁流动，可以预防便秘和胆道系统问题。患者应增加蔬菜、水果、全谷物、豆类和坚果等富含纤维素的食物的摄入量。

4.饮食多样化

建议患者保持饮食的多样性，摄入各种营养丰富的食物，以确保身体获得足够的维生素、矿物质和其他营养物质。

5.注意饮食习惯

除了食物选择，饮食习惯也很重要。患者应养成定时进食、咀嚼充分和缓慢进食的习惯，避免暴饮暴食和过度饱食。

尽管饮食控制对于肝内胆管结石的保守治疗非常重要，但它并不能直接溶解或消除结石。患者需在饮食控制的同时，还要定期复查和遵循医生的建议。

（二）药物治疗

药物治疗在肝内胆管结石的保守治疗中是一种可选的方法。尽管药物治疗能够溶解胆固醇结石的作用存在争议，但一些药物可能也具有一定的潜力。然而，在使用这些药物时，仍需在医生的指导下进行。以下是一些常见的药物治疗肝内胆管结石的方法。

1.中药治疗

乌鸡白凤丸是一种传统中药，被认为具有溶解胆固醇结石的作用。它由多种中药成分组成，包括黄连、柴胡、白芍等。据报道，乌鸡白凤丸可以通过降低胆固醇合成和促进胆固醇代谢来溶解胆固醇结石。然而，其疗效仍存在争议，需要进一步的临床研究验证。

2.西药治疗

胆宁颗粒是一种现代西药，含有多种活性成分，被认为具有溶解胆固醇结石的潜力。它可以通过调节胆固醇代谢、抑制胆固醇合成和促进胆汁酸排泄等机制来溶解结石。然而，对于胆宁颗粒的疗效和安全性还需要更多的临床研究来评估。

在使用药物治疗肝内胆管结石时，需要注意药物治疗应在医生的指导下进行。医生会根据患者的具体情况和病史，评估是否适合药物治疗，并确定合适的药物剂量和疗程；患者需要定期复查和监测，以评估治疗的效果，并根据需要进行调整；患者在使用药物时可能引起一些不良反应，应密切观察自身的反应，并及时向医生报告。

（三）定期随访

定期随访是肝内胆管结石保守治疗中的重要环节，通过进行定期复查可以监测结石的大小和位置变化，评估是否出现并发症，并根据情况调整治疗方案。定期随访包括影像学检查和相关实验室检查。

1.影像学检查

常用的影像学检查方法包括超声波、CT 扫描和磁共振胆道成像（MRCP）。这些检查可以清晰地显示胆道系统的情况，包括结石的位置、大小和数量等。通过定期进行影像学检查，医生可以追踪结石的动态变化，判断治疗效果，并及时调整治疗方案。

2.实验室检查

实验室检查主要包括血液检查和胆汁分析。血液检查可以评估肝功能和炎症指标的变化，如肝酶、白细胞计数和 C-反应蛋白等。胆汁分析可以评估胆汁的组成和特性，以了解是否存在胆汁淤积和结石形成的风险。

通过定期复查，可以及时监测结石的大小和位置变化。这有助于评估治疗效果，判断结石是否溶解或增大，并做出相应的调整；肝内胆管结石可能引发一些并发症，如胆管炎症、胆囊炎症和胆管梗阻等。通过定期随访，可以评估患者是否出现这些并发症，并及时采取措施进行干预；根据定期复查的结果，医生可以评估保守治疗的效果，并根据情况调整治疗方案。例如，在结石增大或出现并发症的情况下，可能需要考虑其他治疗方法如内镜治疗或外科手术；定期随访可以帮助患者了解自身病情的变化，减轻焦虑和不确定感。患者可以与医生交流并获取必要的指导和支持，从而更好地管理疾病。

保守治疗的优点是避免了手术的风险和创伤，并能在一定程度上缓解症状。对于老年患者或存在其他严重疾病的患者，保守治疗可能是更合适的选择。

然而，保守治疗并不能根除结石，仅能缓解症状和预防并发症。对于存在明显症状、严重疼痛或存在并发症的患者，以及肝内胆管远端结石、结石过多或结石较大的情况，保守治疗可能不够有效，需要考虑其他治疗方法如内镜治疗或外科手术。

二、内镜治疗

内镜治疗是一种常用的处理肝内胆管结石的方法，通过内镜引导下的介入操作，可以直接处理结石，并同时进行诊断和治疗。

内镜治疗主要包括内镜取石和内镜逆行胆管造影。这两种方法都是通过内镜引导下的操作，在胆道系统中插入器械，对结石进行处理。

（一）内镜取石

内镜取石（EST）是一种常见的内镜治疗方法，主要用于治疗位于肝内胆管近端的结石。该手术通常在全身麻醉下进行，由经验丰富的医生使用内镜引导下的特殊工具完成。

内镜取石手术的操作相对简单，安全性高，对于位于肝内胆管近端的结石效果良好。在手术中，医生会通过内镜将取石篮或球囊等工具插入到胆道系统中，然后使用这些工具夹取或压碎结石，并将其取出。这种方法可以有效地清除胆道系统中的结石，恢复胆汁流通。

然而，对于位于肝内胆管远端的结石来说，内镜取石可能存在一定的技术难度。由于远端结石位置较深，操作时需要更加小心谨慎，以避免对胆道造成损伤。医生在进行手术前会仔细评估患者的病情和结石的位置，选择合适的操作方法，确保手术的安全性和有效性。

内镜取石是一种微创治疗方法，相比传统的开腹手术，具有许多优点。内镜取石无须大幅度切口，仅通过较小的切口插入内镜即可完成手术，减少了患者的创伤和恢复时间。内镜取石操作精确，可以更好地保护周围组织，减少手术并发症的风险。内镜取石还可以提供清晰的视野，医生可以更好地观察和操作。

（二）内镜逆行胆管造影

内镜逆行胆管造影（ERCP）是一种常用的内镜治疗方法，适用于肝内胆管近端和远端的结石。该手术通常在全身麻醉下进行，由经验丰富的医生使用内镜引导下的特殊工具完成。

在内镜逆行胆管造影过程中，医生会将导管插入到十二指肠，并通过引导钳或导丝等工具在内镜的帮助下穿刺进入胆道系统。然后，医生可以注入造影剂来清晰地显示胆道系统的情况，并进行取石、扩张狭窄的胆管或放置支架等操作。这种方法不仅可以直接处理胆道结石，还能够提供详细的胆道系统图像，有助于评估结石的性质和位置。

内镜逆行胆管造影能够同时进行诊断和治疗，一次手术就可以完成多项操作，减少了患者的手术次数和创伤；通过内镜引导，医生可以更加准确地观察和操作，提高了手术的精确性和安全性；还可以提供清晰的胆道系统图像，帮助医生更好地评估结石的性质和位置，制定合理的治疗方案。

内镜逆行胆管造影相对复杂，需要经验丰富的医生进行操作。由于涉及较为深入的穿刺和注射造影剂等步骤，操作时需要小心谨慎，以避免对胆道系统造成损伤。医生在进行手术前会仔细评估患者的病情和结石的性质，选择合适的操作方法，并根据具体情况调整手术方案，确保手术的安全性和有效性。

三、外科手术治疗

外科手术治疗是肝内胆管结石的一种常见方法，适用于无法通过保守治疗或内镜治疗解决的患者。下面将详细介绍几种常见的外科手术方法。

（一）肝叶切除术

肝叶切除术是一种相对激进的手术方法，主要适用于肝内胆管结石位于肝内胆管远端、数量较多或伴有其他严重胆道疾病的患者。该手术通过切除受影响的肝叶来解决结石问题。

肝叶切除术通常需要进行开腹手术。在手术中，医生会进行剖腹探查，找到并切开胆总管，取出其中的结石。接下来，医生会根据结石的位置和分布情况，决定切除含有结石的肝叶。这种手术需要精确的解剖知识和操作技巧，以确保手术的安全性和有效性。

肝叶切除术是一种相对风险较大的手术，需要经验丰富的外科医生进行操作。术后恢复时间较长，患者需要进行适当的康复和护理。在某些情况下，如肝内胆管远端结石较多或伴有其他严重胆道疾病时，肝叶切除术是一种有效解决结石问题的方法。通过切除受影响的肝叶，可以完全清除结石，并避免结石再次形成和胆道感染等并发症。

虽然肝叶切除术对于严重病例来说是一种有效的治疗方法，但它也有一些限制。由于切除了一部分肝叶，手术后可能会导致肝功能减退，需要进行严密的术后观察和护理。手术较为激进，对患者身体的负担较大，需要进行综合评估，确保患者在手术前具备适当的手术指征和身体条件。

（二）肝内胆管切开取石术

肝内胆管切开取石术适用于结石位于肝内胆管近端且数量较少的患者。该手术可以通过腹腔镜或开腹方式进行。

在肝内胆管切开取石术中，医生首先会找到肝内胆管的位置，并进行局部切开。根据具体情况，可以选择腹腔镜或开腹方式进行手术。医生会将切开的胆管暴露出来，并直接取出结石。在手术过程中，医生需要小心谨慎地操作，以避免对周围组织和胆管造成损伤。

手术结束后，需要对切开的胆管进行修复，并留置引流管。修复胆管有助于恢复胆汁的正常流动，并减少感染的风险。引流管可以排除残余胆汁，防止胆汁积聚，并促进伤口的愈合。医生会根据患者的具体情况和手术需要来决定是否进行修复和引流。

肝内胆管切开取石术能直接取出结石，可以彻底解决结石问题。相比于肝叶切除术等激进的手术方式，肝内胆管切开取石术对患者的损伤较小，恢复时间相对较短。

由于涉及肝内胆管的切开，术后可能会发生胆汁漏、感染等并发症，因此患者需要进行严密的术后观察和护理。

（三）胆总管肠道吻合术

胆总管肠道吻合术旨在恢复胆汁的正常排泄通道，适用于无法解除胆管梗阻或其他治疗方法无效的复杂情况。

胆总管肠道吻合术通常需要进行开腹手术。在手术中，医生会将被阻塞的胆总管与小肠相连，以恢复胆汁的正常流动。选择合适的吻合方式和位置对手术的成功非常重要。常见的吻合方式包括胆总管与空肠之间的端端吻合、侧侧吻合或通过空肠做出 Roux-en-Y 吻合。医生根据具体情况选择最适合的吻合方式。

胆总管肠道吻合术的目的是确保胆汁能够顺利地从胆总管流入小肠。通过恢复胆汁的正常排泄通道，可以减轻胆汁积聚、胆汁淤积等问题，帮助患者缓解症状，并预防并发症的发生。

需要注意的是，外科手术治疗肝内胆管结石属于较为复杂的手术，患者需要在专业医生的指导下进行决策。手术选择会受到患者年龄、全身状况以及结石的位置和数量等因素的影响。在术前，医生会对患者进行全面评估，包括影像学检查和相关实验室检查，以确保手术方案的安全性和可行性。

外科手术治疗的优点是可以完全清除肝内胆管结石，并解决相关并发症。但它需要较大的手术创伤，恢复时间较长，并且存在手术风险。

第四节　肝囊肿和肝脓肿治疗

肝囊肿和肝脓肿是两种不同类型的肝脏疾病，其治疗方法也有所不同。下面将分别对肝囊肿和肝脓肿的治疗进行详细介绍。

一、肝囊肿治疗

肝囊肿是一种较为常见的肝脏疾病，通常为良性的液体包裹物。大多数肝囊肿是无症状的，可以通过定期检查进行观察，不需要特殊治疗。然而，在一些情况下，如囊肿体积增大、出现症状或并发症等，可能需要进行治疗。

（一）观察治疗

对于无症状、囊肿较小且无明显增大趋势的患者，可以选择观察治疗。观察治疗的目的是通过定期进行超声或 CT 扫描等影像学检查，以了解囊肿的大小和变化情况。

观察治疗适用于肝囊肿无症状或症状轻微的患者。这些囊肿通常是偶然发现，没有引起任何不适或并发症。观察治疗的主要目的是监测囊肿的生长速度是否出现症状，以及排除恶性肿瘤的可能性。

在观察治疗期间，患者需要定期进行超声或 CT 扫描等影像学检查，以评估囊肿的大小和变化情况。一般来说，如果囊肿的大小保持稳定，并且没有出现症状，医生会继续观察治疗。如果囊肿有明显的增大趋势或出现症状，可能需要考虑其他治疗方法。

观察治疗的优点是非侵入性，患者不需要接受任何手术或药物治疗。对于无症状的患者，观察治疗可以避免不必要的干预，并减少患者的不适和风险。

（二）穿刺引流术

穿刺引流术是一种用于治疗囊肿较大、症状明显或压迫邻近器官的手术方法。该手术通过穿刺囊肿壁，将囊肿内部的液体抽出，从而减轻囊肿的压力，缓解患者的症状。

穿刺引流术通常在超声或 CT 引导下进行，以确保准确地穿刺到囊肿内部。在手术前，医生会利用影像学检查确定囊肿的位置、大小和形态，然后根据这些信息选择合适的穿刺途径。

腹壁穿刺是一种常用的穿刺途径，适用于位于腹部的囊肿。在手术中，医生会在局部麻醉下，在腹壁上选择一个合适的穿刺点，然后用穿刺针穿刺囊肿壁，将囊肿内部的液体抽出。

经皮肝穿刺是一种适用于位于肝脏的囊肿的穿刺途径。在手术中，医生会在超声或 CT 引导下，通过皮肤和肝脏组织，将穿刺针准确地引导到囊肿内部，然后抽出囊肿内的液体。

穿刺引流术具有操作简便、创伤小、恢复快的优点。手术后，患者通常需要观察一段时间以确保囊肿不再积聚液体，并且症状得到缓解。在一些情况下，医生可能会在穿刺引流术后注入某种药物，以预防囊肿的再发。

但穿刺引流术并不能治愈囊肿本身，只是暂时缓解症状。对于一些复杂或囊肿较大的患者，可能需要其他治疗方法，如手术切除囊肿或使用介入治疗技术进行封闭。因此，在决定是否进行穿刺引流术时，医生会综合考虑患者的具体情况和囊肿的特点，制定最合适的治疗方案。

（三）囊肿扩张术

囊肿扩张术是一种用于治疗囊肿较大、多发或反复发作的手术方法。该手术通过开放囊肿壁，使囊肿与胆道相通，促进囊肿内液体的排出，并避免囊肿再次形成。

囊肿扩张术可以采用腹腔镜或开腹方式进行，具体的手术方法取决于囊肿的位置和大小。在手术前，医生会利用影像学检查确定囊肿的具体情况，并制定相应的手术方案。

腹腔镜囊肿扩张术是一种微创手术，适用于囊肿位于腹腔内的患者。在手术中，医生会通过几个小切口将腹腔镜插入腹腔，然后使用特殊的工具在囊肿壁上创建一个小孔，使囊肿与胆道相通。这样，囊肿内的液体就可以通过胆道排出，避免囊肿再次积聚。

开腹囊肿扩张术是一种传统的手术方式，适用于囊肿较大或位置较深的患者。在手术中，医生会通过一个较大的切口进入腹腔，然后直接将囊肿壁开放，与胆道相通。手术完成后，医生会采取适当的措施，如缝合或置入引流管，以确保伤口的愈合和液体的排出。

囊肿扩张术的目标是通过使囊肿与胆道相通，促进囊肿内液体的排出，并避免囊肿再次形成。手术后，患者需要密切观察伤口愈合情况，并定期进行影像学检查以评估囊肿的情况。如果囊肿再次积聚液体或出现其他问题，可能需要进一步的治疗，如囊肿切除术或介入治疗技术。

（四）囊肿切除术

囊肿切除术是一种用于治疗囊肿较大、症状严重或存在并发症的手术方法。该手术通过完整地切除囊肿，以彻底解决问题。

囊肿切除术通常需要进行开腹手术，因为这样可以提供更好的视野和操作空间。在手术前，医生会利用影像学检查确定囊肿的具体情况，并制定相应的手术方案。

在手术中，医生会根据囊肿的位置和大小决定切除的范围。医生会通过一个适当的切口进入腹腔，然后仔细剥离囊肿周围的组织，以确保完全切除囊肿。在切除囊肿时，医生会尽量保护周围的器官和血管，并避免出血和损伤。

完成切除后，医生会对切除部位进行必要的修复和缝合，以促进伤口的愈合。手术结束后，患者需要密切观察伤口愈合情况，并进行相应的恢复和康复措施。

囊肿切除术的优点是可以彻底解决囊肿问题，避免囊肿的再发和并发症的发生。然而，该手术可能会伴随着一定的风险和并发症，如感染、出血、伤口愈合不良等。在决定进行囊肿切除术时，医生会综合考虑患者的具体情况和囊肿的特点，权衡利弊，并与患者进行充分的沟通和讨论。

二、肝脓肿治疗

肝脓肿是一种严重的感染性疾病，其治疗应该及时、全面和综合。治疗的目标是清除感染灶、控制感染扩散并预防并发症的发生。以下是常见的治疗方法和原则。

（一）抗生素治疗

抗生素治疗是肝脓肿治疗的重要组成部分。在选择抗生素时，需要根据细菌培养和药敏试验的结果来确定感染的致病菌以及其对抗生素的敏感性。

常用的广谱抗生素包括第三代或第四代头孢菌素（如头孢曲松）和氨基糖苷类药物（如庆大霉素）。这些抗生素具有广谱的抗菌活性，可以覆盖多种常见的致病菌，包括革兰阳性菌和革兰阴性菌。联合应用不同类别的抗生素可以增加治疗的效果，减少耐药菌株的产生。

在使用抗生素时，需要根据患者的具体情况进行剂量和给药途径的调整。通常情况下，肝脓肿的治疗期为4～6周，但具体时间可能会根据患者的临床反应和影像学改善情况而有所调整。

在抗生素治疗期间，需要密切监测患者的临床症状和实验室指标。定期进行血常规、生化指标和炎症标志物等检查，以评估治疗的效果和疾病的进展情况。如果在治疗过程中出现不良反应或感染未能得到控制，可能需要调整抗生素的种类或剂量。

此外，抗生素治疗需要注意避免滥用和过度使用抗生素，以减少耐药菌株的产生；及时进行细菌培养和药敏试验，以确定感染的致病菌和其对抗生素的敏感性；据患者的年龄、基础疾病、肝功能状态等因素，个体化地选择和调整抗生素治疗方案；定期复查相关指标，评估治疗效果和疾病进展情况。

（二）导管引流

导管引流是一种治疗较大的单个肝脓肿的方法。该方法通过经皮肝穿刺引导下放置导管，以便将脓液排出体外。这种治疗方法可以帮助清除脓液，缓解相关症状，并促进愈合。

导管引流过程中需要注意保持导管的通畅性，确保脓液能够顺利排出。为了达到这个目的，医生会定期更换导管引流袋，以防止堵塞或感染的发生。

引流时间的长短取决于脓液的排出情况。一般来说，引流可能需要几周至数月的时间。在这期间，医生会根据患者的具体情况进行监测和调整治疗方案。

导管引流是一种较为常见的治疗方法，它可以有效地处理较大的单个肝脓肿。对于一些特殊情况，如多发性肝脓肿或合并其他严重疾病的患者，导管引流可能并不适用。在确定治疗方案时，医生会根据患者的具体情况进行综合评估，并选择最合适的治疗方法。

（三）外科手术

外科手术是治疗复杂或无法引流的肝脓肿的一种常见方法。这种治疗方法旨在清除感染灶、修复并重建受损组织，并解决可能出现的并发症。

对于复杂的肝脓肿，开放性切开手术是一种常见的选择。在手术中，医生会通过切开患者的皮肤和肌肉层，直接进入腹腔，然后清除感染灶并清洗受影响的肝组织。在必要的情况下，医生还可以修复并重建受损的肝组织，以恢复其正常功能。

另一种手术方式是腔内洗脓术，也称为经皮腹腔镜引导下的洗脓术。在这种手术中，医生会通过小切口将腹腔镜插入患者的腹腔，然后使用特殊的工具进行清洗和引流。这种手术具有创伤小、恢复快的优点，适用于一些较为简单的肝脓肿病例。

需要指出的是，外科手术的选择取决于患者的具体情况和病变特点。对于复杂或无法引流的肝脓肿，外科手术是一种有效的治疗方法，可以彻底清除感染灶，并帮助患者恢复健康。

（四）支持治疗

对于肝脓肿患者，支持治疗在整个治疗过程中扮演着重要的角色。由于患者可能伴有全身炎症反应综合征（SIRS）等严重疾病，支持治疗可以帮助维持患者的水电解质平衡、纠正低蛋白血症、提供适当的营养支持，并进行镇痛等措施。

维持水电解质平衡是支持治疗的重要方面之一。由于肝脓肿可能导致体内液体和电解质的失衡，医生会密切监测患者的血压、尿量和电解质水平，并根据需要调整液体和电解质的输入。这有助于维持机体的稳定状态，减少并发症的发生。

纠正低蛋白血症是支持治疗的重要内容之一。肝脓肿患者常常出现低蛋白血症，这可能会影响机体的免疫功能和组织修复能力。医生会根据患者的具体情况给予适当的蛋白质补充，以提高患者的蛋白质水平，并促进愈合过程。

输注血制品也是支持治疗的一部分。在肝脓肿患者中，可能伴有贫血或凝血功能异常等情况。医生会根据患者的具体情况，进行血红蛋白和凝血因子等相关指标的监测，并酌情给予输血或血浆制品来纠正这些问题，以确保机体能够正常进行氧气供应和凝血功能。

营养支持在肝脓肿患者的康复过程中起到关键作用。由于感染和炎症的存在，患者的代谢率可能增加，导致能量和营养素的需求增加。医生会根据患者的营养状态和消化功能状况，制定适当的营养支持方案，包括口服、肠外营养或静脉营养，以满足患者的营养需求。

此外，镇痛也是支持治疗的重要措施之一。肝脓肿患者可能伴随着剧烈的腹痛或不适，影响其生活质量和康复进程。医生会根据患者的疼痛程度和个体差异，选择合适的镇痛药物和方法，以减轻患者的疼痛感。

（五）并发症的处理

肝脓肿可能会伴发多种并发症，如腹腔感染、胸膜炎和脑脓肿等。对于这些并发症，需要进行针对性的治疗和干预，以防止病情的进一步恶化。

腹腔感染是肝脓肿最常见的并发症之一。当脓液扩散到腹腔内部时，可能引起腹腔感染。治疗包括静脉抗生素治疗和腹腔引流术。医生会根据细菌培养和药敏试验结果来选择合适的抗生素，并根据患者的具体情况调整剂量和疗程。同时，腹腔引流术可以帮助清除感染灶，减轻炎症反应。

胸膜炎是肝脓肿少见但严重的并发症之一。当脓液通过血液或淋巴途径进入胸腔时，可能导致胸膜炎。治疗通常包括静脉抗生素治疗和胸腔引流术。抗生素的选择和治疗方案与腹腔感染类似。胸腔引流术可以通过管道引流脓液，减轻炎症反应，并帮助恢复。

脑脓肿是罕见但危险的并发症之一。当脓液经过血液循环进入脑部时，可能导致脑组织感染和脑脓肿的形成。治疗包括静脉抗生素治疗和脑外科手术。医生会根据患者的具体情况，选择合适的抗生素来控制感染，并在必要时进行手术干预，如脑脓肿穿刺引流或开放性手术清除。

肝脓肿还可能伴发其他并发症，如败血症、肝功能衰竭和多器官功能障碍综合征等。针对这些并发症，治疗的策略也会有所不同。医生会根据患者的具体情况，进行全面的评估和治疗计划制定。

在肝脓肿的治疗中，需要密切监测患者的临床症状、实验室检查和影像学变化。定期复查血常规、生化指标、炎症标志物等，以评估治疗效果和疾病进展情况。同时，要注意抗生素的合理使用，避免滥用和过度使用，以防止细菌耐药性的产生。

第五节　胆囊和胆道疾病的外科治疗和护理

胆囊和胆道疾病是指与胆囊或胆道系统相关的多种疾病，包括胆囊结石、胆囊炎、胆管结石、胆管炎等。这些疾病常常需要外科治疗和护理来缓解症状、治愈疾病，并提高患者的生活质量。

一、胆囊和胆道疾病的外科治疗方法

（一）胆囊切除术

胆囊切除术（Cholecystectomy）是一种常见的外科手术，用于治疗胆囊和胆道疾病。

在胆囊切除术中，整个胆囊会被完全切除，以解决胆囊结石、胆囊炎、胆囊息肉等病症引起的问题。

胆囊切除术通常分为两种类型：择期胆囊切除术和紧急胆囊切除术。择期胆囊切除术适用于无明显症状但存在结石或其他胆囊疾病的患者。紧急胆囊切除术则适用于胆囊炎、胆囊穿孔或胆囊结石导致的严重疼痛等急性情况。

在胆囊切除术中，外科医生会先在腹部做一个小切口，然后将腹腔镜插入体内。通过腹腔镜，医生可以观察到胆囊和周围组织的情况，并使用特殊工具进行切割和缝合。手术结束后，胆囊会被完全切除，并对切口进行缝合。

胆囊切除术是一种相对安全有效的手术，常见并发症包括术后疼痛、术后感染、出血、肠道损伤等。术后恢复期一般较短，大多数患者可以在几天内恢复正常饮食和日常活动。个别患者可能会出现术后消化不良、腹泻等问题，这通常会随着时间的推移而改善。

（二）胆管重建术

胆管重建术是一种外科手术方法，用于修复或重建受损的胆管。根据患者的具体情况和病变部位，可以采取不同的胆管重建术方法。以下是一些常见的胆管重建术。

1.胆总管探查术

胆总管探查术是一种用于治疗胆总管内结石或异物的手术方法。该手术通过切开胆总管，清除其中的结石或异物，并将其缝合以恢复胆总管的通畅。

胆总管是连接胆囊和十二指肠的管道，负责将胆汁输送到肠道中进行消化过程。然而，有时候胆总管内可能会形成结石或异物，导致胆汁的正常流动受阻，引起胆绞痛、黄疸等症状。为了解决这个问题，胆总管探查术被广泛应用。

2.胆总管与十二指肠吻合术

胆总管与十二指肠吻合术，又称为Roux-en-Y胆肠吻合术，是一种用于治疗胆管狭窄或完全阻塞的手术方法。这种情况通常由结石、肿瘤或其他病理性变引起，导致胆汁不能正常流入十二指肠，从而影响消化和吸收功能。

在胆总管与十二指肠吻合术中，通过手术切开胆总管，以恢复胆汁的流动。然后，将胆总管与小肠的一段进行吻合，形成一个新的通道，使胆汁能够重新进入消化系统。这个新通道被称为Roux-en-Y吻合术。

Roux-en-Y胆肠吻合术是一种相对安全有效的手术方法，常用于治疗胆管狭窄或完全阻塞。通过恢复胆汁的流动，可以减轻患者的症状，并改善其消化和吸收功能。

3.肝左右叶切除术

肝左右叶切除术是一种常用于治疗胆管肿瘤等病变累及肝脏的手术方法。这种手术适用于那些病变范围较小且局限在肝左叶或肝右叶的患者。

在肝左右叶切除术中，根据病变的位置和范围，医生会选择性地切除患者部分或全部的肝左叶或肝右叶。通过切除受到病变侵害的组织，可以有效地控制病情并预防病变扩散到其他部位。

这些手术需要由专业的外科医生进行操作，并在麻醉下进行。在手术前，医生会对患者的病情进行详细评估，包括影像学检查、实验室检查等。手术后，患者需要密切观察，遵循医嘱进行恢复和护理。

（三）其他治疗方法

除了药物治疗和手术治疗，根据患者的具体情况，还可以选择胆囊结石碎石术、胆道扩张术、胆囊黏膜切除术等治疗方法，以达到治疗疾病的目的。

1.胆囊结石碎石术

胆囊结石碎石术是一种非手术治疗方法，通过内窥镜技术将碎石器具插入胆囊内，利用超声波或机械碎石器将结石粉碎成小颗粒，随后通过胆道排出体外。这种方法适用于胆囊结石较小且数量较少的患者，具有创伤小、恢复快的优势。但对于大型结石或过多的结石，可能需要经过多次碎石才能完全清除。

2.胆道扩张术

胆道扩张术常用于治疗胆管狭窄或梗阻的患者。该术式通过内窥镜技术将导管插入胆管内，然后通过球囊扩张或支架植入等方法，扩张狭窄的胆管或恢复胆管通畅。这种方法可以帮助改善胆道流动，缓解胆汁淤积引起的症状，并预防并发症的发生。

3.胆囊黏膜切除术

胆囊黏膜切除术是一种保留胆囊但去除黏膜的手术治疗方法。该手术通过内窥镜技术将器械插入胆囊内，剥离并切除胆囊内壁的黏膜组织，以减少结石的形成和胆囊炎的发作。该手术还可改善胆囊功能，提高胆汁的排出效率。

需要注意的是，选择任何治疗方法都需要根据患者的具体情况来确定，包括结石的大小、数量、位置，患者的年龄、身体状况等因素。在进行任何治疗之前，医生会对患者进行全面评估，并与患者充分沟通，共同制定最合适的治疗方案。

二、胆囊和胆道疾病的术后护理

（一）术后早期护理

术后早期护理是胆囊和胆道疾病患者术后重要的护理阶段，以下是对该阶段护理的详细说明。

1.监测生命体征

术后患者需要进行密切监测，包括定期检查体温、脉搏、呼吸等指标。这些生命体征的监测可以帮助护士及时发现并处理可能出现的并发症，如感染、出血等。

2.观察术后并发症

护士需要密切观察术后患者是否出现并发症。常见的并发症包括感染、出血等。观察伤口是否有红肿、渗液，注意尿液、便便颜色和质地的变化等，这些都是检测并发症的重要指标。

3.维持通畅的呼吸道

术后患者可能因为手术后的疼痛或体位改变而出现呼吸困难。护士需要及时调整患者的体位，保持呼吸道通畅。术后患者还需要进行深呼吸和咳嗽训练，以预防肺部感染和肺不张。

4.饮食与营养

术后早期，患者一般会进行禁食或液体饮食。护士需要监测患者的饮食摄入情况，并确保其充分补充水分。在医生指导下逐渐恢复正常饮食，以满足患者的营养需求。

（二）伤口护理

术后伤口的护理是手术后期重要的一环，正确的护理可以促进伤口愈合并减少感染的风险。

1.定期更换敷料

术后伤口需要定期更换敷料，通常医生会指导每天或每两天更换一次。更换敷料前，先用无菌生理盐水清洗伤口周围的皮肤，然后轻轻擦干。选择合适的敷料材料，如纱布、透明敷料或者疏水性敷料，根据医生的建议进行使用。

2.保持干燥清洁

术后伤口应该保持干燥清洁，避免湿润环境，因为湿润环境容易滋生细菌。在洗澡时，要注意避免直接让水接触到伤口，可以用塑料袋或胶布覆盖好伤口。当伤口渗液较多时，可以使用吸水性敷料或者透明敷料来吸收渗液，保持伤口周围的皮肤干燥。

3.注意个人卫生

在进行伤口护理时，要注意保持良好的个人卫生习惯，洗手后再进行处理伤口，使用无菌手套进行操作，避免交叉感染。同时，要避免用手直接触摸伤口，以免引入细菌。

（三）活动指导

术后患者的活动指导是术后康复的重要组成部分，正确的活动指导可以促进身体的康复和功能恢复。

1.逐渐增加活动量

术后患者需要逐渐增加活动量，从轻度活动开始，如站立、行走等，逐渐向中度活动过渡，如上下楼梯、做简单的家务活动等。根据医生的建议和指导，逐步增加活动时间和强度。

2.避免剧烈运动

术后患者在康复期间应避免进行剧烈运动，如跑步、跳跃、重力训练等。这些剧烈运动可能会对手术部位造成额外的压力和损伤，延缓康复进程。在康复期间，应以低强度、轻负荷的活动为主。

3.进行康复训练

术后患者可以进行一些康复训练，以促进身体的康复和功能恢复。这些康复训练可以包括肌肉强化、关节活动性训练、平衡训练等。在进行康复训练时，应遵循专业医护人员的指导，并根据个人情况选择适合的训练项目和强度。

4.注意疲劳和休息

术后患者在进行活动时要注意自身的疲劳程度，避免过度劳累。如果感到疲倦或不适，应及时停止活动，并给予足够的休息时间。合理的休息有助于身体的恢复和康复进程。

第四章　麻醉

第一节　麻醉药物和技术选择

麻醉药物和技术在现代医学中扮演着重要的角色，它们能够有效地控制疼痛、提供手术条件，并确保患者的安全。下面就麻醉药物和技术的选择进行探讨。

一、麻醉药物的分类

麻醉药物是一类用于产生麻醉效果的药物，广泛应用于医疗手术、疼痛管理和紧急情况等领域。根据其作用机制和应用范围的不同，麻醉药物可以分为全身麻醉药物和局部麻醉药物两大类。

（一）全身麻醉药物

全身麻醉药物主要通过抑制中枢神经系统的功能来产生麻醉效果，使患者完全失去意识和痛觉反应。常见的全身麻醉药物包括以下几类。

1.静脉麻醉药物

静脉麻醉药物是指通过静脉注射给药途径使用的药物，主要用于诱导和维持麻醉状态。相比于其他麻醉方式，静脉麻醉具有快速起效、可控制麻醉深度和良好的恢复特性等优点。

常见的静脉麻醉药物包括丙泊酚、异丙酚和咪达唑仑等。丙泊酚是一种短效静脉麻醉药物，它具有快速起效和清醒迅速的特点，对心血管系统影响较小，适用于诱导和维持麻醉状态。异丙酚则是一种中效静脉麻醉药物，它的起效较快且作用时间较长，能够提供稳定的麻醉状态。咪达唑仑是一种短效苯二氮䓬类药物，它具有镇静和抗焦虑的作用，常用于手术前的镇静和焦虑缓解。

静脉麻醉药物的使用需要经验丰富的麻醉医生进行监测和调整，以确保患者在手术过程中安全和舒适。在使用静脉麻醉药物时，需要根据患者的年龄、体重、身体状况和手术类型等因素来确定合适的剂量和给药速度。静脉麻醉药物也可能出现一些不良反应，如低血压、呼吸抑制和恶心呕吐等，因此需要密切监测患者的生命体征并及时采取相应的措施。

2.吸入麻醉药物

吸入麻醉药物是指通过呼吸道吸入给药途径使用的药物，主要用于维持和调节麻醉深度。相比于其他麻醉方式，吸入麻醉具有快速起效、良好的控制性和可调节性等优点。

常见的吸入麻醉药物包括笑气（一氧化二氮）、七氟醚和异氟醚等。笑气是一种无色、无味的气体，具有快速起效和迅速清醒的特点。它可以通过吸入面罩或气管插管进行给药，常用于手术中的麻醉诱导和疼痛缓解。七氟醚和异氟醚是常用的挥发性吸入麻醉药物，它们具有起效迅速、控制性强和可调节性好的特点。这两种药物通常与氧气混合后通过麻醉机送至患者的呼吸道，以达到理想的麻醉状态。

3.肌肉松弛剂

肌肉松弛剂是一类药物，用于使患者的肌肉放松，以辅助手术操作。根据作用机制的不同，肌肉松弛剂可以分为去极化型和非去极化型两类。

去极化型肌肉松弛剂作用于神经肌肉接头，阻断乙酰胆碱在突触间隙的传递，从而抑制神经冲动的传导，导致肌肉无法收缩。常见的去极化型肌肉松弛剂包括琥珀胆碱。琥珀胆碱通过静脉注射给药，在短时间内使肌肉迅速放松，持续时间较短。它通常用于需要快速松弛肌肉、进行短时间手术或插管时使用。

非去极化型肌肉松弛剂作用于肌肉上的乙酰胆碱受体，阻断乙酰胆碱与受体的结合，从而干扰神经冲动传导，使肌肉无法收缩。常见的非去极化型肌肉松弛剂包括罗库溴铵。罗库溴铵通过静脉注射给药，起效较快且作用持久。它通常用于需要较长时间的肌肉松弛，如手术中需要保持肌肉放松状态或需要插管时使用。

（二）局部麻醉药物

局部麻醉药物主要通过阻断或减弱局部神经传导来达到麻醉效果，使患者在手术或操作区域无痛感。常见的局部麻醉药物包括以下几类。

1.表面麻醉药物

表面麻醉药物是一类用于局部皮肤和黏膜的麻醉药物，主要作用是减轻疼痛感。这些药物常常以喷雾、凝胶、乳膏等形式应用于需要进行刺激或操作的区域，以提供临时的麻醉效果。

常见的表面麻醉药物包括利多卡因和普鲁卡因。利多卡因是一种局部麻醉药物，通过阻断神经冲动的传导，使局部区域失去感觉。它可迅速起效，持续时间较短，并具有较好的安全性。利多卡因常用于皮肤手术、注射和针刺等过程中的局部麻醉。

普鲁卡因也是一种局部麻醉药物，与利多卡因类似，能够阻断神经冲动的传导，从而产生局部麻醉效果。普鲁卡因广泛应用于口腔领域，如牙科手术、牙髓治疗和洁牙等过程中的局部麻醉。

表面麻醉药物使用方便，无须注射，常常被用于一些轻微的操作或刺激，以减轻疼痛感。需要注意的是，表面麻醉药物仅对局部区域起作用，并不能提供全身麻醉效果。在使用表面麻醉药物时，应遵循正确的使用方法和剂量，以避免不良反应和副作用的发生。

2.浸润麻醉药物

浸润麻醉药物是一类通过在手术切口周围注射的方式使用的药物，主要作用是阻断局部神经传导，达到局部麻醉效果。这种麻醉方法常用于各种手术和操作过程中，以减轻疼痛感和提供舒适的治疗环境。

丁哌卡因是一种常用的局部麻醉药物，与利多卡因类似，能够阻断神经冲动的传导，产生局部麻醉效果。丁哌卡因具有较长的作用持续时间，适用于需要较长时间的局部麻醉，如关节手术和慢性疼痛治疗等。

在使用浸润麻醉药物时，应选择合适的药物和剂量。浸润麻醉药物也可能出现一些不良反应，如局部过敏反应、神经损伤和心血管影响等，因此需要密切观察患者的反应并采取相应的措施。

二、麻醉技术的选择

选择适合的麻醉技术是手术过程中至关重要的决策，它需要综合考虑患者的病情、手术类型、患者的健康状况以及麻醉医生的经验和专业知识。以下是一些常见的麻醉技术选择。

（一）全身麻醉（General Anesthesia）

全身麻醉是一种广泛使用的麻醉技术，常用于各种复杂手术过程中。在全身麻醉下，患者会完全失去意识，并且全身肌肉会变得松弛，这样医生可以安全地进行手术操作。

实施全身麻醉通常需要通过给予静脉药物或吸入麻醉气体来达到。静脉药物可以通过输注进入患者的血液循环系统，而吸入麻醉气体则是通过呼吸系统引入患者的体内。这些药物和气体会影响神经系统，使患者进入无意识状态，不再感受疼痛或记忆手术过程。

在全身麻醉过程中，医生和麻醉师会密切监测患者的生命体征，例如心率、血压和呼吸频率等。这些监测旨在确保患者的生命体征稳定，并及时发现任何异常情况。医疗设备会记录并显示这些生命体征的变化，以供医生和麻醉师参考和决策。

全身麻醉具有可以提供无痛手术体验，使患者完全失去意识，不会感受到任何疼痛；

全身肌肉松弛方便医生进行复杂的手术操作，降低手术风险；控制患者的呼吸和循环系统功能，确保手术过程的安全性和稳定性的优点。

然而，全身麻醉也存在一些潜在的风险和副作用。因为患者完全失去意识，所以麻醉后可能出现恶心、呕吐等不适感。对于某些患者，全身麻醉可能导致过敏反应或其他严重并发症。在麻醉期间监测生命体征的过程中，有极少数情况下可能发生心脏骤停或其他紧急情况。

（二）局部麻醉（Local Anesthesia）

局部麻醉是一种无须使患者失去意识的麻醉技术。它通过应用局部麻醉药物，阻断神经传导，从而使特定区域丧失感觉。相比于全身麻醉，局部麻醉具有更少的风险和副作用，并且恢复时间更短。

局部麻醉的药物通常分为两类：局部麻醉药和局部麻醉辅助药。局部麻醉药主要有利多卡因、普鲁卡因等，它们通过干扰神经传导来产生麻醉效果。而局部麻醉辅助药则用于增强局部麻醉的效果，例如血管收缩药和碱性药物。

局部麻醉常用于小型手术或疼痛管理，如拔牙、皮肤切割等。在这些操作中，医生会在需要麻醉的区域周围注射局部麻醉药物。该药物会迅速发挥作用，使该区域的神经传导被暂时中断，从而使患者在手术过程中不会感到疼痛。

局部麻醉相对于全身麻醉具有一些优势。全身麻醉可能导致恶心、呕吐、嗜睡等副作用，而局部麻醉的副作用通常较少，并且不会影响患者的意识和认知能力。局部麻醉的恢复时间更短。相比于全身麻醉需要花费较长时间来清醒和康复，局部麻醉只需数分钟至数小时即可恢复正常感觉。

（三）神经阻滞麻醉（Regional Anesthesia）

神经阻滞麻醉是一种局部麻醉的扩展应用，通过给予特定区域药物来阻断神经传导，使该区域失去感觉和运动功能。相比于全身麻醉，神经阻滞麻醉可以提供更长时间的麻醉效果，并且减少了全身麻醉的需求。

神经阻滞麻醉常用于需要手术干预的局部区域，例如下肢、上肢、盆腔等。其中常见的技术包括蛛网膜下腔阻滞（腰麻）、硬膜外阻滞、神经周围阻滞等。这些技术都是通过将局部麻醉药物注射到特定的位置，以达到阻断神经传导的目的。

蛛网膜下腔阻滞是将局部麻醉药物注射到脊柱下腰椎水平的蛛网膜下腔内，从而阻断脊髓以下神经传导的方法。它可以产生从腰部以下的广泛麻醉效果，适用于下肢手术和盆腔手术。

硬膜外阻滞是将局部麻醉药物注射到蛛网膜下腔之外，即硬膜外间隙内，以达到阻断神经传导的目的。它可以提供较长时间的麻醉效果，并且可以选择性地影响特定区域的感觉和运动功能。

神经周围阻滞是将局部麻醉药物直接注射到神经周围，使该神经及其分支失去传导能力。这种方法适用于手术需要麻醉的特定肢体或区域，如上肢、下肢等。

与全身麻醉相比，神经阻滞麻醉可以提供更长时间的麻醉效果，从而减少了手术期间对全身麻醉药物的需求。由于不涉及全身麻醉，患者在手术结束后恢复得更快，并且副作用和并发症的风险较低。神经阻滞麻醉还可以减少术后恶心、呕吐等不良反应的发生。

（四）镇静麻醉（Sedation）

镇静麻醉是一种让患者处于半意识状态的麻醉技术。在这种状态下，患者仍然保持呼吸功能，并对疼痛有较好的控制，但意识程度降低。镇静麻醉通常通过给予镇静药物来实现，可以用于一些简单的手术或介入性操作。

镇静麻醉的药物主要包括苯二氮䓬类药物（如地西泮、咪达唑仑）和麻醉辅助药物（如芬太尼、丙泊酚）。这些药物能够抑制中枢神经系统的活动，使患者产生放松、安静和不敏感的状态。

镇静麻醉不需要使用通气设备，因为患者仍然能够自主呼吸。这减少了术后恢复时间，并降低了呼吸道相关并发症的风险。镇静麻醉使患者处于半意识状态，可以对外界刺激做出反应，从而在手术过程中提供更好的合作。由于镇静麻醉使用的药物较少，副作用和并发症的风险相对较低。

但镇静麻醉也存在一些限制。对于某些高危患者，如心血管疾病、呼吸系统疾病或严重肝肾功能损害的患者，镇静麻醉可能不适用或需谨慎使用。患者在镇静麻醉下仍有可能感受到疼痛，需要与局部麻醉技术结合使用，以提供充分的疼痛控制。

（五）局麻联合全身麻醉（Combined Spinal-Epidural Anesthesia，CSEA）

局麻联合全身麻醉是一种结合了局部麻醉和全身麻醉的技术。在 CSEA 中，通过同时进行蛛网膜下腔阻滞和硬膜外阻滞，可以实现局部区域的麻醉效果，并通过全身麻醉来维持患者的意识状态和血流动力学稳定。

CSEA 的过程通常分为两个步骤。首先，医生会在蛛网膜下腔内注射局部麻醉药物，以产生局部麻醉效果。这种蛛网膜下腔阻滞可以使特定区域失去感觉，例如手术部位或下肢。其次，在蛛网膜下腔阻滞后，医生会在硬膜外间隙内插入导管，然后通过导管给予全身麻醉药物，以保持患者的意识状态和血流动力学稳定。

通过局部麻醉的应用，CSEA 可以提供更好的疼痛控制效果。局部麻醉药物可以直接作用于神经传导，从而降低术后疼痛的程度；CSEA 能够减少全身麻醉药物的使用量，从而降低了全身麻醉相关的副作用和并发症的风险；CSEA 在手术过程中仍然保持了患者的意识状态，使其能够与医生进行交流和合作。

第二节　麻醉药物的使用和剂量控制

麻醉药物是用于手术和疼痛管理的重要工具，它能够产生全身或局部麻醉效果，使患者在手术过程中不感到痛苦或不适。麻醉药物的使用和剂量控制是麻醉科医生的核心技术之一，关系到手术的安全和患者的舒适度。

一、麻醉药物的使用原则

麻醉药物的使用原则是指在临床应用中，医务人员在选择和使用麻醉药物时需要遵循的一系列准则和规范。这些原则旨在确保手术过程的安全性和患者的舒适度，同时最大限度地减少并发症和不良反应的发生。

（一）个体化治疗

个体化治疗是麻醉药物使用的首要原则之一。每个患者的生理状况、病史、年龄、性别等因素都有所不同，对麻醉药物的敏感性和耐受性也各不相同。在使用麻醉药物前，医务人员应充分评估患者的情况，并制定个体化的麻醉方案。

个体化治疗的核心是根据患者的特点选择合适的麻醉药物和剂量。对于老年患者来说，由于代谢能力降低，药物的清除速度较慢，需要减少药物的剂量。老年患者的肝功能和肾功能可能也有所下降，需要谨慎选择药物，避免药物在体内积聚导致不良反应。

儿童患者对麻醉药物的反应可能更为敏感。他们的药物代谢能力尚未完全发育成熟，药物的半衰期较长，因此需要使用更小的剂量。儿童患者的身体组织和器官还在发育，对药物的耐受性和代谢能力可能与成年患者不同，需要特别注意。

对于患有心脏病、肾功能不全或其他特殊情况的患者，也需要根据其具体情况进行个体化治疗。例如，对于心脏病患者，需要谨慎选择药物，避免对心血管系统产生不良影响；对于肾功能不全患者，需要调整药物剂量，避免药物在体内积聚导致毒性反应。

除了患者的特点，手术类型和预期效果也是个体化治疗的考虑因素。不同类型的手术对麻醉药物有不同的要求。例如，对于较大创伤的手术，可能需要使用持久性较好的麻醉药物以延长麻醉效果；而对于短时间的小手术，可能只需要使用较短作用时间的药物。

（二）安全性优先

安全性优先是麻醉药物使用的核心原则之一。在选择和使用麻醉药物时，医务人员必须将患者的安全置于首位，并尽最大努力降低麻醉相关的风险。

为确保安全性，医务人员应充分了解麻醉药物的药理特性、副作用和不良反应。他们需要掌握各种麻醉药物对心血管系统、呼吸系统和中枢神经系统的影响，以及如何应对可能出现的并发症和过敏反应。

了解药物的药理特性可以帮助医务人员准确判断药物的作用机制、起效时间、持续时间和代谢途径等。这些信息有助于合理选择麻醉药物，并根据患者的情况进行个体化调整。

同时，医务人员还需注意严格控制麻醉药物的剂量。剂量的控制应根据患者的需要和监测指标来进行。开始时，初始剂量应足够使患者迅速进入麻醉状态。随后，根据患者的反应和监测指标，调整剂量以维持麻醉的深度和稳定性。

过量使用药物可能导致严重的副作用和并发症，如呼吸抑制、低血压等。医务人员应在安全范围内控制药物的剂量，并密切观察患者的生命体征和监测指标，及时调整剂量以确保安全。

给药速度和给药途径也是确保安全性的关键。不同药物有不同的给药速度和给药途径要求。医务人员需要根据药物的特点和患者的情况，选择合适的给药途径，并注意给药速度的控制，以避免不良反应和药物过量。

（三）效果可控

效果可控是麻醉药物使用的另一个重要原则。麻醉药物应该能够产生预期的麻醉效果，使患者在手术过程中不感到痛苦或不适。

为了实现效果可控，医务人员需要监测患者的生命体征和麻醉深度等指标，并根据这些指标来调整药物的剂量。监测患者的生命体征包括血压、心率、呼吸频率、体温等，这些指标能够反映患者的整体情况和对麻醉的反应。

通过监测指标，医务人员可以评估麻醉的效果，并根据需要进行相应的调整。例如，如果患者的血压过高或过低，可能需要增加或减少麻醉药物的剂量；如果患者的麻醉深度不足，可能需要增加麻醉药物的剂量或更换更强效的药物。

通过实时监测和调整麻醉药物的剂量，医务人员可以控制麻醉的效果，使其达到预期水平。这样不仅能够确保手术过程的安全性，还能够提供患者舒适的麻醉体验。

（四）综合考虑

综合考虑是麻醉药物使用的原则之一。在选择和使用麻醉药物时，医务人员需要综合考虑药物的作用时间、代谢途径、副作用和相互作用等因素。

药物的作用时间是指药物从给药到药效消失所经历的时间。了解药物的作用时间有助于确定给药间隔和调整剂量。一些麻醉药物具有持久性作用，可以提供较长的麻醉效果；而另一些药物的作用时间较短，可能需要频繁给药以维持麻醉效果。

药物的代谢途径是指药物在体内转化为其他物质或被排出体外的方式。了解药物的代谢途径可以帮助预测药物的药代动力学特性，并避免在具有肝肾功能障碍的患者中使用代谢依赖的药物。例如，对于肝功能不全的患者，可能需要减少代谢药物的剂量或选择非依赖肝脏代谢的药物。

综合考虑这些因素，医务人员可以选择最合适的麻醉药物和给药方案，以达到理想的麻醉效果，保证在麻醉效果的同时，尽量减少患者可能面临的风险。

二、麻醉药物的剂量控制

麻醉药物的剂量控制是根据患者的需要和手术的要求，给予适当的药物剂量以产生理想的麻醉效果。具体的剂量控制策略包括以下几个方面。

（一）药物选择

药物选择是麻醉药物使用过程中的重要环节，根据手术类型和预期效果选择合适的麻醉药物。常用的全身麻醉药物包括吗啡类药物、巴比妥类药物和苯二氮䓬类药物等；局部麻醉药物主要包括利多卡因、丁哌卡因等。

吗啡类药物是一类强效镇痛药物，具有良好的镇痛效果，可用于手术前、手术中和手术后的镇痛。其作用机制是通过与中枢神经系统的阿片受体结合，减少疼痛传导，达到止痛的目的。吗啡类药物常用的有吗啡、芬太尼等。

巴比妥类药物是一类具有镇静和抗癫痫作用的药物，常用于全身麻醉。它们通过增强神经递质-γ-氨基丁酸（GABA）的抑制性作用，产生镇静和抗惊厥效果。常见的巴比妥类药物有硫喷妥钠、苯巴比妥等。

苯二氮䓬类药物是一类广泛使用的全身麻醉药物，具有快速起效和维持时间短的特点。它们通过与中枢神经系统的GABA受体结合，产生镇静、催眠和抗惊厥作用。常见的苯二氮䓬类药物有地西泮、异戊巴比妥等。

局部麻醉药物主要用于手术区域的局部麻醉，能够阻断神经传导，使患者在手术过程中不感到疼痛。利多卡因是最常用的局部麻醉药物之一，具有良好的麻醉效果和较长的持续时间。丁哌卡因也是常用的局部麻醉药物，其作用时间更长，适用于较长时间的手术操作。

在选择药物时，医务人员还需要考虑患者的年龄、体重、健康状况和既往药物过敏史等因素。对于老年患者和儿童患者，可能需要调整药物剂量。对于存在特殊疾病或药物过敏史的患者，需要避免使用可能引发不良反应的药物。

（二）剂量调整

剂量的调整是根据患者的反应和监测指标来进行的，旨在确保麻醉药物的效果可控和患者的安全。

在麻醉过程中，初始剂量的选择至关重要。初始剂量应足够使患者迅速进入麻醉状态，以避免手术过程中的疼痛和不适。初始剂量的选择需要综合考虑患者的年龄、体重、病史和手术类型等因素，并根据临床经验进行合理调整。

随后，根据患者的需要和监测指标来调整剂量，以维持麻醉的深度和稳定性。监测指标包括血压、心率、呼吸频率、麻醉深度等。通过监测这些指标，医务人员可以评估麻醉的效果，并根据需要进行剂量调整。

例如，如果患者的麻醉深度不足，可能需要增加药物的剂量以提供更深的麻醉效果。相反，如果患者的麻醉深度过深，可能需要减少药物的剂量以避免过度麻醉和不良反应的发生。

还需要注意药物的给药速度。给药速度过快可能导致药物在体内积聚，增加不良反应的风险；而给药速度过慢可能导致麻醉效果的延迟和不足。医务人员需要根据药物的特点和患者的情况，控制药物的给药速度，以确保麻醉效果的可控性。

（三）并发症预防

在使用麻醉药物时，预防并发症是非常重要的。以下是一些预防并发症的常见措施。

1.合理选择肌松药物

肌松药物用于放松患者的肌肉，以便进行手术操作。如果肌松药物使用不当，可能导致术中肌松不足或肌松过度。为了预防这些并发症，医务人员需要根据手术类型和患者特点选择适当的肌松药物，并严格控制剂量。

2.预防过敏反应

麻醉药物可能引发过敏反应，在使用药物之前，医务人员需要充分了解患者的过敏史，并避免使用可能引发过敏反应的药物。如果患者存在过敏风险，可以考虑进行皮肤过敏试验或其他相关检查，以选择合适的麻醉药物。

3.个体化管理

每位患者的情况是不同的，医务人员需要全面评估患者的健康状况、手术类型和相关风险因素，并根据患者的特点制定个体化的麻醉方案。在整个麻醉过程中，医务人员需要密切观察患者的反应和监测指标，并及时调整药物剂量和给药方式。

三、麻醉药物的个体化应用

每位患者的生理状况和手术需求都不同，因此麻醉药物的使用需要个体化应用。个体化应用可以通过以下几个方面来实现。

（一）患者评估

患者评估是在麻醉过程中非常重要的一环，通过了解患者的年龄、性别、身体状况、既往病史、过敏史等信息，能够对患者对麻醉药物的敏感性和耐受性进行评估，从而制定个体化的麻醉方案。

了解患者的年龄和性别对麻醉药物的选择和剂量调整具有重要影响。不同年龄段的患者对麻醉药物的代谢和清除速度可能存在差异，需要根据年龄特点进行相应的剂量调整。例如，老年患者通常需要减少药物剂量，而儿童患者则可能需要根据体重来确定药物剂量。

了解患者的身体状况和既往病史对麻醉药物的使用非常重要。某些疾病或身体状况可能会影响麻醉药物的代谢和清除，增加不良反应的风险。例如，肝功能或肾功能受损的患者可能需要减少药物剂量或选择不依赖肝肾代谢的药物。了解患者的既往病史还能够预测可能的并发症和风险，从而采取相应的措施进行预防。

同时，了解患者的过敏史是非常重要的。某些患者可能对特定的麻醉药物或其他相关药物存在过敏反应的风险。在选择麻醉药物时，需要避免使用可能引发过敏反应的药物，减少不良反应的发生。

患者评估还包括了解患者的精神状态、口腔和喉部的情况、体位和移动能力等因素。这些因素会影响麻醉药物的给药方式和操作方法的选择。例如，对于焦虑或恐惧的患者，可能需要辅助镇静来缓解情绪；对于存在口腔或喉部问题的患者，需要注意选择合适的插管方式和操作技巧。

（二）手术类型

根据手术的类型、持续时间和刺激程度等因素，选择合适的麻醉药物和剂量是非常重要的。不同手术类型对麻醉的需求有所不同，需要综合考虑多个因素来进行合理选择。

手术类型是选择麻醉药物的重要依据之一。根据手术的部位和范围，可以分为大型手术和小型手术。对于大型手术，可能需要使用较强效的麻醉药物以确保充分的麻醉深度和止痛效果。这些手术通常包括心脏手术、开放性腹部手术等。而对于小型手术，如表面手术或局部手术，可以选择作用时间短且较轻的麻醉药物。

手术的持续时间也会影响麻醉药物的选择。长时间手术可能需要选择持久作用的麻醉药物，以确保麻醉效果的持久性。相反，短时间手术可以选择作用时间较短的麻醉药物，以减少药物积累和延长恢复时间。

手术的刺激程度也需要考虑。一些手术可能会引起较强的疼痛刺激，因此需要选择具有较强镇痛效果的麻醉药物。这样可以有效地控制术中和术后的疼痛，提供患者的舒适度。

在选择麻醉药物时，医务人员还需要考虑患者的年龄、体重、身体状况和既往病史等因素。不同年龄段的患者对麻醉药物的代谢和清除速度可能存在差异，需要根据年龄特点进行相应的剂量调整。同时，了解患者的身体状况和既往病史能够预测可能的并发症和风险，从而采取相应的措施进行预防。

（三）药物相互作用

在麻醉过程中，药物相互作用是需要考虑的重要因素之一。不同药物之间的相互作用可能会影响药物的药效、药代动力学和药物副作用，需要避免不良反应和药物不良事件的发生。

了解患者正在使用的其他药物是非常重要的。患者可能同时接受其他药物治疗，包括处方药、非处方药和补充剂等。这些药物可能会与麻醉药物发生相互作用。例如，某些药物可能增加或减少麻醉药物的代谢和清除速度，从而影响麻醉效果。还有一些药物可能增加麻醉药物的中枢神经系统抑制作用，导致呼吸抑制或低血压等不良反应。因此，在选择麻醉药物时，医务人员需要了解患者正在使用的其他药物，并根据相互作用的风险来调整麻醉药物的选择和剂量。

需要注意特殊药物的相互作用。某些药物具有特殊的相互作用风险，需要特别关注。例如，血液稀释剂、抗凝药物和抗血小板药物可能会增加手术中出血的风险；抗抑郁药物和镇静药物可能增加麻醉药物的中枢神经系统抑制效果；酮康唑等抗真菌药物可能干扰麻醉药物的代谢。因此，在使用这些特殊药物时，医务人员需要谨慎选择麻醉药物，并密切监测患者的反应和监测指标。

还需要注意食物和饮料与麻醉药物之间的相互作用。某些食物和饮料可能会影响麻醉药物的吸收、分布和代谢，从而改变药物的药效和药代动力学。例如，葡萄柚汁可能抑制某些麻醉药物的代谢，导致药物在体内积累，增加不良反应的风险。因此，医务人员需要告知患者在手术前禁止进食或饮用特定的食物和饮料。

第三节　麻醉监测与评估

麻醉监测与评估是在麻醉过程中非常重要的环节，旨在确保患者的安全和舒适。通过对患者生命体征和麻醉深度等指标的监测和评估，医务人员能够了解麻醉效果、调整麻醉药物剂量，并及时发现并处理可能的并发症和不良反应。

一、生命体征的监测与评估

（一）血压监测

血压监测是麻醉过程中非常重要的一项指标，它可以评估患者的循环功能和组织灌注情况，提供了关于心血管系统状态的重要信息。在麻醉期间，医务人员需要定期监测患者的血压，并根据监测结果来评估血流动力学状态和调整麻醉药物剂量，以维持合理的血压水平。

血压的监测方法主要包括间断式血压测量和连续式血压测量两种。

1.间断式血压测量

间断式血压测量是通过使用袖带和听诊器或电子仪器来测量患者的血压。这种方法通常是每隔一段时间（如 5～15 分钟）进行一次测量，以获得患者的收缩压（systolic blood pressure，SBP）、舒张压（diastolic blood pressure，DBP）和平均动脉压（mean arterial pressure，MAP）。间断式血压测量简单易行，适用于大多数手术情况，但由于测量的不连续性，无法提供连续而实时的血压波形信息。

2.连续式血压测量

连续式血压测量是通过使用无创或有创的血压传感器与监护仪器相连，实时地监测患者的血压。这种方法可以提供连续而准确的血压波形，包括 SBP、DBP、MAP 以及心率等信息。连续式血压监测能够更精确地评估血压的变化趋势，并能够及时发现血压异常。

在麻醉过程中，医务人员需要根据患者的具体情况和手术类型来确定合理的目标血压范围。一般来说，正常成年人的平均动脉压（MAP）应保持在 70～105 mmHg 之间，但对于某些特定的病患或手术，可能需要更高或更低的血压控制目标。

当血压偏高时，可能会增加心脏负荷和器官损伤的风险。此时，医务人员可以适当调整麻醉药物的剂量和给药速度，以降低血压水平。常用的降压药物包括硝普钠、硝酸甘油和β受体阻滞剂等。

相反，当血压偏低时，可能会导致组织灌注不足和器官功能障碍。在这种情况下，医务人员需要采取措施来提高血压水平，如调整麻醉药物的剂量、增加输液量、应用血管活性药物等。

麻醉过程中还需要密切观察患者的心率、尿量、皮肤颜色、末梢循环情况等指标，以全面评估患者的循环状态和组织灌注情况。这些指标的变化可以提供关于血流动力学改变的重要线索，有助于及时发现并处理可能的并发症和不良反应。

（二）心率监测

心率监测在评估心脏功能和自主神经系统状态方面扮演着重要角色。它能提供有关患者的麻醉深度和心脏代偿能力的信息，从而使医务人员能够及时调整麻醉药物的剂量。在麻醉过程中，心率通常会发生一定的变化，我们必须确保心率保持在安全范围内，以避免过快或过慢所引起的不良反应。

麻醉过程中，通过使用心电图监测仪器，可以实时监测患者的心率。这种仪器可以将心脏的电活动转换为可视化的波形图，并通过计算心跳的频率来确定心率。医务人员可以根据这些数据来了解患者的心脏状况，包括心律是否规则、心率是否过快或过慢等。

正常情况下，成年人的静息心率通常在60～100次/分钟之间。然而，在麻醉过程中，由于药物的影响以及手术刺激等因素，患者的心率可能会有所变化。例如，麻醉药物可能会导致心率下降，特别是麻醉诱导期间。手术刺激则可能引起心率的增加。医务人员需要密切监测患者的心率，并根据需要采取相应的措施。

如果患者的心率过快或过慢，可能会出现一些不良反应。心率过快可能导致心脏负担增加、心肌耗氧增加，甚至可能引发心律失常。心率过慢则可能导致心排血量减少，引起低血压和组织灌注不足等问题。因此，及时调整麻醉药物剂量以控制心率是非常重要的。

除了心率监测仪器外，还可以使用其他方法来监测心率。例如，通过触摸患者的动脉（如颈动脉或桡动脉），医务人员可以感知到患者的脉搏，并计算出心率。此外，一些先进的监测设备还可以提供更详细的心率变异性分析，以评估自主神经系统的功能状态。

（三）呼吸频率与氧饱和度监测

呼吸频率和氧饱和度的监测对于评估呼吸功能和氧合情况至关重要。通过监测患者的呼吸频率和氧饱和度，医务人员能够判断麻醉深度以及呼吸抑制的风险，并根据需要调整麻醉药物的剂量。正常的呼吸频率和足够的氧饱和度有助于维持适当的氧供应和二氧化碳排出，避免低氧血症和高碳酸血症的发生。

在麻醉过程中，呼吸频率可以通过观察患者胸部或腹部的运动来进行初步评估。为了更准确地监测呼吸频率，常常使用呼吸监测仪器，如呼吸带、胸部呼吸导联等。这些设备能够实时记录患者的呼吸活动，并提供准确的呼吸频率数据。通常情况下，成年人的正常呼吸频率在 12～20 次/分钟之间，但在麻醉过程中可能会有所变化。

另一个重要的指标是氧饱和度。氧饱和度是指血液中的氧气与结合血红蛋白的比例，通常以百分比表示。正常情况下，成年人的氧饱和度应该在 95%以上。通过使用脉搏氧饱和度监测仪器（如脉搏氧饱和度仪或脉搏血氧仪），医务人员可以实时监测患者的氧饱和度。这些设备通过传感器将光信号发送到患者的皮肤上，然后根据信号的反射程度来计算氧饱和度。

如果患者的呼吸频率过快可能导致过度通气和呼吸性碱中毒，过慢的呼吸频率则可能引起通气不足和呼吸性酸中毒。低氧血症也是一个严重的问题，会导致组织缺氧和器官功能障碍。因此，准确监测呼吸频率和氧饱和度对于保证患者的安全至关重要。

（四）温度监测

体温监测在麻醉过程中能够评估患者的代谢状态和组织灌注情况。全身麻醉会影响患者的体温调节能力，需要密切监测患者的体温，并采取相应的措施来保持体温在适当的范围内，以避免低温或高温对患者产生不良影响。

体温监测可以通过多种方法进行。最常见的方法是使用体温计，如电子体温计或耳温计。这些设备能够快速准确地测量患者的体温。还可以使用体表贴片温度计或无接触红外线温度计等非接触式体温监测设备。医务人员可以根据具体情况选择合适的体温监测方法。

在麻醉过程中，低体温（低于正常范围）和高体温（超过正常范围）都可能对患者产生不良影响。低体温可能导致新陈代谢减慢、血管收缩、心律失常和凝血功能异常等问题。高体温则可能导致代谢亢进、脱水、感染和器官功能损害。

对于低体温，可以使用保温毯或加热设备来提供额外的热量，帮助患者保持正常的体温。还可以调整手术室的环境温度，并监测麻醉药物的影响，以避免过度降低患者的体温。对于高体温，可以通过物理降温方法如冷却毯、冰袋等来散热，或者给予适当的药物来降温。

（五）尿量监测

尿量监测能够评估肾脏功能和循环状态。在麻醉过程中，由于麻醉药物的作用、手术刺激以及液体管理等因素，患者可能出现尿量减少的情况。通过监测尿量，医务人员可以及时发现肾脏功能异常、液体平衡失调等问题，并采取相应的处理措施。

监测尿量通常通过使用尿量计或尿袋来实现。尿量计是一种设备，可以准确地记录患者排尿的总量。尿袋则用于收集患者的尿液，通过观察尿袋内的液位变化来估计尿量。医务人员需要定期检查尿量，并记录在麻醉记录单上，以便进行后续的分析和评估。

正常情况下，成年人每小时的尿量通常在 30～50mL 之间。而在麻醉过程中，患者的尿量可能会受到多种因素的影响而发生变化。例如，麻醉药物可能抑制肾脏的功能，导致尿量减少。同时，手术刺激和液体管理策略也可能对尿量产生影响。

尿量减少可能是肾脏功能异常或液体平衡失调的表现。如果患者的尿量持续减少，可能意味着肾脏灌注不足、肾衰竭或其他肾脏问题。尿量减少还可能与体液缺失、低血压或容量不足等液体平衡问题有关。医务人员需要进一步评估患者的情况，并根据具体情况采取相应的处理措施，如给予补液或调整麻醉药物剂量。

二、麻醉深度的监测与评估

除了监测生命体征，还需要对麻醉深度进行监测和评估。麻醉深度的控制是麻醉过程中非常重要的一环，过深或过浅的麻醉深度都可能带来风险。常见的麻醉深度监测方法包括：

（一）BIS（脑电双频指数）

BIS（脑电双频指数）是一种通过监测患者脑电图来评估麻醉深度的定量指标。它通过分析脑电信号的频率和幅度，将结果转化为一个 0～100 的数值，用来表示麻醉深度，其中数值越低代表麻醉越深。BIS 技术基于对大量脑电图数据进行研究和分析，建立了与麻醉深度相关的模型。

使用BIS监测仪器可以在麻醉过程中实时监测患者的脑电活动，并计算出相应的BIS值。这些数值反映了患者的意识状态和麻醉深度。通常情况下，清醒状态下的 BIS 值约为 90～100，而完全无意识的状态下的 BIS 值可能低至 40 以下。

医务人员可以根据患者的 BIS 值来调整麻醉药物的剂量，以维持适当的麻醉深度。如果 BIS 值过高，可能意味着麻醉深度不够，需要增加麻醉药物的剂量。相反，如果 BIS 值过低，可能意味着麻醉过深，需要减少麻醉药物的剂量。通过监测和调整 BIS 值，医务人员可以在手术期间确保患者处于适当的麻醉状态。

BIS 技术的优点之一是它提供了一个定量的指标来评估麻醉深度，避免了主观判断的影响。BIS 还能够提供实时反馈，帮助医务人员更精确地控制麻醉深度，并减少麻醉风险。

需要注意的是，BIS 仅作为辅助工具来评估麻醉深度，医务人员还应综合考虑其他临床指标和患者的病情来做出最终决策。个体差异、药物相互作用和其他因素也可能影响 BIS 值的解读，因此医务人员需要在临床实践中谨慎使用和解释 BIS 数据。

（二）临床观察法

临床观察法是一种通过观察患者的瞳孔反应、肌张力、呼吸模式、血压变化等临床表现来评估麻醉深度的方法。尽管这种方法具有主观性较强的特点，但在临床实践中仍然具有重要意义。通过结合多个观察指标进行综合评估，医务人员可以更全面地了解患者的麻醉深度情况。

观察瞳孔反应是评估麻醉深度的常用方法之一。正常情况下，瞳孔对光有明显的收缩和扩张反应。在麻醉过程中，麻醉药物可能会影响瞳孔的反应性，使其变得迟钝或消失。医务人员可以通过照射光源或使用手电筒等工具来刺激患者的瞳孔，并观察其收缩程度和速度，以评估麻醉深度。

肌张力的观察也是评估麻醉深度的重要指标之一。在浅麻醉状态下，患者的肌张力通常较高，肌肉处于紧张状态。随着麻醉的加深，肌张力逐渐减弱，肌肉变得松弛。医务人员可以通过观察患者的肢体活动性和肌肉松弛程度来评估麻醉深度。

呼吸模式的观察也对评估麻醉深度具有重要意义。在深度麻醉状态下，患者的呼吸通常变得更加平稳而缓慢，呼吸频率降低。呼吸深度和呼吸模式的变化也可以用于判断麻醉深度。

血压变化是另一个可观察的指标，可以帮助评估麻醉深度。在浅麻醉状态下，患者的血压通常较高，而在深度麻醉状态下，血压可能会下降。医务人员可以通过监测患者的血压变化来了解麻醉深度的情况。

虽然临床观察法具有主观性较强的特点，但它在麻醉过程中仍然具有重要的意义。医务人员可以通过结合多个观察指标进行综合评估，以更全面地了解患者的麻醉深度情况。值得注意的是，临床观察法存在一定的主观性和局限性，在实践中应与其他客观的麻醉监测指标相结合，以提高麻醉深度评估的准确性和可靠性。

三、并发症的监测与评估

并发症的监测与评估在麻醉过程中至关重要。尽管麻醉是安全有效的，但仍然存在潜在的风险和可能的并发症。通过密切监测患者的生理参数、临床表现和实验室检查结果，医务人员能够及早发现并及时处理任何可能的并发症，从而确保患者的安全和良好的手术结果。

在麻醉过程中，常见的并发症包括低血压、心律失常、氧饱和度下降、恶心和呕吐等。以下将详细介绍这些并发症的监测与评估方法。

（一）低血压

低血压是麻醉过程中常见的并发症之一，可能由于麻醉药物引起的血管扩张或心排血量减少所致。监测血压对于及时发现低血压并采取相应措施至关重要。通常使用无创性血压监测设备来实时测量患者的血压变化。

在麻醉过程中，医务人员应密切监测患者的血压，并根据患者的年龄、基础疾病和手术情况来确定目标血压范围。正常血压范围会因个体差异而有所变化，但一般成年人的收缩压应保持在 90～140mmHg 之间，舒张压应保持在 60～90mmHg 之间。然而，对于某些特定的患者群体，如老年人或有心脑血管疾病的患者，可能需要更具体的目标血压范围。

如果发现患者出现低血压，医务人员需要迅速采取相应的处理措施。可以通过调整患者的体位来提高血压，如将患者从仰卧位转为平卧位或半坐位。可以考虑给予补液来增加循环容量，并改善心脏的充盈状态。对于需要进一步提高血压的患者，可能需要使用血管活性药物，如去甲肾上腺素或多巴胺等。

除了实时监测血压，还可以通过观察患者的临床表现来评估低血压。常见的症状包括头晕、乏力、恶心、出汗和皮肤苍白等。通过监测其他生理参数如心率、尿量和氧饱和度等，也可以辅助评估低血压的严重程度和影响范围。

在评估和处理低血压时，医务人员应根据患者的整体情况进行综合判断，并及时调整麻醉药物、液体管理和其他治疗措施。需要注意的是，过度纠正低血压可能会导致高血压或其他不良反应，因此在处理低血压时需谨慎操作。

（二）心律失常

心律失常是一种常见的麻醉并发症，可能由于麻醉药物的影响、电解质紊乱或心脏疾病等因素引起。心律失常指心脏节律的异常变化，包括心跳过速（心率快于正常范围）、心跳过缓（心率慢于正常范围）以及心跳不规则等情况。

在麻醉过程中，监测患者的心律变化非常重要，这可以通过心电图（ECG）来实时观察。ECG 记录了心脏的电活动，能够准确反映心脏节律和传导情况。医务人员应该密切关注患者的心律变化，及时发现和处理心律失常。

引起心律失常的原因有多种。麻醉药物如苯妥英钠、利多卡因等可以影响心脏的电传导系统，导致心律失常的发生。电解质紊乱，特别是血钾水平异常（高钾或低钾），也是心律失常的常见原因。其他还包括心肌病、冠心病、心肌缺血等心脏疾病。

对于出现心律失常的患者，医务人员需要根据具体情况采取相应的治疗措施。如果心率过快，可以使用抗心律失常药物来控制心律。常用的药物包括β受体阻滞剂、钙离子通道阻滞剂等。如果心率过慢或传导阻滞严重，可能需要进行电复律，即通过给予适当电击来恢复正常的心脏节律。

除了药物和电复律，改变麻醉药物的剂量和种类，纠正电解质紊乱，以及处理潜在的心脏疾病也是治疗心律失常的重要措施。

（三）氧饱和度下降

在麻醉过程中，患者的氧饱和度下降可能导致低氧血症。氧饱和度是指血液中氧气与结合血红蛋白的比例，通常以脉搏氧饱和度来进行监测。

使用脉搏氧饱和度监测仪器可以实时监测患者的氧饱和度。这种监测仪器通过红外光线传感器和探头放置在患者的指尖或耳垂上，可以非侵入性地测量出氧饱和度的数值，并显示在监护仪上。医务人员应密切关注患者的氧饱和度变化，一旦发现下降，应及时采取措施纠正。

造成氧饱和度下降的原因有多种。由于麻醉药物的抑制作用，患者的呼吸中枢受到抑制，导致通气不足，影响氧气的摄入和二氧化碳的排出。在手术过程中，患者可能会处于体位改变、肌松状态或机械通气等情况下，也容易导致氧饱和度下降。

当患者的氧饱和度下降时，医务人员应根据具体情况采取相应的治疗措施。可以给予患者氧气补充，通过面罩或鼻导管等途径提供高浓度的氧气，以增加血液中氧气的含量。如果低氧血症严重，可能需要进行呼吸机辅助通气或插管进行机械通气来保证足够的氧合。还应检查呼吸道是否通畅，纠正有关因素，如清除分泌物、改变体位等。

除了氧气补充和通气支持外，医务人员还应关注可能导致氧饱和度下降的其他因素，如出血、肺栓塞等，并及时采取相应的治疗措施。

（四）恶心和呕吐

恶心和呕吐是麻醉过程中常见的并发症之一，可能由多种原因引起。麻醉药物本身可以刺激呕吐中枢，导致恶心和呕吐的发生。特别是吗啡类药物和氯丙嗪等镇静药物，其抗胆碱能作用可能会增加呕吐的风险。手术刺激、术后疼痛以及体位改变等也可能触发恶心和呕吐反应。液体平衡失调、血压下降、电解质紊乱等情况也可能导致恶心和呕吐的发生。

在麻醉过程中，医务人员应询问患者是否有恶心和呕吐感，并密切观察呕吐的发生。如果患者出现恶心和呕吐，应及时采取相应的治疗措施。可以考虑给予止吐药物来缓解症状。常用的止吐药物包括5-羟色胺受体拮抗剂（如奥曲肽）、多巴胺受体拮抗剂（如多巴胺受体阻滞剂）以及抗组胺药物（如异丙嗪）。这些药物可以通过调节神经递质的活动来减少恶心和呕吐的发生。对于液体平衡失调、血压下降或电解质紊乱引起的恶心和呕吐，应及时纠正这些问题，以改善患者的症状。

除了药物治疗，还可以采取一些支持性治疗措施来缓解恶心和呕吐。例如，保持患者的体位舒适、避免过度运动、提供清淡易消化的饮食等，有助于减轻症状。对于术后恶心和呕吐，还可以通过恢复患者的肠功能、逐渐恢复饮食和行走等来促进康复。

每个患者的情况可能不同，对于恶心和呕吐的处理也应根据具体情况进行个体化的治疗。医务人员应仔细观察患者的症状，评估可能的原因，并根据需要采取相应的治疗措施，以提供更好的术后护理和舒适度。

此外，在麻醉过程中还需要监测和评估其他可能的并发症，如过敏反应、血栓形成等。医务人员应密切关注患者的临床表现和生理参数，并及时采取必要的措施来处理并发症。

第四节　不同手术类型的麻醉管理

一、普通外科手术

普通外科手术是指包括腹部手术、胸部手术、甲状腺手术等在内的一类常见外科手术。针对不同类型的普通外科手术，麻醉管理方法会有所不同，以满足手术的需求和患者的安全。以下是普通外科手术中常见的麻醉管理方法。

（一）全麻

全麻是普通外科手术中最常用的麻醉管理方法。通过给予麻醉药物使患者进入无意识状态，并通过气管插管或面罩给予氧气和麻醉药物，以确保患者在手术过程中不感到疼痛，并保持生理稳定。

在进行全麻时，麻醉团队会根据患者的身体状况、手术类型和预期手术时间等因素制定个体化的麻醉方案。以下是全麻的一般程序。

1.麻醉诱导

在手术开始前，麻醉医生会给予镇静剂（如丙泊酚或异丙酚）和麻醉药物（如芬太尼），使患者迅速进入无意识状态。这样可以减轻患者的焦虑和疼痛感觉，为手术做好准备。

2.气管插管或面罩通气

一旦患者进入无意识状态，麻醉医生会进行气管插管或使用面罩给予氧气和麻醉药物。气管插管是将导管插入患者的气管，以确保呼吸道通畅，并通过这根导管进行通气。面罩通气则是通过将面罩覆盖在患者的口鼻处，给予氧气和麻醉药物。

3.麻醉维持

在手术过程中，麻醉医生会监测患者的生命体征，包括血压、心率、呼吸情况等，并根据需要调整麻醉深度和药物剂量。通过密切监测，麻醉医生可以确保患者在手术过程中保持稳定的麻醉状态和良好的生理功能。

4.手术结束

当手术即将结束时，麻醉医生会逐渐减少麻醉药物的给予，并评估患者的清醒程度。一旦患者开始苏醒，麻醉团队会拔除气管导管或停止面罩通气，让患者自主呼吸。

5.术后恢复

手术结束后，患者会被转移到恢复室或重症监护室进行观察和护理。麻醉医生会继续监测患者的生命体征，并提供术后镇痛和药物支持，以确保患者的舒适度和康复。

全麻是一种复杂的麻醉管理方法，需要专业的麻醉团队来执行。麻醉医生和护士在整个过程中需密切合作，确保患者的安全和手术顺利进行。

（二）局麻

局麻是一种常用的麻醉管理方法，通过在手术区域施加麻醉药物，使手术部位产生麻木和无痛感。相比于全麻，局麻只作用于特定的神经或局部组织，减少了对整个身体的麻醉影响，有助于减轻术后疼痛、提高患者的舒适度，并促进康复。以下是局麻的一般程序。

1.麻醉前评估

在进行局麻之前，麻醉医生会对患者进行评估，包括检查患者的身体状况、了解过敏史和药物使用情况等。这有助于确定是否适合进行局麻以及选择合适的麻醉药物。

2.局部麻醉药物注射

在手术区域的皮肤上清洁消毒后，麻醉医生会使用注射器将局麻药物注入特定的神经或局部组织中。局麻药物可以阻断神经传导，使手术区域麻木和无痛。

3.手术进行

一旦局麻药物起效，手术可以开始进行。患者在手术过程中不会感到疼痛，但仍能感受到压力或触摸的刺激。

4.麻醉监测

在局麻期间，麻醉医生会密切监测患者的生命体征，包括心率、血压和呼吸情况等。这有助于确保患者的安全和舒适度。

5.术后恢复

手术结束后，局麻的作用会逐渐消退。麻醉医生会评估患者的疼痛程度，并根据需要给予相应的镇痛药物。麻醉团队还会提供必要的护理和指导，以促进患者的康复。

（三）脊麻（硬膜外麻醉）

脊麻，又称硬膜外麻醉，是一种通过在患者的腰椎间隙注射麻醉药物来实现下半身麻木和无痛感的麻醉管理方法。脊麻在下肢手术、腹部手术等普通外科手术中被广泛应用。

脊麻的操作过程相对简单，在手术前，患者需要接受一些必要的准备工作，包括清空膀胱和排空肠道。然后，患者被安置在侧卧位或坐位上，以便医生能够准确地定位腰椎间隙。

在局部麻醉药物的使用上，常用的药物包括局麻药和阻滞剂。局麻药主要用于产生麻木和无痛感，而阻滞剂则用于延长麻醉效果的持续时间。在注射药物之前，医生会进行皮肤消毒，并使用麻醉针穿刺腰椎间隙，将药物注射到硬膜外间隙中。

脊麻的麻醉效果往往迅速而可靠。一旦麻醉药物开始发挥作用，患者的下半身会逐渐产生麻木和无痛感，从而使手术过程变得可行和无痛苦。脊麻还具有较低的并发症风险，相对于全身麻醉来说更加安全。

然而，脊麻也存在一些潜在的风险和注意事项。例如，由于脊麻会导致血压下降，因此需要监测患者的血压和心率等生命体征。脊麻还可能引起头痛、呕吐等不适症状。因此，在实施脊麻时，医生需要密切关注患者的情况，及时处理并发症。

二、神经外科手术

神经外科手术是一种对中枢神经系统进行干预和治疗的手术，涉及脑、脊髓和周围神经等重要组织。在神经外科手术中，正确的麻醉管理是至关重要的，以确保手术过程的安全性和患者的舒适度。

（一）局麻联合全身麻醉

局麻联合全身麻醉是在某些神经外科手术中常用的麻醉管理方法。它结合了局部麻醉和全身麻醉的优势，通过给予局部麻醉药物来实现局部的麻木和无痛感，从而减少对全身麻醉药物的需求。

对于一些特定的神经外科手术，如颅内手术或部分脊髓手术，医生可能选择局麻联合全身麻醉的方式。这种麻醉管理方法可以通过给予局部麻醉药物，将神经刺激传导阻断在手术区域内，使患者在手术过程中不感受到疼痛。与此同时，全身麻醉也会给予患者足够的镇静和无意识状态，以确保手术的顺利进行。

局麻联合全身麻醉相较于仅使用全身麻醉有许多优势。它可以减少全身麻醉药物的使用量，从而降低对患者的不良反应。全身麻醉药物有一定的副作用和风险，如恶心呕吐、嗜睡、过敏反应等。通过减少全身麻醉药物的使用，可以减轻患者在术后的不适感。

局麻联合全身麻醉能够提供更好的术中控制。局部麻醉药物能够实现局部麻木和无痛感，有效控制手术刺激和疼痛感受。这对于一些神经外科手术来说尤为重要，因为手术区域可能与重要的神经结构相邻，需要精确且细致的操作。局部麻醉的应用可以提供更好的术中可控性和安全性。

局麻联合全身麻醉也有一些注意事项。医生需要根据手术类型和患者的具体情况来确定适当的局麻药物和剂量，以避免局部毒性或过敏反应的发生。麻醉医生需要密切监测患者的生理指标，如血压、心率和呼吸等，以确保全身麻醉和局部麻醉的平衡和安全。

（二）术中显像引导

术中显像引导是一种在神经外科手术中广泛应用的技术。它通过将显像剂注入患者体内，并结合 X 射线、CT 或 MRI 等影像技术，帮助医生精确定位手术目标。在术中显像引导下，麻醉医生需要与外科团队紧密合作，确保患者的体位和麻醉深度适合显像过程，并及时调整麻醉管理以满足手术需求。

在某些神经外科手术中，如脑肿瘤切除术或脊髓手术，精确定位手术目标对于手术成功至关重要。术中显像引导可以提供实时的图像信息，帮助医生准确识别病变部位、解剖结构和相关组织，从而指导手术操作。这种技术能够增加手术的精确性和安全性，减少损伤周围健康组织的风险。

在术中显像引导下，麻醉医生扮演着重要的角色。麻醉医生需要与外科团队进行充分的沟通和协调，了解手术的具体需求和显像引导的步骤。在手术前，麻醉医生会评估患者的健康状况，并根据手术类型和显像引导的要求制定个性化的麻醉方案。

在手术中，麻醉医生需要确保患者的体位和麻醉深度适合显像过程。特别是在进行脑部手术时，患者需要保持稳定的头颅位置，以便影像设备能够准确显示手术区域。麻醉医生还需要控制患者的呼吸和循环情况，以避免因移动或呼吸引起图像模糊或伪影的问题。

麻醉医生还需要及时调整麻醉管理以满足手术的需求。根据术中显像引导的进展，可能需要增加或减少麻醉药物的剂量，以保持患者的镇静和无意识状态。在某些情况下，麻醉医生还可能需要采取临时的麻醉措施，如快速调整体位或给予额外的镇痛药物，以确保患者的舒适度和手术进展的顺利进行。

（三）神经监测

神经监测是神经外科手术中的重要组成部分。通过使用神经监测技术，如脑电图、脊髓诱发电位和脑干诱发电位等，麻醉医生能够实时监测患者的神经功能状态，并了解手术对神经系统的影响。这有助于及时调整麻醉深度和药物使用量，以保护患者的神经功能并避免潜在的并发症。

在神经外科手术中，神经监测的目标是评估和保护患者的神经功能。不同的监测技术可以提供关于不同神经系统的信息。

1.脑电图（EEG）

脑电图监测记录大脑皮层电活动的变化。通过贴附电极在头皮上，可以观察到脑电波的频率、振幅和形态等特征。在神经外科手术中，脑电图监测可以用于评估大脑功能状态，包括意识水平、脑电活动的稳定性和癫痫活动等。如果出现异常变化，麻醉医生可以调整麻醉药物的剂量和类型，以保护患者的脑功能。

2.脊髓诱发电位（SSEP）

脊髓诱发电位监测是通过刺激周围神经并记录其反应来评估脊髓功能。在手术期间，通过电极将信号从肢体传输到电脑中进行分析。脊髓诱发电位监测可以帮助麻醉医生了解脊髓的功能状态，包括感觉和运动功能。如果出现异常变化，麻醉医生可以及时调整麻醉深度或采取其他措施以避免神经功能受损。

3.脑干诱发电位（BAEP）

脑干诱发电位监测用于评估听觉通路和脑干功能。通过在头皮上贴附电极并刺激听觉通路，可以记录到脑干诱发电位的反应。这有助于麻醉医生了解患者的听觉功能状态，并监测手术对听觉系统的影响。

通过使用这些神经监测技术，麻醉医生可以及时了解患者的神经功能状态，并采取必要的措施来保护神经系统。如果监测结果出现异常，麻醉医生可以及时调整麻醉深度、药物使用量或手术操作，以避免患者神经功能受损。

麻醉医生需要与外科团队密切合作，确保监测设备的正确使用和数据的准确分析。通过有效的神经监测，可以提高神经外科手术的安全性和成功率，为患者提供更好的治疗效果和康复。

三、心脏手术

心脏手术是一种对心脏进行干预和治疗的手术，涉及心血管系统中重要的组织和结构。在心脏手术中，正确的麻醉管理至关重要，以确保手术过程的安全性和患者的舒适度。

（一）心肺转流

心肺转流是一些心脏手术中常用的技术，它需要暂时停止心脏跳动并建立起体外循环系统，以维持机体的氧合和血液循环。在心肺转流期间，麻醉医生需要采取措施确保患者处于充分的全身麻醉状态，并监测和维持体内的氧合和二氧化碳排出。

麻醉医生需要确保患者的全身麻醉深度充分。全身麻醉药物会使患者进入无意识状态，从而确保患者不会感受到手术过程中的疼痛或不适。在心肺转流过程中，麻醉医生需要根据患者的具体情况和手术类型，调整麻醉药物的剂量和类型，以维持适当的麻醉深度。

麻醉医生需要密切监测患者的血流动力学指标和麻醉深度。通过监测血压、心率和氧饱和度等指标，可以了解患者的循环状态和氧合情况。在心肺转流期间，麻醉医生需要及时调整药物使用量，以维持循环的稳定。麻醉深度的监测也很重要，可以通过脑电图等技术来评估患者的意识状态，并做出相应的调整。

麻醉医生还需要关注体内的氧合和二氧化碳排出。心肺转流过程中，患者的血液经过体外循环系统进行氧合和二氧化碳的清除。麻醉医生需要确保体外循环系统正常运作，监测血气分析结果，并调整体外循环机器的设置，以维持适当的氧合水平和酸碱平衡。

（二）多导联心电图和经食管超声

多导联心电图（ECG）和经食管超声（TEE）是常用的监测手段，它们对于麻醉医生来说具有重要的意义。

ECG 可以实时监测患者的心律和心脏功能。通过将电极贴附在患者身上，可以记录到心脏产生的电信号，并将其转化为心电图。ECG 可以提供关于心率、心律、QRS 间期、ST 段等信息，帮助麻醉医生判断患者的心脏功能状态是否正常。如果出现心律失常或其他异常情况，麻醉医生可以及时采取相应的措施，如调整药物剂量、给予抗心律失常药物等，以保持患者的循环稳定。

TEE 通过经食管插入探头进行超声检查，可以提供更详细的心脏结构和功能信息。TEE 可以直接观察心脏的大小、壁运动、瓣膜情况等，还可以检测心包积液等异常情况。这些信息对于麻醉医生来说非常有价值，可以帮助他们评估患者的心脏功能，指导手术操作和麻醉管理。例如，在瓣膜置换手术中，TEE 可以帮助麻醉医生评估人工瓣膜的位置和功能，确保其正确安装和正常工作。

ECG 和 TEE 的监测在开胸手术中是互补的。ECG 提供了一种简单而广泛应用的心电监测手段，可以实时了解患者的心脏电活动情况。而 TEE 则可以提供更为详细的心脏结构和功能信息，具有较高的分辨率和灵敏度。这两种监测手段结合使用，可以大大增加对患者心脏状态的了解，并能够及时发现并处理与手术相关的心脏问题。

以上只是针对不同手术类型的一些常见麻醉管理方法，实际情况可能因手术的复杂性、患者的身体状况以及麻醉团队的经验而有所不同。麻醉团队在选择合适的麻醉管理方法时，需充分考虑患者的个体差异和手术要求，以确保手术的安全性和患者的舒适度。

第五节　麻醉并发症的预防和处理

麻醉是医学中常用的一种技术，用于手术和其他疼痛性操作时使患者处于无痛状态。然而，麻醉也可能引发一些并发症，包括呼吸抑制、低血压、恶心和呕吐等。为了确保患者的安全和减少并发症的发生，麻醉团队需要采取一系列预防措施，并在必要时进行及时处理。下面将详细介绍麻醉并发症的预防和处理方法。

一、麻醉评估

麻醉评估是在手术前对患者进行全面的身体和病史评估，以确定最适合患者的麻醉方法。通过麻醉评估，可以评估患者的麻醉风险，并制定相应的麻醉计划和措施，确保手术过程的安全性和有效性。

（一）患者基本信息

在麻醉评估过程中，首要任务是收集患者的基本信息。这些基本信息将为麻醉师提供重要的参考，有助于计算合适的药物剂量和选择适当的麻醉方法。基本信息包括姓名、年龄、性别、身高和体重等。

收集这些基本信息的目的是为了确保对患者进行准确和全面的麻醉评估。同时，还需要保护患者的隐私和个人信息安全，确保这些信息仅用于医疗目的。在信息收集过程中，麻醉团队应遵守相关法律法规和医疗机构的规定，妥善处理和保护患者的个人信息。

（二）既往病史

了解患者的既往病史对于评估麻醉风险和制定合适的麻醉计划至关重要。以下是需要详细了解的既往病史信息。

1.过敏史

询问患者是否有过敏史，特别是与麻醉药物相关的过敏反应。某些患者可能对麻醉药物中的成分或其他药物类别（如青霉素、麻醉剂等）存在过敏反应。了解过敏史可以避免使用可能引发过敏反应的药物。

2.心脏病史

了解患者是否有心脏病史，包括冠心病、高血压、心力衰竭等情况。心脏病患者可能存在心脏功能不全或心肌缺血等问题，需要在麻醉中特别关注心脏监测和支持。

3.呼吸系统疾病史

询问患者是否有呼吸系统疾病史，如哮喘、慢性阻塞性肺疾病（COPD）等。呼吸系统疾病可能影响患者的气道通畅性和肺功能，需要在麻醉中注意保护患者的呼吸功能。

4.肝肾功能异常

了解患者是否有肝肾功能异常，如肝硬化、肾功能不全等情况。肝肾功能异常可能会影响药物代谢和排泄，需要调整麻醉药物的剂量和给药方式。

5.血液疾病史

询问患者是否有血液疾病史，如贫血、凝血功能异常等。某些血液疾病可能导致出血风险增加或凝血功能紊乱，需要在麻醉中采取相应的预防措施。

还需要了解患者的手术史、家族病史、药物使用史等信息。这些信息对于评估患者的麻醉风险和制定个体化的麻醉计划都非常重要。在收集既往病史信息时，麻醉团队应与患者建立良好的沟通，确保信息的准确性和完整性。根据患者的既往病史，麻醉师可以判断患者是否存在特殊的麻醉风险因素，并相应地调整麻醉方案和监测措施，以确保手术过程的安全性和有效性。

（三）疼痛评估

了解患者的疼痛程度和类型对于选择合适的镇痛方法至关重要。疼痛评估可以帮助麻醉团队了解患者的疼痛感受，从而制定个体化的镇痛计划。以下是常用的疼痛评估工具和相关考虑因素。

1.疼痛评估工具

（1）视觉模拟评分法（Visual Analog Scale，VAS）。

使用一条直线或标尺，让患者在上面标记自己当前疼痛强度的位置。常用 0～10 或 0～100 的刻度来表示疼痛程度，其中 0 表示无痛，最高分表示剧烈疼痛。

（2）数字评分法（Numeric Rating Scale，NRS）。

要求患者根据自己的疼痛程度给一个数字评分，通常是 0～10 的等级，其中 0 表示无痛，10 表示最严重的疼痛。

（3）面部表情量表（Face Pain Scale）。

特别适用于年龄较小或语言障碍患者，通过选择与自己疼痛程度相符的面部表情来评估疼痛强度。

2.考虑因素

（1）疼痛类型。

了解患者的疼痛类型，如急性疼痛、慢性疼痛、神经性疼痛等。不同类型的疼痛可能需要采取不同的镇痛策略。

（2）手术部位和手术类型。

根据手术部位和手术类型，选择合适的麻醉方法和镇痛方式。例如，对于表浅切口手术，局部麻醉可能更合适；而对于大型手术，全身麻醉联合静脉镇痛可能是更好的选择。

（3）患者特殊需求。

一些患者可能有特殊的镇痛需求，如儿童、孕妇、老年人或存在基础疾病的患者。在这些情况下，需要更加综合考虑患者的身体状况和特殊需求来制定个体化的镇痛计划。

（四）心理和精神状态评估

在麻醉评估过程中，了解患者的心理和精神状态是非常重要的。有些患者可能存在焦虑、恐惧、抑郁等心理问题，这些问题可能会对手术和麻醉产生影响。因此，评估患者的心理状况并提供相应的支持和安抚措施，可以帮助患者减轻紧张情绪，提高手术成功率和麻醉效果。

1.焦虑和恐惧

询问患者是否有焦虑和恐惧感受，以及对手术和麻醉的担忧。焦虑和恐惧可能会导致患者血压升高、心率增快等生理反应，对麻醉过程产生不利影响。在评估中，可以使用一些标准化的焦虑量表，如 Spielberger 焦虑量表（STAI），来帮助评估患者的焦虑程度。

2.心理社会因素

了解患者的家庭和社会环境，以及与手术相关的心理压力。有些患者可能面临家庭、工作或财务压力，这些因素可能会影响麻醉效果和手术结果。通过与患者进行交流，了解他们的心理需求和问题，并提供相应的支持和咨询。

3.特殊人群关注

对于特殊人群，如儿童、孕妇、老年人等，需要更加关注其心理和精神状态。儿童可能面临分离焦虑和对陌生环境的恐惧；孕妇可能担心手术对胎儿的影响；老年人可能面临认知障碍或记忆问题。针对不同人群的特点，提供个性化的心理支持和安抚措施。

在心理和精神状态评估中，麻醉团队应与患者建立良好的沟通，倾听他们的关注和需求。根据评估结果，可以制定个体化的心理支持计划，包括提供信息、解答疑问、使用放松技巧、提供社会支持等。麻醉团队还可以与心理健康专业人士合作，为患者提供进一步的心理咨询和支持。

二、充分沟通和知情同意

（一）术前讨论

术前讨论是医疗团队与患者及其家属之间的重要环节，通过详细的交流和解释，可以帮助患者和家属充分了解手术的必要性、麻醉的安全性和风险，并且听取他们的意见和顾虑。

医疗团队会向患者及其家属解释手术的必要性。他们会详细说明手术的目的、预期效果以及为什么需要进行手术。医生会使用简单易懂的语言解释，避免使用过于专业的术语，以确保患者和家属能够充分理解。

医疗团队会向患者及其家属介绍麻醉的安全性和风险。他们会解释麻醉的作用，即使在手术过程中患者不会感受到疼痛。同时，医生也会提及可能存在的麻醉风险和并发症，如呼吸抑制、循环系统问题、过敏反应等。这样做是为了让患者和家属了解麻醉过程中的潜在风险，并做出知情同意。

在讨论过程中，医疗团队会耐心倾听患者和家属的意见和顾虑。他们会鼓励患者和家属提问，解答他们可能存在的疑虑。医生会认真回答问题，并提供专业的建议和意见，以帮助患者和家属做出明智的决策。

（二）书面知情同意

书面知情同意是在患者充分理解麻醉操作的风险和利益后，医疗团队与患者签署的一份文件。该文件记录了患者已经获得了关于手术和麻醉的详细信息，并且自愿接受手术和相关麻醉措施的决定。

书面知情同意的目的是确保患者在手术前对麻醉操作的风险和利益有清楚的认识，并且以自愿的方式做出决策。医疗团队会在讨论过程中向患者提供充足的时间来考虑，并解答他们可能存在的疑虑和问题。在书面知情同意中，通常包含以下内容：

1.手术描述

详细描述手术的类型、目的和预期效果。医生会使用尽可能简单易懂的语言来阐述，以确保患者能够全面理解。

2.麻醉过程

介绍所选择的麻醉方式以及可能涉及的药物和设备。患者将被告知麻醉的作用，即手术过程中不会感到疼痛。同时，也会提及可能的麻醉风险和并发症。

3.麻醉风险

详细列出可能存在的麻醉风险和并发症，如呼吸抑制、循环系统问题、过敏反应等。医生会解释这些风险的发生概率和可能的后果。

4.患者权益保护

强调患者有权拒绝或撤回同意，在没有任何压力或威胁的情况下做出决定。同时，也会提及隐私保护和信息安全的措施。

5.签字和日期

患者及其家属会被要求签署知情同意书，并注明签署日期。医生也会签署该文件，以确认已经向患者充分解释和讨论了相关内容。

书面知情同意是医疗团队与患者之间的重要法律文书，具有法律效力。它不仅保护了患者的权益，也为医疗团队提供了法律保障。通过签署知情同意书，患者和医生建立了互相理解和尊重的关系，为手术过程的顺利进行奠定了基础。

三、防止误吸

误吸是一种严重的麻醉并发症，指的是在麻醉诱导或手术过程中，不应进入呼吸道的液体或固体物质被吸入引起的问题。误吸可能导致肺部感染、呼吸道阻塞甚至危及生命。为了预防误吸的发生，麻醉医师会采取一系列措施来降低误吸的风险。

（一）对患者评估

在手术前，麻醉医师会对患者进行评估，以了解是否存在误吸的风险因素。这个评估过程是非常重要的，可以帮助麻醉医师确定并采取适当的措施来预防误吸。评估的内容包括以下几个方面。

1.病史询问

麻醉医师会详细询问患者的病史，包括有无胃食管反流疾病、喉部异常、呼吸道感染等。这些疾病都可能增加误吸的风险。

2.体格检查

麻醉医师会进行全面的体格检查，特别关注与呼吸道相关的问题。例如，他们会检查患者的口腔、喉部和气道，观察有无异常结构或阻塞物。

3.呼吸功能评估

麻醉医师可能会要求患者进行肺功能测试，评估其呼吸功能是否正常。如果患者存在呼吸道狭窄或其他呼吸问题，将增加误吸的风险。

4.影像学检查

有时候，麻醉医师可能会要求患者进行X光、CT扫描等影像学检查，以了解呼吸道的结构是否正常。这可以帮助发现任何异常或狭窄的情况。

根据评估结果，麻醉医师会对患者的误吸风险进行分类，分为低风险、中风险和高风险。对于存在高风险的患者，麻醉医师会采取更加谨慎的措施来预防误吸的发生。

麻醉医师还会与其他医疗团队成员，如外科医生、护士等进行沟通和协商，共同制定最合适的麻醉方案。通过对患者进行综合评估，麻醉医师能够更好地了解患者的风险状况，并采取相应的预防措施，从而有效地降低误吸的风险，确保手术安全进行。

（二）选择合适的气管插管尺寸

在麻醉诱导过程中，选择合适的气管插管尺寸对于预防误吸至关重要。正确的气管插管尺寸能够确保插管的稳定性和密封性，减少误吸的风险。

选择气管插管尺寸时，麻醉医师通常会考虑以下因素。

1.年龄

不同年龄段的患者气管的大小有所差异。对于儿童和成人来说，麻醉医师会根据年龄范围内的标准选择相应的插管尺寸。

2.性别

男性和女性的气管大小也有差异。一般来说，男性的气管较大，因此需要选择较大尺寸的气管插管。

3.身高和体重

身高和体重也是影响气管插管尺寸选择的重要因素之一。较高、较重的患者可能需要更大尺寸的气管插管。

4.预测公式

麻醉医师可以使用一些预测公式来估计患者的气管大小。这些公式基于统计数据，通过身高、体重等指标来预测适合的插管尺寸。

在选择气管插管尺寸时，麻醉医师也会注意避免选择过大或过小的插管。插管过大可能会导致气道损伤或困难插管，而插管过小则可能导致气道泄漏和不稳定的插管位置。

在一些特殊情况下，如喉部异常、咽喉肿瘤等，可能需要采用特殊形状或材质的气管插管来应对。例如，使用弯曲的气管插管可以更好地适应喉部异常的患者，减少误吸的风险。

（三）使用辅助通气设备

除了气管插管外，麻醉医师在预防误吸方面还可以使用辅助通气设备，其中包括喉罩（laryngeal mask airway，LMA）。喉罩是一种柔软的面罩，通过放置在口腔和喉部之间，提供通气和保护呼吸道的功能。喉罩的使用有以下几个优势。

1.简便易行

相比于气管插管，喉罩的放置更加简单、快速。麻醉医师只需将喉罩插入患者的口腔，并通过充气使其稳定地贴合在喉部，即可实现通气。这样不仅减少了插管操作的复杂性，也缩短了麻醉诱导的时间。

2.较低的风险

使用喉罩进行通气时，面罩的密封性能较好，能够有效地防止误吸发生。喉罩的设计使得气道与消化道分离，减少了误吸的可能性。喉罩也能够提供较好的通气效果，保证患者的氧合和二氧化碳排除。

3.较少的副作用

相比于气管插管，喉罩的使用对口腔、喉部以及声带的刺激和损伤较少。这使得患者在术后恢复期间更加舒适，减少了并发症的发生。

在选择喉罩时，麻醉医师会根据患者的特殊情况进行评估。对于存在误吸风险因素或需要较长时间通气的患者，可能需要选择更适合的喉罩型号和尺寸。

（四）维持呼吸道通畅

在手术过程中，保持患者的呼吸道通畅是麻醉医师十分重视的一个方面。他们会定时检查患者的气道情况，确保其通畅无阻，并采取必要的措施清除分泌物或其他阻塞物。

麻醉医师会使用专业设备来监测和维护患者的呼吸道状态。常见的工具包括喉镜、支气管镜等，这些设备可以直接观察气道内部的情况。通过这些检查，麻醉医师可以及时发现可能导致气道阻塞的问题，如舌根后坠、扁桃体肥大等，并及时采取相应的处理措施。

麻醉医师还会密切监测患者的呼吸功能。他们会通过观察患者的呼吸频率、深度和规则性来评估呼吸情况。如果发现患者出现呼吸困难、浅表呼吸或其他异常情况，麻醉医师会立即采取措施，例如调整气道位置、给予辅助通气等，以确保患者能够正常呼吸。

麻醉医师还可以进行吸痰操作，将患者呼吸道内的分泌物抽出，以保持呼吸道的通畅。通过吸痰，可以有效清除分泌物、血液或其他异物，防止其堵塞气道并影响患者的呼吸功能。

维持呼吸道通畅是手术过程中非常重要的一项工作，它有助于保障患者的安全和手术顺利进行。麻醉医师在手术期间会密切关注患者的呼吸情况，并根据需要采取相应的措施，以确保患者的呼吸道始终保持通畅无阻。

四、处理麻醉并发症

处理麻醉并发症是麻醉医师在手术过程中面临的重要任务之一。虽然预防是最重要的策略，但有时仍然可能发生麻醉并发症。麻醉医师需要具备处理并发症的能力和经验，以及紧急情况下迅速做出决策的能力。以下是一些常见的麻醉并发症及其处理方法。

（一）呼吸抑制

呼吸抑制是麻醉过程中可能出现的一种并发症，它会导致患者的呼吸频率或深度降低，进而造成缺氧和二氧化碳潴留。当麻醉医师意识到患者出现呼吸抑制时，他们需要立即采取措施来处理并保证患者的安全。

1.调整通气参数

麻醉医师可以通过调整通气参数来纠正呼吸抑制。他们可能会增加患者的氧气流量，以提供更多的氧气。他们还可以调整呼气末正压（PEEP），以确保患者的肺部通气和气体交换。

2.给予刺激药物

如果呼吸抑制是由于阿片类药物等引起的，麻醉医师可能会给予适当的药物来刺激呼吸中枢。例如，纳洛酮（Naloxone）是一种针对阿片类药物引起的呼吸抑制的解毒药物。它可以与阿片类药物竞争结合到呼吸中枢的受体上，从而逆转呼吸抑制效应。

3.改变麻醉深度

麻醉医师还可以通过调整麻醉深度来改善呼吸抑制。他们可以减少给药速率或降低麻醉药物的剂量，以减轻呼吸抑制的程度。他们还可以使用其他类型的麻醉药物，如吸入性麻醉药物，来减少呼吸抑制的风险。

4.辅助通气和氧疗

在严重的呼吸抑制情况下，麻醉医师可能需要采取辅助通气措施，如手动通气或使用呼吸机进行机械通气。同时，他们还会提供高浓度的氧气供给，以确保患者得到足够的氧气。

在处理呼吸抑制时，麻醉医师需要密切监测患者的生命体征，包括血氧饱和度、心率和呼吸频率等。他们还应与其他医疗团队紧密合作，如呼吸治疗师和重症监护医生，以确保及时采取必要的措施并解决并发症。

（二）过敏反应

过敏反应是麻醉过程中可能出现的一种并发症，患者对麻醉药物产生过敏反应的风险虽然较低，但仍需麻醉医师迅速评估和处理。当麻醉医师怀疑患者发生过敏反应时，需要采取以下措施来处理并确保患者的安全。

1.停止使用可能引起过敏反应的药物

麻醉医师要立即停止使用可能引起过敏反应的药物，如麻醉药物或其他相关药物。这样可以阻止过敏反应的进一步加重或扩散。

2.给予抗过敏药物

麻醉医师会给予适当的抗过敏药物来缓解过敏反应的症状。常用的抗过敏药物包括抗组胺药物（如氯苯那敏）和类固醇（如地塞米松）。这些药物可以减轻皮肤瘙痒、荨麻疹等过敏反应症状，并帮助控制过敏反应的程度。

3.紧急情况下使用肾上腺素或其他血管活性药物

在严重过敏反应的情况下，患者可能出现血压下降、呼吸困难等危及生命的症状。麻醉医师可能需要紧急使用肾上腺素或其他血管活性药物来维持循环稳定，以确保患者的生命体征正常。

4.监测和观察

处理过敏反应时，麻醉医师需要密切监测患者的生命体征，包括血压、心率、呼吸频率、血氧饱和度等指标。这有助于评估过敏反应的严重程度，并及时调整治疗方案。

在处理过敏反应时，麻醉医师还应与其他医疗团队密切合作，如过敏科医生、急诊科医生等，以获取专业建议和支持。他们也需要记录和报告过敏反应的详细信息，以便进行后续的风险评估和管理。

第五章 医疗管理

第一节 医疗质量管理与安全控制

医疗质量管理与安全控制是现代医疗体系中非常重要的一环。随着医疗技术的不断发展和人们对医疗服务的需求不断增加，如何保证医疗质量和安全已成为各个医疗机构和相关部门亟待解决的问题。

一、医疗质量管理的概念和意义

医疗质量管理是指通过规范化、系统化的管理手段，对医疗过程中的各个环节进行监控、评估和改进，以提高医疗服务的质量和效果，确保患者的安全和满意度。

医疗质量管理的意义在于提供高质量的医疗服务，降低医疗事故和医疗纠纷的发生率，提升医院声誉和竞争力。具体来说，医疗质量管理的意义主要包括以下几个方面。

（一）保障患者安全

通过规范化医疗流程、加强医疗安全培训和意识教育等措施，可以有效降低医疗事故的发生率，保护患者的生命安全和身体健康。

规范化医疗流程是保障患者安全的基础。医疗机构应建立科学、规范的医疗操作规程，明确医务人员在不同环节中的职责和操作步骤。例如，在手术操作中，医院可以制定手术风险评估表，对患者进行术前评估，避免术前准备不足导致手术风险增加。还可以建立药品管理制度，确保用药过程中的准确性和安全性。

医疗机构应该加强患者安全意识教育。通过宣传教育活动，向患者普及医疗安全知识，提醒他们在就医过程中的注意事项和自我保护方法。例如，告知患者遵医嘱用药、注意个人卫生、定期体检等重要事项，帮助他们提高自身健康管理意识。

医疗质量管理还可以通过建立监测和反馈机制来实现对医疗过程和结果的监控和评估。医疗机构可以建立医疗质量评估体系，定期对医疗过程进行审查和评估，及时发现和纠正问题。同时，医院还可以建立患者投诉处理机制，对患者的投诉进行及时回应和处理，改进医疗服务质量。

（二）降低医疗成本

通过提高医疗过程的效率和规范性，减少资源浪费和重复使用，可以实现医疗成本的有效控制，实现资源的合理配置。

医疗质量管理可以优化医疗流程，提高工作效率。医院可以通过流程再造和优化，简化烦琐的操作步骤，减少不必要的环节和等待时间，提高医务人员的工作效率。例如，建立科学的就诊流程和患者管理系统，提高就诊速度和排队效率；采用信息化技术，实现电子病历和电子处方，减少纸质文档的使用和存储，提高医疗数据的可靠性和共享性。

医疗质量管理可以规范医疗操作，减少资源浪费和重复使用。医院可以制定标准化的医疗操作规程，明确医务人员在各个环节中的职责和操作步骤。通过规范化的医疗流程，可以避免无谓的检查和治疗，减少药物的滥用和浪费。医院还可以加强药品管理和耗材使用监控，控制物资的消耗和库存，降低成本。

医疗质量管理可以提高诊断和治疗的准确性和有效性，避免不必要的误诊和治疗失败，减少医疗资源的浪费。医院可以加强医务人员的专业培训和技术更新，提高临床判断和操作水平，减少病情漏诊和误诊的风险。同时，医院可以建立多学科的会诊制度，通过专家共同协作，提高对复杂疾病的诊断和治疗效果，避免不必要的试错和重复检查。

医疗质量管理还可以通过合理使用医疗设备和技术，降低成本。医院可以根据需求和经济效益评估，合理选择和配置医疗设备，避免过度投资和资源浪费。同时，医院可以加强设备的维护和管理，延长设备的使用寿命，减少设备的故障和维修成本。

（三）增强社会信任度

通过提供高质量的医疗服务，建立医院的良好声誉和形象，可以增强社会对医疗机构的信任，推动医疗行业的可持续发展。

医疗质量管理可以提高医院的服务质量。医院可以通过规范化医疗流程、加强医务人员的专业培训和技术更新，提高诊疗效果和患者满意度。优质的医疗服务将得到患者的认可和赞誉，进而提升医院在社会中的声誉和信誉。

医疗质量管理可以加强与患者之间的沟通和互动，建立良好的医患关系。医院可以通过开展患者教育活动、提供健康咨询服务等方式，增加与患者的接触和交流。

医疗质量管理可以通过引入国际标准和认证，提升医院的品牌形象和竞争力。医院可以选择参与国际质量认证体系，如 ISO 9001 质量管理体系认证、JCI 国际认证等，以展示医院在质量管理方面的高标准和严格要求。这些认证的获得将有效提高医院的公信力和市场竞争力，增强社会对医院的信任度。

医疗质量管理还可以通过加强科学研究和创新，提升医院的学术声誉和影响力。医院可以积极开展临床研究和科研项目，提供先进的诊疗技术和治疗手段。同时，医院可以定期组织学术交流活动、举办学术会议等，促进医务人员之间的学术交流和合作，提高医院在学术界的知名度和影响力。

二、医疗质量管理的目标和内容

（一）提供安全有效的医疗服务

提供安全有效的医疗服务是医疗质量管理的首要目标之一。通过制定标准化的医疗流程和操作规范，确保医疗技术的准确性和有效性，可以降低医疗事故的发生率，保障患者的安全和健康。

医院可以建立科学、规范的医疗流程和操作规范。医疗流程是指从患者就诊到治疗结束的整个过程，而操作规范则是对每个环节中医务人员应遵循的具体步骤和标准进行明确规定。例如，在手术操作中，医院可以制定手术风险评估表，对患者进行术前评估，避免术前准备不足导致手术风险增加；在药物使用过程中，医院可以制定药品管理制度，确保用药的准确性和安全性。这样的规范化医疗流程和操作规范有助于提高医疗技术的精确性和可靠性，减少医疗错误的发生。

医院可以加强医务人员的专业培训和技术更新。医疗技术的发展日新月异，医务人员需要不断学习和更新医疗知识，了解最新的医疗技术和操作技巧。医院可以组织定期的培训和学术交流活动，提供专业知识和技能培训，帮助医务人员及时掌握新知识，提高工作中的安全操作水平。医院还可以鼓励医务人员参与学术研究和科研项目，促进医学知识的创新和应用。

医院可以加强医疗设备和技术的管理和监控。医疗设备和技术是医疗过程中的重要支撑，对患者的治疗效果和安全性起着关键作用。医院可以建立设备维护和管理制度，定期对医疗设备进行检修和维护，确保其正常运行和准确性。同时，医院还可以建立医疗技术的质量控制机制，监测和评估医疗技术的使用情况和效果，及时发现和纠正问题，提高医疗技术的安全性和有效性。

（二）满足患者的需求和期望

满足患者的需求和期望是医疗质量管理的重要目标之一。通过改善医患沟通和关系，提供个性化、人性化的医疗服务，可以增强患者对医院的信任和满意度。

良好的医患沟通是建立信任和良好关系的基础。医务人员应积极倾听患者的需求和关注点，尊重患者的权益和选择。医生可以向患者详细解释诊断结果和治疗方案，回答患者的疑问和担忧。医院还可以通过设立投诉建议箱、开设患者咨询热线等方式，为患者提供便捷的沟通渠道，及时回应和解决患者的问题和需求。

医院可以提供个性化、人性化的医疗服务。每位患者都有自己的特殊需求和期望，医院应针对不同患者的情况，提供个性化的医疗服务。例如，对于老年患者，医院可以提供更加细致的关怀和照顾，帮助他们解决日常生活中的困难；对于儿童患者，医院可以设置特殊的儿科区域，提供温馨和安全的就诊环境。医院还可以根据患者的需求和偏好，提供个性化的医疗方案和康复计划，满足患者在治疗过程中的期望和要求。

医院还可以通过建立患者教育和健康管理体系，提高患者的健康素养和自我管理能力。医院可以开展健康讲座、发放健康宣教资料等，向患者普及健康知识，提醒他们在生活中的健康注意事项。同时，建立健康档案和远程监护系统，对患者的健康状况进行定期跟踪和评估，及时介入和干预，帮助患者掌握自己的健康信息，实现个体化的健康管理。

（三）持续改进医疗质量

持续改进医疗质量是医疗质量管理的核心要素之一。通过收集、分析和利用医疗数据，及时发现问题并采取相应措施进行改进，可以不断提高医疗服务的质量水平。

医疗质量监测包括对医疗过程和结果的监测和评估，旨在发现问题和改进空间。医院可以制定一系列指标和评价方法，对医疗过程中的关键环节和关注点进行监测。通过收集患者的反馈意见、统计医疗事故发生率、评估医疗技术的有效性等方式，获取医疗数据并进行分析，识别出存在的问题和风险。

一旦问题或风险被发现，医院应迅速采取相应措施进行改进。医院可以设立质量改进小组或委员会，负责制定改进方案，并跟进实施情况。同时，医院还可以引入持续改进的工具和方法，如 PDCA 循环（计划、执行、检查、改进）等，确保改进措施的有效性和持续性。

医疗质量管理需要不断积累经验教训，避免重复出现类似问题。医院可以开展案例研讨会、举办内部培训等，促进医务人员之间的经验交流和共享。同时，医院还可以参与行业组织和学术会议，了解最新的医疗质量管理理念和实践，从中汲取经验和借鉴先进做法。

三、医疗质量管理的方法

为了实现医疗质量管理的目标，可以采取以下几种方法。

（一）建立质量管理指标体系

建立质量管理指标体系是医疗质量管理的重要任务之一。通过根据国家相关标准和指南，建立科学、可行的医疗质量管理指标体系，可以评价医疗服务的质量和效果，为医院提供有效的管理工具。

1.依据国家相关标准和指南

国家对于医疗质量管理有一系列的规范和要求，医院可以参考相关标准和指南，结合自身实际情况，制定适合本单位的质量管理指标。

2.具备科学性和可操作性

指标的设定应基于科学的理论和方法，能够客观反映医疗服务的质量和效果。指标的选择应兼顾可操作性，能够方便地进行数据收集和统计分析，便于医院进行内部评估和改进措施的制定。

质量管理指标体系可以评估医院的硬件设施、人员组织和管理制度等，如医院的床位数、医务人员的专业水平和持证情况、医疗设备的配置情况等；评估医疗服务的流程和操作是否规范和合理，如手术的无菌操作率、医生对患者的沟通和解释比例、药品的准确使用率等；评估医疗服务的效果和结果，如手术后并发症的发生率、患者满意度调查结果、医院感染率等；评估医院的安全管理水平，如医疗事故的发生率、药物错误的报告和处理情况、手术室的感染控制措施等。

质量管理指标体系应考虑到不同科室和临床特点的差异性，可以根据不同科室和临床领域的需要，设置相应的指标。同时，医院还可以参考国内外的先进做法和经验，吸取其他医院的成功经验，逐步完善和优化质量管理指标体系。

（二）引进先进技术

引进先进技术是提升医疗服务质量的重要手段之一。通过引进先进的医疗设备和信息化系统，可以提高医疗服务的准确性和效率，降低医疗事故的发生率。

1.提高诊断和治疗的准确性和效果

随着科技的发展，医疗设备不断更新和升级，新技术的应用为医生提供了更全面、准确的诊断工具。例如，引入高精度影像设备（如 CT、MRI 等）可以帮助医生更清晰地观察患者的内部结构，提高疾病的检测和诊断准确率；引进微创手术设备和机器人辅助手术系统可以实现更精细、安全的手术操作，减少手术创伤和恢复时间。

2.提高医疗服务的效率和安全性

医院可以建立电子病历系统，实现医疗数据的电子化管理和共享，避免传统纸质记录的不便和错误。医生可以通过电子病历系统快速查阅和分析患者的病历信息，减少重复检查和不必要的药物使用。引入医院信息管理系统可以实现预约挂号、排队叫号、医嘱执行等过程的自动化和规范化，提高就诊效率和服务质量。

3.加强医疗质量管理和安全监控

例如，引入远程医疗技术，可以实现医生与患者之间的远程会诊和远程监护，提高对患者的跟踪和管理效果；引进医疗人工智能技术，可以通过大数据分析和算法模型，辅助医生进行疾病诊断和治疗方案制定，提高医疗决策的科学性和准确性。

医院在引进先进技术时，也应注重合理的技术选择和使用。医院应根据自身需求和经济条件，选择适合的技术设备，并进行充分培训和指导，确保医务人员熟练掌握和正确使用技术设备，发挥其最大的效益。

（三）加强培训与教育

通过对医务人员进行规范化培训和继续教育，可以提高他们的医疗专业知识和技能水平，增强安全意识和责任心。

1.建立规范的培训体系和计划

根据医务人员的不同岗位和职责，制定相应的培训计划，并明确培训内容和方式。医院可以组织内部培训班、学术讲座等形式的培训活动，邀请内外部专家进行授课，传授最新的医学知识和技术。同时，医院还可以鼓励医务人员参加外部培训和学术交流活动，拓宽他们的学术视野和知识储备。

2.开展定期的继续教育活动

医学知识和技术日新月异，医务人员需要不断更新和提升自己的专业水平。医院可以组织定期的继续教育课程，包括学术会议、病例讨论、操作技术培训等，使医务人员能够及时了解最新的医学进展和临床实践，掌握先进的治疗方法和技术。

3.建立内部的质量管理培训体系

质量管理是医疗服务质量保障的重要组成部分，医务人员需要了解和掌握质量管理的理念、方法和工具。医院可以开展质量管理培训，包括质量控制、风险管理、医疗安全等内容，培养医务人员的质量意识和质量管理技能，推动医院的质量文化建设。

4.鼓励医务人员参与科研和学术交流

科研和学术交流是提高医务人员专业水平的重要途径之一。医院可以设立科研项目和基金，鼓励医务人员积极参与科研工作，开展临床研究和创新项目。同时，医院可以资助医务人员参加学术会议、发表论文等，促进他们与同行交流和学习，提高自身的学术声誉和影响力。

（四）建立安全事件报告和处理机制

通过建立健全的机制，鼓励医务人员主动报告医疗事故和不良事件，并及时采取措施进行处理和改进，可以提高医院的安全管理水平和医疗服务质量。

医务人员在发现医疗事故和不良事件时，应主动向医院报告，无论是自己的失误还是其他医务人员的失误。医院应设立安全事件报告渠道，如匿名报告箱、专门的报告电话等，方便医务人员进行报告，并保护其隐私和权益。同时，医院还可以加强对医务人员的宣传和教育，让他们充分认识到安全事件报告的重要性和必要性。

一旦发生安全事件，医院应迅速采取措施进行处理和改进。医院可以设立安全事件处理小组或委员会，由相关部门的代表组成，负责调查和处理安全事件。小组或委员会应按照事实和责任进行调查，找出事故发生的原因和漏洞，并提出改进措施和预防措施。同时，医院还应建立相关的跟踪机制，确保改进措施的执行和效果。

医院可以定期组织安全事件的病例讨论会或经验交流会，邀请相关专家和医务人员一起参与，共同分析和探讨安全事件的原因和解决方法。这有助于加强医务人员对安全事件的认识和理解，提高他们的安全意识和责任心。

医院还应建立安全事件的追踪和监测机制。通过对安全事件的追踪和监测，医院可以及时了解安全事件的发生情况和趋势，发现问题并采取相应措施进行改进。医院可以建立安全事件数据库，记录和分析安全事件的类型、原因和处理结果，为医院的安全管理和质量改进提供依据和参考。

四、医疗安全控制

医疗安全控制是医疗质量管理的重要组成部分，其主要目标是预防和控制医疗事故的发生。医院可以采取以下措施来加强医疗安全控制。

（一）严格执行操作规程和操作标准

严格执行操作规程和操作标准是医疗安全控制的重要环节之一。通过建立和实施科学、规范的操作规程和操作标准，可以明确医务人员在各个环节中的职责和操作流程，提高医疗服务的质量和安全性。

医院应制定适用于不同科室和工作岗位的操作规程和操作标准。这些规程和标准应基于国家相关法律法规、行业标准以及医疗质量管理的要求，经过科学论证和实践验证，具备可操作性和可执行性。例如，对于药物管理，医院可以制定明确的药品管理制度，规范药品的购买、验收、存储、配药和使用流程，包括药品的分类、标识、保存条件、禁忌药品等内容，确保药品的正确使用和存储。

（二）加强感染控制

通过建立完善的感染控制制度，加强医院环境清洁和消毒工作，提供合理的隔离措施，推广手卫生和个人防护措施，医院可以有效预防和控制医院内部感染的发生。

1.建立科学、规范的感染控制制度

该制度应基于国家相关法律法规、行业标准以及医疗质量管理的要求，经过科学论证和实践验证。医院可以制定感染控制的操作规程和操作标准，明确各个科室和岗位在感染控制中的职责和操作流程。例如，制定手卫生操作规程，规定医务人员在接触患者前后进行手卫生的具体步骤和要求；制定清洁消毒操作规程，规范医院环境的清洁和消毒工作等。

2.加强医院环境清洁和消毒工作

医院环境的清洁和消毒是感染控制的重要环节。医院应加强对病房、手术室、检验室等各个区域的清洁和消毒工作，确保环境的卫生和无菌状态。医院可以建立定期的清洁消毒计划，并进行监测和评估，以确保清洁和消毒的效果。同时，医务人员也应接受相应的培训，掌握正确的清洁和消毒操作技能。

3.提供合理的隔离措施

对于患有传染性疾病或感染的患者，医院应根据疾病的特点和传播途径，采取适当的隔离措施，如空气传播疾病的患者可采用负压隔离，经呼吸道传播的疾病可采用飞沫防护等。医院还应提供专门的隔离病房和设备，以避免交叉感染的发生。

（三）强化手术安全管理

通过建立有效的手术安全管理机制，医院可以确保手术操作的安全和准确性。

1.建立手术风险评估机制

在手术前，医院应对患者进行综合评估，包括患者的身体状况、病史、诊断情况等，以判断手术风险的大小。医院可以使用标准化的评估工具，如 ASA 分级系统（美国麻醉学会分级系统），将患者分为不同风险等级，避免因术前准备不足导致手术风险增加。

2.加强手术室的消毒和无菌操作

手术室是手术过程中最关键的环节之一，医院应确保手术室的洁净度和无菌状态。医院应制定严格的手术室消毒和无菌操作规程，并指导医务人员正确执行。手术室应定期进行清洁和消毒，手术器械和设备应经过正确的清洗、灭菌和质量检测，以确保手术操作的安全性。

3.建立手术安全检查机制

在手术前，医务人员应进行手术安全检查，包括确认患者身份、手术部位、手术项目等，以避免手术中出现错误操作。医院可以引入“三个正确”的检查原则：正确的患者、正确的手术部位、正确的手术项目。医务人员应密切协作，进行交接班和沟通，确保手术过程中信息的准确传递和连续性。

（四）加强风险管理

通过建立健全的风险管理体系，医院可以对潜在的风险进行评估和控制，提高医院的安全管理水平。

风险评估是识别和评估潜在风险的过程，医院可以采用科学的方法和工具，对各个环节中可能导致医疗事故的高风险因素进行评估。例如，针对手术环节，医院可以使用手术风险评估工具，评估手术患者的风险等级，包括年龄、病史、诊断情况、手术复杂度等因素，以确定手术风险的大小。通过风险评估和分析，医院可以有针对性地采取预防和控制措施，减少风险的发生。

患者作为医疗服务的接受者，他们的参与和合作对于医疗安全至关重要。医院应提供充分的信息和知情同意，向患者解释医疗过程、治疗方案、风险和预后等内容。医院可以开展患者教育活动，提供相关宣传资料和书面材料，帮助患者了解并参与自身的医疗决策。通过与患者的沟通和交流，医院可以降低患者的风险感知和误解，增强患者的安全意识和主动性。

医院可以借鉴其他行业的经验，引入风险管理的先进方法和工具。医院可以建立风险管理团队或委员会，由专门的人员负责风险管理工作，包括风险评估、风险控制和风险监测等。医院还可以开展培训和教育活动，提高医务人员对风险管理的认识和能力，使其成为风险管理的参与者和推动者。

第二节　医疗资源的合理配置与利用

医疗资源是指为保障人民健康所需要的各种物质和非物质的要素。包括医务人员、医疗设备、医疗机构、药品和医疗服务等。这些资源在数量上和质量上都存在一定的差异，因此需要进行合理的配置和利用，以满足人民群众的医疗需求。

但随着社会经济的发展和人口的增长，人们对医疗资源的需求也日益增加。在医疗资源有限的情况下，如何合理配置和充分利用这些资源成为一个亟待解决的问题。

一、医疗资源的合理配置

（一）区域平衡发展

在合理配置医疗资源时，我们需要关注不同地区之间的差异，包括城市与农村、沿海地区与内陆地区、发达地区与不发达地区之间的医疗资源分布不均衡问题。政府应该采取措施促进区域协调发展，确保医疗资源得到合理分配，特别是向不发达地区倾斜。

1.加大不发达地区的支持力度

这些地区通常面临着医疗资源供给不足、基础设施落后、人才流失等问题。政府可以通过财政资金支持，加强不发达地区医疗机构的建设和改善，提高设备和技术水平，吸引优秀的医疗人才前往工作，确保当地居民能够享受到基本的医疗服务。

2.实施差别化的医疗资源政策

针对不同地区的具体情况，制定相应的政策措施。比如，在农村地区，可以推行农村医疗卫生一体化改革，加强乡镇卫生院的建设，提高基层医疗服务能力。在不发达地区，可以鼓励引进高水平医疗机构，提供更高质量的医疗服务。政府还可以通过税收、人才激励等手段，吸引医疗资源向欠发达地区倾斜。

3.加强区域协调与合作

不同地区之间可以进行医疗资源的共享与合作，实现优势互补。比如，通过建立远程医疗系统，将城市医院的专家资源延伸到农村地区，为农村患者提供远程诊疗服务。同时，可以鼓励医疗机构之间的交流合作，推动医疗技术和经验的分享，提升整个地区的医疗水平。

4.加强对医疗资源分配情况的监测和评估

建立健全的数据统计和信息化管理系统，及时掌握各地区医疗资源的分布情况，评估配置的合理性和效果，并根据评估结果进行调整和改进。同时，加强对医疗资源使用情况的监管，防止资源浪费和滥用，确保资源得到最大化的利用。

（二）基层医疗机构的加强

基层医疗机构在医疗资源中具有重要地位，也是广大群众就医的首选。为了提高基层医疗机构的服务能力和水平，减轻二级以上医院的压力，使医疗资源更加合理地分布，我们应该采取以下措施加强基层医疗机构的建设和发展。

1.加强药品和医疗器械的供应保障

政府可以通过财政资金或其他方式，提供更多的补贴支持给基层医疗机构，以减轻其药品和医疗器械的采购成本。这样可以确保基层医疗机构能够及时获得所需的药品和器械，满足患者的医疗需求。

相关部门应加强对基层医疗机构药品采购、配送和储存等环节的监督检查，确保药品供应的合规性和质量安全。同时，建立健全的药品追溯体系，对药品流通过程进行全程监管，防止虚假药品流入市场，保障患者用药的安全性。

还可以推动药品集中采购和医疗器械集中招标，通过规模效应降低采购成本，提高供应保障的能力。政府可以组织统一的药品集中采购，协调基层医疗机构的需求，与药企进行谈判，争取更优惠的价格和供应条件。同时，对于医疗器械的采购，也可以通过集中招标的方式，实现价格的透明和公正，提高采购效率。

还可以加强对基层医疗机构的培训和指导，提高其药品管理和使用的能力。相关部门可以开展药品管理培训班、技术交流会等活动，向基层医疗机构的医务人员传授药品管理的知识和技能。同时，加强对基层医疗机构的指导，推广良好的药品管理实践，帮助其确保药品质量和供应的可靠性。

2.推动信息化建设

推动信息化建设是提高基层医疗机构服务水平和效率的重要措施。通过加快信息系统的建设和应用，可以实现医疗资源共享和跨区域协作，提高基层医疗机构的诊疗水平和工作效率。

加强信息系统的覆盖范围和管理水平。医院应推动基层医疗机构信息系统的普及和应用，确保各个科室和环节都能够纳入信息化管理的范畴。医院可以制定信息化发展规划，明确信息系统的建设目标和步骤，并提供相应的技术支持和培训。同时，需要加强信息系统的安全保护措施，确保患者个人隐私和医疗数据的安全性。

还可以加强基层医疗机构之间和与上级医院之间的信息共享和交流。通过建立统一的标准和平台，实现医疗数据的互通共享，方便患者就医时的信息查询和转诊操作。推动跨区域协作和远程医疗服务，使患者能够在本地就能享受到专家的远程会诊和诊断，减少因转诊而带来的时间和经济成本。

3.加强社区卫生服务中心的作用

社区卫生服务中心作为基层医疗机构的重要组成部分，应发挥其在健康教育、常见病和多发病的预防和治疗方面的优势，引导群众就医意识向基层转移，减轻二级以上医院的压力。

通过开展健康讲座、宣传活动和健康体检等形式，向社区居民普及健康知识，提高健康意识和健康素养。社区卫生服务中心可以设立健康教育室或建立在线平台，提供健康知识的咨询和交流，帮助居民掌握正确的预防保健方法，降低疾病发生率和就医需求。

社区卫生服务中心可以开展慢性病管理，建立慢性病档案，并提供定期的随访和管理服务。针对常见病和多发病，社区卫生服务中心可以提供常规的检查和诊断，合理开展治疗和康复。通过及时干预和管理，减少慢性病的发展和恶化，降低因疾病复发而就医的需求。

社区卫生服务中心应加强与居民的沟通和交流。社区卫生服务中心可以建立健康档案，记录居民的基本信息和健康情况，并定期进行回访和随访。通过与居民的沟通和交流，了解其健康需求和问题，针对性地提供医疗服务和指导，引导居民就近就医，减轻二级以上医院的压力。

（三）重视公共卫生服务

公共卫生服务是预防和控制疾病的重要手段，也是保障民众健康的重要环节。为了提高公共卫生服务的能力和水平，减少对医疗资源的依赖，我们应该采取以下措施重视公共卫生服务。

1.加大投入

为加强公共卫生服务，需要增加对公共卫生服务的财政投入，以提供足够的经费支持。这些资金可以用于加强公共卫生机构的建设、设备更新和人才培养，确保其能够有效开展疫情监测、疾病预防和健康教育等工作。

公共卫生机构是开展疾病预防和控制、疫情监测和应急响应的重要力量。通过增加对公共卫生机构的投入，可以改善其基础设施条件，提升办公环境和实验室设备，为开展公共卫生服务提供良好的工作条件和支持。

公共卫生设备的更新是保证公共卫生工作顺利进行的关键。随着科技的进步和医疗设备的更新换代，公共卫生机构需要不断更新设备，以提高疾病监测和预防的准确性和效率。

需要加强对公共卫生服务的监督和评估。投入的增加应伴随着有效的监督和评估机制，确保经费使用的合理性和效果。相关部门可以建立绩效考核制度，对公共卫生机构的工作进行定期评估和监测，及时发现问题并采取相应措施进行纠正。

2.提升公共卫生机构的能力

公共卫生工作涉及多个领域，如疾病预防控制、疫情监测、健康教育等。为了提高公共卫生机构的服务质量和能力，可以开展定期的技术培训和学术交流活动，使专业人员了解最新的科学知识和技术进展。还可以开展管理培训，提升公共卫生从业人员的管理能力和组织协调能力，使其能够更好地开展工作。

公共卫生工作涉及多个部门和环节的协同合作，需要建立科学合理的组织架构和工作流程，明确各个部门和人员的职责和任务。还要加强信息化建设，推动公共卫生数据的采集、分析和共享，提高工作效率和决策水平。通过优化组织架构和工作流程，可以提高公共卫生机构的工作效率和响应能力，更好地应对突发公共卫生事件和疫情暴发。

3.加强疫情监测和预警

为了加强疫情监测和预警工作，需要建立一个健全的系统，以便及时发现和报告疫情信息，并采取有效措施进行应对和处置。

建立一个完善的监测网络，这包括设立疫情监测站点，配备专业人员进行实时数据收集和分析。同时，还可以借助现代化技术手段，例如使用大数据和人工智能技术，对疫情数据进行快速分析和预测。这将帮助我们更好地了解疫情的传播趋势和风险程度。

需要加强与医疗机构和相关部门的信息共享和协作。建立一个联防联控的机制，确保各个环节之间的紧密合作。医疗机构应及时向相关部门报告疑似和确诊病例，并提供详细的流行病学调查资料。相关部门则需要及时向医疗机构提供最新的疫情信息和防控措施指导，以便统一行动、高效应对。

还需要加强公众参与和社区监测。通过宣传教育，提高公众对疫情监测和预警工作的认知和重视程度。同时，鼓励社区居民积极参与自我监测和上报疑似病例，以便能够更早地发现潜在传播风险。

4.加强疾病预防和控制

需要加大对传染病、慢性病等重点疾病的预防和控制力度。这可以通过推广健康生活方式、加强疫苗接种和疾病筛查等工作来实现，以提高公众健康意识和自我保护能力。

通过开展健康教育和宣传活动，向公众普及健康知识，引导他们养成良好的生活习惯。这包括合理膳食、定期锻炼、充足睡眠、戒烟限酒等。还应加强心理健康教育，帮助人们应对压力和焦虑，提高心理韧性。

疫苗是预防传染病的重要手段，应推广普及疫苗接种，并提供疫苗的免费或补贴服务，尤其是针对儿童和老年人。还要加强对慢性病的筛查和早期诊断，例如通过健康体检、血压检测、血糖监测等方式，提前发现慢性病风险因素，并及时进行干预和治疗。

通过开展健康教育活动，向公众传授基本的卫生知识和防护措施，如正确洗手、咳嗽礼仪、使用口罩等。要加强公众对疾病预防和控制的认知，提高他们主动采取防护措施的意愿和能力。这可以通过社区宣传、媒体渠道、互联网等多种途径进行推广。

还可以建立健全的疾病监测和报告机制，及时收集、分析和发布疾病数据。加强与医疗机构和相关部门的信息共享，以便更好地掌握疫情动态，采取相应的预防和控制措施。

5.加强健康教育

加强健康教育是提高公众健康水平和预防疾病的重要途径。为此，可以开展广泛的健康教育宣传活动，提高公众对健康知识的了解和认识。通过多种渠道和媒体，向公众普及疾病预防知识、卫生习惯等方面的内容，引导公众正确对待健康问题。

可以通过社区、学校、企事业单位等场所进行健康教育宣传活动。组织开展健康讲座、健康展览和义诊活动等，向公众传播健康知识和科学健康理念。设立健康教育宣传点，提供健康资料和咨询服务，让公众能够随时获取到准确、可靠的健康信息。

利用互联网和新媒体平台进行健康教育。建立健康教育网站、微信公众号、移动应用程序等，发布健康知识、科普文章、健康食谱等内容，提供在线健康咨询和交流平台。通过互联网和新媒体的力量，可以迅速传播健康信息，覆盖更广泛的受众群体。

通过电视、广播、报纸等传统媒体渠道，定期播放健康知识宣传片、健康栏目等，提高公众对健康问题的关注度。邀请专家学者撰写健康专栏文章，向公众传递权威、科学的健康信息。

还可以将健康教育内容纳入学校课程，包括体育课、生物课、心理健康教育等，培养学生正确的卫生习惯和健康意识。同时，鼓励学校组织健康主题的活动，如运动会、健康周等，引导学生积极参与健康促进和预防疾病的行动。

二、医疗资源的充分利用

（一）加强医疗人才培养

医疗人才是医疗资源的核心，他们的专业水平和技术能力直接关系到医疗服务的质量和效率。为了充分利用医疗资源，我们应该加强医疗人才培养，提高医生和护士的专业水平和技术能力，增加医疗团队的数量和质量，以满足人民群众对医疗服务的需求。

1.加强医学教育

加大对医学院校的投入，提高医学教育的质量和水平。优化课程设置，注重实践教学和临床技能培训，并加强师资队伍建设。

通过增加财政投入和资金支持，提供更好的教学设施、实验室设备和教材资源。这有助于改善医学教学条件，提升教学效果和学生学习体验。还可以加强与医疗机构的合作，为学生提供更丰富的实习和实践机会，培养他们的实际操作能力和临床经验。

医学教育应当紧密结合实际需求，注重培养学生的实践能力和综合素质。可以增加实践教学课程的比例，鼓励学生参与临床实习、社区服务等实践活动。加强临床技能培训，提供模拟患者和真实病例的操作机会，让学生在实践中学习、掌握医疗技术和医疗流程。

引进和培养高水平的医学教师，提高教师的专业水平和教学能力。可以通过引进海外优秀人才、开展国际交流项目、提供教师培训等方式，提升教师的学术造诣和教学经验。还要加强对医学教师的评价和激励机制，鼓励他们积极参与科研和教学改革，提高教学质量和教学效果。

2.加强实践培训

为加强实践培训，可以加大对临床实习和实践培训的支持力度，提供更多机会让医学生和护理学生接触真实的病患和临床环境，锻炼其临床思维和操作能力。同时，鼓励医务人员参与临床科研和学术交流，提高其科研能力和创新意识。

医学院校应与医疗机构建立紧密合作关系，争取更多的实习岗位，确保学生能够在真实的临床环境中进行实践学习。同时，要加强实习指导，为学生提供专业的辅导和指导，帮助他们将理论知识运用到实际操作中，培养临床思维和操作能力。

医学院校和医疗机构可以设立科研项目，鼓励医务人员主动参与科研活动。提供相关的培训和资源支持，帮助医务人员提升科研能力和创新意识。要鼓励医务人员积极参加学术会议、学术讲座等学术交流活动，与同行交流经验、分享成果，推动学科的发展和进步。

除了实习外，还可以提供模拟患者和真实病例的操作机会，如通过模拟训练、临床技能中心等方式，让学生在安全的环境中进行操作训练，提高其临床技能水平。加强对护理学生的实践培训，提供更多接触真实病患的机会，锻炼其护理技能和沟通能力。

3.引进和培养优秀医疗人才

加大引进和培养力度，吸引海外留学归国人员和优秀的医学人才到基层医疗机构工作。

可以通过提供良好的工作环境和发展机会来吸引优秀医疗人才。改善基层医疗机构的设施条件，提供现代化的医疗设备和舒适的工作环境，以吸引人才前往基层工作。

需要加强对海外留学归国人员的引进和培养。通过设立专门的引进政策和项目，吸引海外留学归国人员到基层医疗机构工作，为基层医疗机构注入新鲜血液和先进理念。并为他们提供良好的培训和适应环境的支持，帮助他们更快地融入基层医疗团队并发挥优势。

4.建立合理的分工协作机制

建立多学科、多专业的医疗团队，发挥不同专业人员的优势，形成良好的协作机制。推动医生、护士、技师等不同职业的合理分工，以提高医疗团队的整体效能。

医疗团队应该由不同专业背景的医务人员组成，包括医生、护士、药师、技师等。每个专业人员都具备独特的知识和技能，通过互相配合和协作，能够提供更全面、综合的医疗服务。例如，在病例讨论和治疗方案制定过程中，各专业人员可以就患者的病情进行交流和讨论，共同制定最佳的治疗方案。

根据不同专业人员的专长和能力，合理划分任务和职责。医生负责诊断和治疗决策，护士负责病情观察和护理工作，技师负责辅助检查和操作等。通过合理分工，能够提高医疗团队的工作效率，减轻医生的工作负担，使每个成员能够专注于自己擅长的领域。

医疗团队成员之间应建立良好的沟通和协作机制，包括定期的团队会议、交流平台和工作流程的规范化。通过开展团队讨论、共享病例经验和及时沟通，能够促进团队成员之间的合作和信息交流，提高工作效率和协同能力。

最后，随着医疗科技和知识不断的更新，医务人员需要不断学习和提升自己的专业水平。通过定期的培训和学术交流活动，能够帮助医疗团队成员了解最新的医学进展，掌握先进的诊疗技术和方法，提高团队整体的专业素质和服务水平。

（二）加强医疗设施建设

医疗设施是医疗资源的重要组成部分，它的质量和规模直接影响着医疗服务的提供效能和质量。为了充分利用医疗资源，政府应该加大对医疗设施的投入，加强医院、诊所、卫生院等医疗机构的建设和改造，提高医疗设施的质量和规模，以提供更好的医疗服务。

1.加大投入力度

政府应该增加对医疗设施的财政投入，并提供足够的资金支持。这可以通过将医疗设施建设纳入国家发展规划和预算安排来实现，以确保医疗设施的建设和改造工作得到充分的保障。

政府应制定长期规划，明确医疗设施建设的发展目标和需求。根据人口结构、医疗服务需求等因素，进行全面的需求评估和规划，确定合理的投资计划。将医疗设施建设纳入国家发展规划，确保其得到足够的政策和经济支持。

政府可以采取相关政策措施，鼓励和支持医疗设施的建设和改造。这包括提供税收优惠政策、土地使用权等方面的支持，为医疗设施的建设提供更好的环境和条件。还可以加强对医疗设施建设过程的监管，确保资金使用合规、项目质量达标。

2.完善规划设计

医疗设施在规划和设计阶段应充分考虑医疗服务需求和未来发展需求。根据人口分布、就医需求等因素，合理确定医疗设施的布局和规模，以确保医疗资源的合理配置和利用。

通过收集和分析人口统计数据、疾病谱变化、就医行为等信息，了解不同地区和群体的医疗服务需求。基于这些数据，可以制定科学合理的规划目标，确定医疗设施的建设和改造方向。

根据需求评估结果，合理确定医疗设施的位置和数量。在城市规划中，可以将医疗设施与居民区、商业区等关键区域相结合，便于居民就医和交通便利。在农村和偏远地区，可以根据人口分布和交通条件，合理布局医疗设施，满足人们的基本医疗需求。

随着人口增长和医疗服务水平的提升，未来的医疗需求也会不断变化。在规划和设计阶段，应充分考虑未来的扩建和改造需求，为医疗设施预留足够的空间和资源。还要注重灵活性和可持续发展，使医疗设施能够适应未来的变化和需求。

3.提高医疗设施的质量

政府部门应建立健全的监管机制，明确责任主体和监管流程。加强对医疗设施建设过程的监督和检查，确保工程施工符合相关标准和规范。在验收阶段，进行全面的技术评估和验收，确保医疗设施的质量达到要求。

医疗设备是医疗服务的重要组成部分，需要保证设备的性能和质量。政府可以建立医疗设备采购的统一规范和程序，加强对供应商的审查和评估。同时，加强设备的维护和管理，定期进行设备检修和维护，提高设备的可靠性和使用寿命。

医疗设施应具备良好的卫生条件和安全保障措施。加强对医疗设施的清洁和消毒管理，确保就诊环境的卫生和舒适。建立健全的安全管理制度，包括防火、防爆、防盗等方面的安全措施，保障患者和工作人员的人身安全。

通过引入第三方机构进行质量评估和认证，对医疗设施的建设和运营进行全面评估，提供公正客观的质量评价结果。这有助于发现问题、改进不足，提高医疗设施的整体质量水平。

4.加强医院和基层医疗机构的连接

可以鼓励二者建立紧密的合作关系，推动信息共享和协作。通过远程会诊、转诊等方式，将医院的专业优势延伸到基层，实现医疗资源的优化配置和共享。

通过远程会诊平台，医院的专家可以通过网络与基层医生进行远程会诊，共同讨论病情和制定治疗方案。在需要转诊患者时，可以利用远程转诊系统，协助患者顺利转入医院进行进一步的诊疗和治疗。这种远程会诊和转诊的方式，能够将医院的专业优势延伸到基层，提高基层医疗机构对复杂疾病的诊断和治疗水平。

建立医院和基层医疗机构之间的信息平台，实现数据共享和交流。医院可以向基层医疗机构提供最新的医学指南、诊疗方案等临床参考资料，帮助基层医生提高诊断和治疗水平。基层医疗机构也可以向医院反馈患者的就诊情况和临床数据，为医院提供科研和学术交流的参考。

（三）发展中医药事业

中医药作为我国传统的宝贵文化遗产，具有悠久的历史和广泛的群众基础。为了充分利用医疗资源，应该加大对中医药事业的支持力度，加强中医药人才培养，推广中医药知识，使中医药在医疗资源的合理配置与利用中发挥更大的作用。

1.加强中医药人才培养

加大对中医药人才培养的投入，提高中医药专业人员的数量和质量。优化中医药教育体系，加强对中医药学生的理论和实践培训，培养一批具备丰富临床经验和专业技能的中医药人才。

2.推广中医药知识

加强中医药知识的普及和推广工作，提高公众对中医药的认知和了解。通过开展中医药健康教育活动、举办中医药知识讲座等形式，向社会传播中医药的理念和疗效，引导公众正确使用中医药资源。

3.加强科学研究

加大对中医药科学研究的支持力度，推动中医药现代化和科技创新。鼓励开展基础研究和临床研究，探索中医药的作用机制和临床应用价值。加强与现代医学的交叉研究，促进中西医融合发展。

4.完善政策和法规

制定完善的政策和法规，保护和发展中医药事业。加强对中医药机构和中医药人员的扶持和管理，提供良好的发展环境和政策支持。同时，加强对中药材的质量控制和安全监管，确保中医药的质量和安全性。

5.推动国际交流与合作

积极参与国际中医药领域的交流与合作，推广中医药在国际上的认可和应用。加强与其他国家和地区的合作，共同推动中医药事业的发展，促进医疗资源的共享和互利共赢。

第三节 医疗信息系统的应用与管理

医疗信息系统（Medical Information System，MIS）是指利用信息技术来管理和处理医疗相关数据、信息和流程的系统。它的应用与管理对于提高医疗服务质量、优化资源配置、加强医疗管理和促进医疗科研具有重要意义。

一、医疗信息系统的应用

（一）电子病历管理

电子病历管理是一种将患者的健康信息以电子形式记录、存储和传输的系统。通过使用电子病历，医生可以更快速地查阅患者的病史、诊断结果和治疗方案，实现多科室间的数据共享和协同工作，从而提高诊疗效率和准确性。

1.提高医疗服务的质量和效率

引入电子病历系统可以显著提高医疗服务的质量和效率。与传统纸质病历相比，电子病历系统能够实现自动化记录和管理患者的病历信息。医生可以通过系统迅速查询和更新患者的病历，避免了烦琐的手工整理和归档过程。这不仅节省了大量的时间和精力，还减少了出现遗漏或错误的可能性。

电子病历系统可以实现患者病历信息的共享和协作。不同科室之间可以共享患者的病历数据，提供全面的医疗服务。这样，医生可以更好地了解患者的病情和治疗历史，减少了重复检查和不必要的药物使用。同时，多个医生可以在系统上进行协同工作，共同制定治疗方案，提高医疗决策的科学性和准确性。

2.提高医疗决策的准确性

电子病历系统的引入可以有效提高医疗决策的准确性。该系统可以存储大量的患者数据，包括病史、检查结果、治疗记录等信息。这些数据可以通过数据分析和挖掘技术进行整理和分析，为医生提供全面的患者情况。

电子病历系统可以提供临床指南、知识库和专家意见等辅助工具，帮助医生进行诊断和制定治疗方案。通过系统的支持，医生可以及时获取最新的医学知识和临床实践指南，提高诊断和治疗的准确性和科学性。

3.加强医患沟通和协作

电子病历系统的引入加强了医患之间的沟通和协作。患者可以通过系统随时查看自己的健康信息，包括病历、检查结果、用药记录等。这使得患者对自身状况有更清晰的了解，并能够主动参与到医疗过程中。

电子病历系统提供了在线咨询和交流的渠道，使得医生和患者可以方便地进行沟通。患者可以通过系统向医生提出问题，寻求建议和解答疑惑。医生则可以及时回复患者的咨询，提供个性化的健康建议和指导。这种实时的互动方式促进了医患之间的有效沟通，增强了患者对治疗方案的理解和依从性。

电子病历系统还可以实现患者病历数据的共享。不同医疗机构之间可以通过系统共享患者的病历信息，提供跨机构的医疗服务。这样，无论患者在何处就诊，医生都能够获取到其完整的病历信息，保证了连续性护理和医疗质量的一致性。

4.加强医疗信息的安全性和隐私保护

电子病历系统在加强医疗信息的安全性和隐私保护方面采取了多种技术手段。系统会使用密码和权限控制来限制只有授权人员才能访问和修改患者的健康信息。每个用户都有特定的身份验证和权限设置，确保数据只对特定的医务人员可见和操作。

电子病历系统会记录每一次的访问和操作，并建立相应的审计机制。这意味着系统会留下操作痕迹，包括谁访问了哪些数据、何时进行了修改等。这样可以追踪和监控系统的使用情况，及时发现和处理任何可能存在的安全漏洞或滥用行为。

电子病历系统也会使用加密技术来保护数据的传输和存储安全。通过对数据进行加密，可以防止未经授权的人员在传输过程中窃取或篡改数据。在数据存储方面，系统会采取备份和灾难恢复等措施，以确保数据的安全性和可靠性。

电子病历系统还遵守相关的法律法规和隐私保护政策，确保医疗信息的隐私得到充分的保护。系统会对患者的个人隐私进行严格保密，不会未经授权地向第三方泄露或共享。

（二）医疗影像系统

医疗影像系统是一种将患者的影像资料（如 CT、MRI 等）以数字形式存储、传输和分析的系统。通过使用医疗影像系统，医生可以更方便地查看和解读影像，提供更精确的诊断结果和治疗方案，并且节省了患者的时间和成本。

1.提供高质量的影像展示和解读功能

医疗影像系统的引入提供了高质量的影像展示和解读功能。与传统的胶片形式相比，医疗影像系统将影像以数字化形式存储，并通过电子显示器进行展示。这样，医生可以在更清晰、更详细的画面上观察病变部位，准确判断病情。

数字化的影像具有更高的分辨率和对比度，使得医生能够更清晰地观察和分析病变部位。系统还可以提供多种图像处理和增强功能，例如调整对比度、放大缩小等，帮助医生更好地观察和解读影像。

医生可以通过网络将患者的影像资料传输给其他医生进行会诊或咨询。这样，不同科室和医疗机构之间可以共享影像数据，提供更全面的医疗服务，患者也可以通过系统查看自己的影像结果，更好地了解自身病情。

医疗影像系统还可以结合人工智能技术，提供辅助诊断和解读的功能。通过训练模型，系统可以自动识别和标记潜在异常或病变，帮助医生更快速、准确地进行影像解读。这种辅助功能可以提高医生的工作效率和诊断准确性。

2.支持远程会诊和远程诊断

医疗影像系统的应用使得远程会诊和远程诊断成为可能。医生可以通过网络连接，远程查看和解读患者的影像资料，与其他专家进行讨论和协商，提供更全面和专业的诊断意见。

远程会诊和远程诊断消除了时间和空间上的限制。患者不再需要亲自前往医院，避免了长时间等待和旅途奔波的困扰。他们可以在自己所在地的诊所或社区医院进行影像检查，并通过医疗影像系统将结果传输给远程专家进行远程会诊。这样不仅节省了患者的时间和精力，也提高了就诊效率。

远程会诊和远程诊断可以实现专家资源的优化配置。通过网络连接，不同地区的专家可以共同参与会诊和诊断，提供更全面和专业的意见。特别是对于罕见病例或复杂疾病，可以邀请国内外权威专家参与，提供更准确和权威的诊断结果。这样可以充分发挥专家的知识和经验，提高诊断的准确性和临床决策的科学性。

3.支持影像数据的存储和管理

医疗影像系统的引入支持了影像数据的存储和管理。与传统的胶片形式相比，医疗影像系统将影像以数字化形式保存在服务器或云端，实现了集中管理和备份。

传统的影像资料通常需要占用大量的物理空间进行存放，而数字化的影像可以在服务器或云端进行集中管理。这样不仅节省了存储空间，还减少了纸质影像资料可能遭受的损坏和丢失风险。数字化的影像数据也更易于进行备份和恢复，确保数据的安全性和可靠性。

通过医疗影像系统，医生可以方便地查询和浏览患者的历史影像资料，对比和分析病情的变化。这对于评估治疗效果、制定后续治疗方案等具有重要意义。系统还可以提供影像的多角度比较和测量工具，帮助医生更好地观察和分析影像，提高诊断的准确性。

数字化的影像资料可以与其他医疗信息系统进行集成。通过与电子病历系统、医学影像处理软件等的整合，可以实现多种数据的交叉查询和分析。医生可以在一个平台上查看患者的临床数据、实验室检查结果和影像资料，全面了解患者的病情。数字化的影像资料也为医学研究和教育提供了更多可能性，方便进行统计分析、学术分享等。

（三）医院管理系统

医院管理系统是一种综合性的信息化系统，涵盖了医院各个部门的管理工作。通过引入医院管理系统，可以实现对人力资源、财务、药品和物资等方面的有效管理，从而提高医院的运营效率和服务质量，降低成本和风险。

1.优化人力资源管理

医院引入系统来优化人力资源管理，可以集中管理医院员工的档案信息。系统能够存储和管理员工的个人基本信息、职称、岗位、培训记录等关键信息。

通过系统，医院可以准确记录员工的上下班时间和请假情况，计算出勤率和工时，简化了考勤管理流程。系统还可以帮助医院进行排班计划，根据员工的岗位和需求进行合理的排班安排，提高工作效率和员工满意度。

通过系统，医院可以自动生成员工的工资单，根据员工的出勤情况和薪资政策进行计算，减少了手动操作的错误和烦琐。系统还可以提供报税和社保缴纳的功能，帮助医院更好地管理薪资相关事务。

系统还可以提供员工绩效评估和培训管理模块。医院可以根据设定的绩效指标和评估体系，对员工的绩效进行定期评估和反馈。这有助于发现并激励优秀员工，提高团队整体素质。系统还可以记录员工的培训记录和证书，帮助医院制定培训计划并跟踪培训进展，提升员工的专业水平和能力。

2.改进财务管理

医院引入系统来改进财务管理可以带来多方面的好处。系统可以自动化完成财务数据的录入、处理和报表生成，减少了人为差错和烦琐的操作。这样可以提高财务工作的准确性和效率，减轻财务人员的工作负担。

系统能够记录和统计各项收入来源和支出项目，包括门诊费用、住院费用、药品采购、设备维护等。医院可以根据系统提供的数据进行财务分析和决策，及时调整经营策略和预算计划，确保财务的稳健运行。

医院可以在系统中设置预算指标和费用限额，对各项费用进行管控。系统会自动监测实际费用与预算的差距，并提供警示和提醒，帮助医院及时发现和解决超支问题，提高财务管理的精细化程度。

系统可以与医保系统对接，实现医保结算和报销的自动化处理。系统可以自动生成医保结算单据并与医保系统进行对接，减少了人工录入和核对的时间和错误。这样不仅提高了财务效益，还加快了患者的报销速度，提升了医院的服务质量和满意度。

3.优化药品和物资管理

通过系统可以实时监控药品和物资的库存情况。系统会记录每次的入库和出库操作，并根据设定的库存阈值进行预警和自动生成采购订单。这样可以避免因库存不足而影响医院正常运营，提高药品和物资的供应及时性。

医院的药房或仓库可以使用系统进行条码扫描或 RFID 识别，减少了人为失误和丢失风险。系统能够自动更新库存数量和相关信息，确保数据的准确性和可靠性。每一次的入库和出库操作都会有相应的记录，包括供应商信息、生产日期、有效期等。这样在发生药品质量问题时，可以追溯到具体的批次和供应商，及时采取措施进行处理。

系统可以记录药品的使用情况和患者的用药信息。医生可以在系统中查看患者的用药历史和过敏信息，避免不良药物反应和重复用药。系统还可以提供药品的规范用药指南和相互作用检查功能，辅助医生合理开药，提高用药安全性。

4.加强数据分析和决策支持

系统能够收集和整理大量的医院运营数据，包括病床利用率、手术室利用率、门诊量等关键指标。通过数据分析和报表生成功能，系统能够将这些数据转化为可视化的图表和报告，帮助管理层进行业务分析和决策。

系统可以提供预测模型和智能算法，辅助管理层进行经济、质量和风险评估。基于历史数据和趋势分析，系统可以预测医院未来的运营情况，例如病床需求、手术排班、药品采购等。这有助于管理层制定合理的资源调配计划，优化医院的运营效率和成本控制。

系统还可以提供绩效指标和评估模块，帮助管理层监测医院的绩效和质量指标。系统可以自动生成各项指标的报告和分析，帮助管理层了解医院的运营状况和问题所在。通过及时的反馈和数据驱动的决策，管理层可以采取相应的措施进行改进和优化。

（四）公共卫生监测与预警系统

公共卫生监测与预警系统是一种通过收集、整理和分析各类疾病数据和流行病学信息，实现对疫情的监测和预警的系统。它能够帮助卫生部门及时发现和响应突发公共卫生事件，采取有效的控制措施，保护人民群众的健康安全。

1.实现疫情的实时监测

医院引入系统来实现疫情的实时监测可以提供重要的帮助。系统可以从多个渠道获取疾病数据，包括医疗机构报告、实验室检测结果、疾病监测站点等。通过整合这些数据，系统能够迅速识别和跟踪疾病的发生和传播趋势。

系统可以实现疫情数据的集中管理和分析。医院可以将各类疾病数据导入系统中，并进行统一的管理和整理。系统可以自动提取和汇总数据，生成可视化的图表和报告，帮助医院了解疫情的整体情况和变化趋势。

系统可以结合流行病学调查和地理信息系统，分析疫情的空间分布和人群暴露风险。通过对疫情数据进行地理定位和空间分析，系统可以绘制疫情地图，显示不同区域和人群的感染风险。这有助于医院和政府部门制定针对性的防控措施，加强对高风险区域和人群的监测和干预。

2.实现疫情的预警和预测

医院引入系统来实现疫情的预警和预测可以提供重要的帮助。通过建立数学模型和算法，系统可以根据历史数据和当前趋势，预测疾病的发展方向和风险程度。

系统可以利用历史疫情数据和流行病学指标，建立数学模型和算法。这些模型可以分析疫情传播的规律和影响因素，预测疫情的发展趋势和规模。通过模拟和推演，系统可以预测疫情的传播速度、感染人数以及可能的高风险区域等信息。

系统可以实现疫情的预警功能。基于建立的模型和算法，系统可以监测实时数据并进行分析，一旦发现异常情况或超过设定的阈值，系统会自动触发预警机制。预警信息可以及时传达给卫生部门和相关机构，使其能够提前采取相应的防控措施，避免疫情蔓延和扩大。

系统还可以通过公众传媒和移动应用等渠道，向公众发布预警信息。通过系统的集成和接口，预警信息可以快速传递给公众，提高公众的防护意识和行动能力。公众可以通过手机应用程序或在线平台获取疫情预警信息，并了解相关的防控指南和建议。

3.实现疫情数据的共享和协同

医院引入系统来实现疫情数据的共享和协同可以提供重要的支持。系统可以与医疗机构、实验室、卫生部门等进行信息交互和共享，形成联防联控的机制。

通过系统，医院可以将收集到的疫情数据与其他相关部门进行共享，如卫生部门、疾控中心等。这样可以加强不同部门之间的协作和合作，确保疫情数据的准确性和时效性。同时，各个部门可以根据共享的数据进行分析和决策，共同制定有效的防控措施。

通过系统的集成和接口，医院可以将疫情数据及时报送给上级卫生部门和国际组织，如卫生健康委员会、世界卫生组织等。这有助于及时通报疫情发展情况，促进跨区域和跨国家的卫生合作，共同应对全球性的公共卫生挑战。

系统还可以支持多地区、多机构之间的协同工作。通过系统的联网和协同功能，不同地区的医院和机构可以共享数据、交流经验、制定协同防控策略。这样可以加强对疫情的综合监测和应对能力，提高整体的防控效果。

二、医疗信息系统的管理

（一）数据质量管理

数据质量管理在医疗信息系统中至关重要，它直接影响到系统的可靠性和应用效果。为确保医疗机构数据的准确性、完整性和安全性，医疗机构需要建立完善的数据质量管理机制。

1.规范数据采集过程

医疗机构应制定统一的数据采集标准和规范。这些标准和规范应明确数据采集的要求、字段定义、格式要求等，以便医务人员在采集数据时有明确的指导和参考。标准和规范的制定应充分考虑临床实践的需求，并与相关部门和专家进行沟通和协商。

医疗机构应提供培训和教育，以提高医务人员对数据采集的重要性和正确性的认识。通过培训和教育，医务人员可以了解数据采集的目的、方法和流程，掌握正确的采集技巧，并了解数据采集对于临床决策和研究的重要性。医疗机构还可以组织专题讨论会、培训班等形式，促进医务人员之间的交流和学习。

医疗机构还应建立监督和审核机制，对数据采集过程进行监测和审核。通过定期检查和抽样核查，可以发现并纠正数据采集中的错误和不一致性。医疗机构还可以利用自动化工具和技术来辅助数据采集过程，提高数据采集的效率和准确性。

2.建立安全的数据存储和传输机制

医疗机构应该使用加密技术来保护存储设备和服务器中的数据。通过对数据进行加密，即使数据被非法获取，也无法解读其中的内容。这可以有效防止数据泄露和未经授权访问。

医疗机构需要定期进行数据备份。数据备份是一种重要的措施，可以在意外情况下恢复数据，如设备故障、自然灾害或人为错误。备份数据应存储在不同的位置，以防止单点故障，并且备份过程应该是自动化的，确保数据的及时备份。

医疗机构还需要建立防火墙系统来保护数据存储和传输过程中的安全。防火墙可以监控和控制网络流量，阻止未经授权的访问和恶意攻击。防火墙的设置应根据实际需求和风险评估进行调整，以确保安全性和灵活性的平衡。

在数据传输过程中，医疗机构应采用加密和身份验证等措施来保护数据的隐私和完整性。加密可以确保数据在传输过程中不被窃取或篡改，而身份验证可以确保只有授权用户才能访问数据。

医疗机构还应制定严格的访问控制策略，限制对敏感数据的访问权限，并监控数据的使用情况，及时发现并处理任何异常活动。

3.数据清洗和验证

医疗机构可以借助自动化的工具和算法来进行数据清洗。这些工具和算法可以检测和纠正常见的数据错误和问题，如缺失值、异常值、重复记录等。通过自动化的数据清洗过程，可以快速有效地处理大量数据，并减少人为错误的发生。医疗机构还可以制定数据清洗规则和标准，确保清洗过程的一致性和可重复性。

医疗机构可以与其他信息系统的数据进行交叉验证。通过将采集到的数据与其他系统中的相关数据进行比对和验证，可以发现数据之间的差异和不一致性。例如，将患者的基本信息与电子病历系统中的数据进行比对，可以确保患者信息的准确性和一致性。交叉验证还可以帮助发现数据采集过程中可能存在的问题和偏差，及时进行纠正和改进。

4.建立数据质量监控和评估机制

医疗机构可以制定相关的数据质量指标和评估标准。这些指标和标准可以包括数据准确性、完整性、一致性、及时性等方面的要求。通过定义明确的指标和标准，可以对数据质量进行度量和分析，及时发现存在的问题和潜在的风险。

医疗机构可以借助数据质量管理工具和技术来实现数据质量的监控和评估。这些工具和技术可以实时监测数据的质量状况，并生成相应的报告和警示。例如，可以利用数据质量管理系统来自动检测和识别数据错误、缺失值、异常值等问题，并提供相应的修复和纠正措施。还可以利用数据可视化技术，将数据质量的情况以直观的方式展示，帮助决策者和数据管理人员更好地了解和监控数据的质量状况。

医疗机构还可以建立数据质量监控和评估的反馈机制。通过收集用户反馈、举办数据质量讨论会等方式，了解用户对数据质量的需求和意见，并及时进行调整和改进。同时，医疗机构还可以与相关部门和专家合作，共同制定和推进数据质量管理的标准和最佳实践，不断提高数据质量的水平。

（二）信息安全管理

信息安全管理在医疗信息系统中至关重要。医疗数据和信息往往具有敏感性和隐私性，需要采取严格的安全措施来保护这些数据。为了确保信息安全，医疗机构应该建立一套完善的信息安全政策和流程，并加强对系统的访问控制、数据加密、漏洞修复等方面的管理。

1.建立信息安全政策和流程

这些政策和流程应该明确规定医疗信息系统的使用规范，包括用户权限管理、密码策略、数据备份与恢复等内容。通过制定明确的规则和流程，可以确保医务人员在使用系统时遵守相关的安全要求，并能够及时响应和处理安全事件。

2.加强系统的访问控制

包括对用户的身份认证、权限管理和监控等措施。只有经过身份验证的用户才能够访问系统，并且根据其职责和需求分配相应的权限。同时，医疗机构还应该监控系统的访问情况，及时发现异常行为并采取相应的措施。

3.数据加密

数据加密也是保护医疗信息安全的重要手段之一。医疗机构应该对存储在系统中的敏感数据进行加密处理，确保即使在数据泄露的情况下，未经授权的人员也无法获取其中的内容。同时，在数据传输过程中也应该采用加密通信方式，防止数据被窃取或篡改。

4.及时修补系统中存在的漏洞

随着技术的不断发展，新的漏洞和安全风险也会不断出现。医疗机构应该定期对系统进行安全审计和漏洞扫描，并及时修复已知的漏洞，以减少潜在的安全威胁。

（三）系统维护与更新

医疗信息系统的定期维护和更新对于确保其正常运行和功能的持续改进至关重要。为了实现这一目标，医疗机构需要建立专门的系统维护团队，负责系统的日常监控、故障处理和性能优化，及时修复问题和升级系统。

1.建立系统维护团队

医疗机构应该建立一个专门的系统维护团队。该团队由具备相关技术和经验的专业人员组成，负责对医疗信息系统进行全面的维护和管理。他们应该熟悉系统的架构和功能，能够识别和解决各种可能出现的问题，并提供相应的技术支持。

2.日常监控

通过使用监控工具和系统日志记录，可以实时追踪系统的运行状态和性能指标，包括服务器负载、网络流量、数据库响应时间等。通过监控，可以及时发现潜在的问题并采取相应的措施，以避免系统故障或性能下降。

3.建立故障处理机制

当系统发生故障时，维护团队应该能够迅速响应，并采取必要的措施进行故障排查和修复。这可能涉及硬件更换、软件补丁安装、数据恢复等操作。通过及时的故障处理，可以最大限度地减少系统停机时间，保证医疗信息系统的可用性和稳定性。

4.关注系统的性能优化

随着业务量和数据量的增加，系统可能面临性能下降的问题。维护团队应该定期进行性能评估，并根据评估结果进行相应的优化措施，以提高系统的响应速度和吞吐量。这可能包括数据库索引优化、服务器资源调整、网络带宽扩容等。

5.系统的定期更新和升级

随着技术的不断发展和安全威胁的不断出现，软件供应商通常会发布新的版本或补丁来修复漏洞和改进功能。维护团队应该定期跟踪并评估这些更新，并在适当的时候进行系统升级，以确保系统始终处于安全和可靠的状态。

（四）培训与技术支持

1.组织系统操作和应用培训

培训课程可以包括系统介绍、功能演示、操作指南等内容，以帮助医务人员快速了解和掌握系统的基本操作。培训课程应该根据不同的岗位和需求进行分类，例如针对医生、护士、管理员等不同角色的培训。通过系统培训，可以提高医务人员的工作效率，减少因不熟悉系统而导致的错误和失误。

2.提供系统的应用培训

除了基本的操作技巧，医务人员还需要了解如何正确地运用系统来处理各种业务场景。这可能涉及电子病历的录入和查阅、医嘱的下达和执行、药品和耗材的管理等方面。通过系统应用培训，医务人员可以更好地利用医疗信息系统来支持临床工作，提高工作效率和质量。

3.技术支持

在使用医疗信息系统的过程中，医务人员可能会遇到各种问题和困惑，例如系统操作不熟悉、功能异常、数据丢失等。医疗机构应设立专门的技术支持团队，负责接受用户的反馈并及时解决问题。技术支持团队可以通过电话、邮件、在线聊天等方式与用户进行沟通，并根据具体情况提供相应的帮助和指导。

4.建立交流平台

医疗机构还可以建立用户交流平台，如在线论坛或社区，让医务人员之间分享经验和解决问题的方法。这样可以促进用户之间的互动和合作，提高整个医疗机构对医疗信息系统的使用水平。

（五）合规与法律管理

医疗信息系统的运营和管理需要遵守相关的法律法规和政策要求。为了确保系统的操作和数据处理符合隐私保护、医疗伦理等方面的法律要求，医疗机构应加强对医疗信息系统的合规性审查，并采取相应的措施来避免违规行为和风险发生。

1.遵守相关法律法规和政策要求

医疗机构应该了解和遵守相关的法律法规和政策要求，包括国家和地区制定的关于医疗信息系统的隐私保护、数据安全、电子病历管理等方面的法律法规。医疗机构应该建立一个专门的法律团队或咨询机构，负责跟踪和解读相关的法律法规，并及时进行内部培训，以确保员工了解和遵守相关规定。

2.合规性审查

包括对系统的设计、实施和运营过程进行全面的审查，确保系统的功能和操作符合法律法规的要求。医疗机构可以委托第三方专业机构进行合规性评估，发现和解决潜在的合规性问题。

3.建立内部的合规监督机制

应定期进行合规性自查和审计，发现和纠正违规行为，并及时采取相应的纠正措施。医疗机构可以设立专门的合规部门或委员会，负责监督和指导合规工作的开展。

第六章　护理

第一节　术前准备和患者教育

术前准备和患者教育是护理工作中非常重要的一环，它涉及患者手术前的身体和心理准备工作，以及对手术过程和术后护理的详细介绍和解释。良好的术前准备和充分的患者教育可以提高手术成功率，减少并发症发生率，增强患者对治疗的合作性和满意度。

一、术前准备

术前准备是手术前的重要环节，包括对患者进行全面评估、检查和实验室检查、停食和禁水、皮肤准备工作。下面将从这些方面详细介绍术前准备的内容。

（一）患者评估

患者评估是手术前的重要环节之一，护士需要进行全面的评估，了解患者的身体状况、既往病史、过敏史、家族史等信息，以便为手术提供个性化的护理和准备工作。

1.身体状况评估

身体状况评估是手术前护士必须进行的重要工作之一。护士需要测量患者的身高、体重、体温、呼吸、心率和血压等生理指标，以了解患者的整体健康状况，并预测可能出现的问题。

测量身高和体重可以评估患者的体格发育和体重变化情况。这对于计算药物剂量、监测液体平衡以及评估营养状况非常重要。

测量体温可以判断患者是否存在发热或低体温等异常情况。异常体温可能暗示着感染、炎症或其他潜在的健康问题。

测量呼吸和心率可以评估患者的呼吸和心脏功能。异常的呼吸和心率可能提示患者存在呼吸困难、心律不齐或心力衰竭等问题。

测量血压可以评估患者的血管状态和心血管功能。高血压或心脏病的患者可能存在血压波动或心功能不稳定的风险，需要及时纠正其血压或心功能，以确保手术的安全性。

通过身体状况评估，护士可以了解患者的基本生理状态，预测可能出现的问题，并采取相应的措施。例如，对于存在高血压的患者，护士可能会与医生合作，调整其用药方案，以稳定血压；对于存在心脏病的患者，护士可能会监测心率和心电图，以评估心脏功能的稳定性。

身体状况评估是手术前必不可少的环节，可以为手术提供重要的参考依据，帮助护士和医生制定合适的护理计划和处理方案，以确保手术的安全性和成功进行。

2.既往病史评估

护士需要了解患者的既往病史，包括慢性疾病、手术史等，以帮助医生评估患者的手术风险，并采取相应的措施。

了解患者的慢性疾病情况对于手术的安全性和成功进行非常重要。例如，如果患者有高血压、心脏病或糖尿病等慢性疾病，护士需要与医生合作，调整患者的用药方案和治疗计划，以确保这些慢性疾病在手术过程中得到控制和管理。

了解患者的手术史也对手术的安全性产生影响。护士需要了解患者曾经接受过哪些手术、手术的类型和相关并发症，以帮助医生评估手术风险，并避免手术过程中出现类似问题。

通过既往病史评估，护士可以帮助医生了解患者的个体差异和健康状况，预测可能出现的问题，并采取相应的处理措施。例如，对于糖尿病患者，在手术前可能需要调整血糖控制方案，以确保手术过程中血糖的稳定性，避免术中或术后出现血糖波动引起的并发症。

3.过敏史评估

护士需要了解患者对药物、食物、环境物质等的过敏反应，以帮助医生在手术中选择合适的药物和材料，避免引发患者的过敏反应。

如果患者有过敏史，护士需要及时将这些信息与医生共享，并确保医生在手术中避免使用可能引发过敏反应的药物或材料。这可以帮助减少患者在手术过程中出现过敏反应的风险。

护士还需要告知患者在手术前禁止摄入可能引发过敏反应的食物或药物。如果患者对某种特定的食物或药物过敏，护士应向患者提供相关的指导和建议，以避免手术前误摄入可能引发过敏反应的物质。

通过过敏史评估，护士可以帮助医生了解患者的过敏情况，避免在手术中使用可能引发过敏反应的药物或材料，确保手术过程的安全性。同时，护士向患者提供相关的禁用食物或药物的指导，以减少患者手术前误摄入可能引发过敏反应的物质。

4.家族史评估

护士在手术前需要了解患者的家族史，特别是与某些疾病相关的遗传性疾病。这可以帮助医生评估患者的遗传风险，并及时采取相关的检查和处理措施。

如果在患者的家族中存在与某种疾病相关的遗传因素，护士应将这些信息及时汇报给医生。医生可以根据家族史来评估患者是否存在遗传风险，进而制定个性化的诊断和治疗计划。

例如，如果患者的家族中有乳腺癌、肺癌或结直肠癌等遗传性疾病的病例，医生可能会建议患者进行更密切的筛查和检查，以早期发现潜在的疾病风险并采取预防措施。

通过家族史评估，护士可以帮助医生了解患者的遗传背景和遗传风险，及时进行相关检查和处理。这有助于早期发现潜在的遗传性疾病，采取预防和干预措施，降低患者发病的风险。

（二）检查和实验室检查

检查和实验室检查是术前准备的重要内容之一，通过这些检查可以为手术提供必要的信息，帮助医生评估患者的手术风险和安全性。

1.血常规

血常规是一种常用的实验室检查，通过对血液中的各种指标进行测量和分析，可以评估患者的血液状况和健康状况。主要包括血红蛋白、白细胞计数和血小板计数等指标。

（1）血红蛋白。

血红蛋白是红细胞中的一种重要蛋白质，负责携带氧气到身体各个组织。通过血红蛋白水平的测量，可以了解患者的贫血程度。如果患者的血红蛋白水平过低，可能会导致氧供不足，需要采取相应的治疗措施，如输血或补充铁剂。

（2）白细胞计数。

白细胞是免疫系统中的重要成分，负责抵御外界病原体和维持免疫功能。通过白细胞计数，可以了解患者的免疫状态和炎症反应情况。如果白细胞计数异常高，可能提示存在感染或炎症反应；而白细胞计数过低，则可能暗示着免疫功能低下或骨髓抑制。

（3）血小板计数。

血小板是血液中的一种细小细胞片，主要参与止血和凝血过程。通过血小板计数，可以了解患者的出血倾向。如果血小板计数过低，可能会增加患者在手术过程中出血的风险，需要采取相应的预防措施，如输注血小板浓缩物。

除了上述指标，血常规还可以提供其他信息，如红细胞计数、血细胞比容和平均红细胞体积等。这些指标可以为医生提供更全面的血液分析结果，帮助评估患者的整体血液状况和健康状态。

在手术前进行血常规检查，可以为医生提供重要的信息，帮助评估患者的手术风险，并制定合适的治疗方案。护士在进行血常规检查时需要注意确保样本采集的质量和准确性，以确保检查结果的可靠性。同时，护士还需将检查结果及时反馈给医生，以便医生进行综合评估和处理。

2.尿常规

尿常规是一种常用的实验室检查方法，通过对尿液中各种成分进行测定和分析，可以评估患者的肾功能、泌尿系统疾病以及感染情况。尿常规通常包括以下几个方面的指标。

（1）尿液外观。

通过观察尿液的颜色、透明度和气味等特征，可以初步了解患者的尿液是否正常。

（2）尿比重。

尿比重反映尿液的浓缩程度，能够提供关于患者体液平衡的信息，有助于评估肾脏的浓缩功能和排尿状态。

（3）pH 值。

pH 值可以反映尿液的酸碱性，对于了解患者的酸碱平衡和泌尿系统的功能有一定的参考价值。

（4）蛋白质。

检测尿液中的蛋白质含量，可以帮助评估肾小球滤过功能是否正常，进而判断患者是否存在肾脏疾病。

（5）糖和酮体。

检测尿液中的糖和酮体，可以了解患者是否存在糖尿病或其他代谢异常。

（6）白细胞和红细胞。

检测尿液中的白细胞和红细胞数量，可以提示是否存在泌尿系统感染、结石、肾炎等疾病。

通过尿常规检查，可以初步了解患者的肾功能、泌尿系统状况和感染情况。这些信息对于手术前评估患者的肾功能和泌尿系统健康非常重要。如果尿常规结果异常，可能需要进一步的检查和处理，如肾功能评估、尿培养等。

尿常规是手术前评估患者肾功能和泌尿系统健康的重要方法之一。护士在进行尿常规检查时，需要确保样本采集的质量和准确性，遵循规定的操作程序和无菌技术。通过这项检查，可以提供有关患者的肾脏状况、尿路感染等方面的信息，为医生制定合理的治疗计划和手术安排提供重要参考。

3.心电图

心电图是一种常用的非侵入性检查方法，通过记录心脏的电活动，可以评估患者的心脏节律和传导情况。在手术前对患者进行心电图检查，可以提供重要的信息，帮助医生评估手术过程中心脏的安全性。

心电图检查可以帮助医生判断患者是否存在心律失常、传导阻滞或心肌缺血等心脏问题。这些问题可能会增加手术过程中发生心脏并发症的风险。通过心电图的结果，医生可以了解患者的心脏电活动是否正常，是否存在异常的心脏节律，以及有无心肌缺血等情况。

对于需要进行心脏麻醉的患者，心电图还可以帮助医生确定合适的麻醉药物和麻醉方式，以确保手术期间心脏的稳定性。例如，在手术过程中，如果患者存在心房颤动或其他严重心律失常，医生可能会采取相应的措施来控制心率和维持心脏功能的稳定。

除了手术前评估，心电图还可以用于术中和术后的监测。在手术过程中，医生可以通过持续监测心电图来及时发现和处理心脏问题。术后，心电图可以帮助评估手术效果，了解患者心脏功能的恢复情况，并指导进一步的治疗和护理。护士在进行心电图检查时，需要准确地放置导联电极，确保信号的清晰和准确。

4.胸片

胸片是一种常见的影像学检查方法，通过 X 射线照片来观察和评估胸部器官的形态和结构。在手术前对患者进行胸片检查，可以提供重要的信息，帮助医生评估肺部情况和相关疾病，为手术提供必要的解剖信息。胸片可以用于检测和评估多种疾病和情况。以下是一些常见的应用。

（1）肺部感染。

胸片可以显示肺部感染的征象，如肺炎、支气管炎等。医生可以通过胸片判断感染的程度和范围，并制定相应的治疗方案。

（2）胸腔积液。

如果患者存在胸腔积液，胸片可以帮助医生确定积液的位置、大小和性质。这有助于指导医生进行穿刺抽取积液或其他必要的处理。

（3）肿瘤和结节。

胸片可以显示肺部肿瘤和结节的存在。医生可以根据胸片结果判断肿瘤的位置、大小和形态，进而制定相应的治疗方案，如手术切除、放疗或化疗等。

（4）胸廓畸形和损伤。

胸片可以评估胸廓的形态和结构，帮助医生发现并评估胸廓畸形、肋骨骨折等情况，以指导治疗措施。

通过胸片检查，医生可以获取关于肺部和胸廓的重要信息，对患者进行综合评估，并为手术提供相关的解剖信息。同时，胸片是一种快速且相对低成本的检查方法，使其成为常规的预手术评估工具之一。

护士在胸片检查中起到重要的协助作用。他们需要确保患者正确佩戴防护设备，如铅衣和颈圈，以最大限度减少辐射暴露。护士还需配合患者的体位调整和协助，确保拍摄所需的区域清晰可见。

5.生化指标

生化指标是一系列常规的实验室检查，通过测量血液中的各种物质和化学指标，可以评估患者的代谢状态和内脏功能。在手术前对患者进行生化指标检查，可以提供重要的信息，帮助医生评估患者的健康状况、预测手术风险，并制定合适的处理方案。常见的生化指标包括但不限于以下几个方面。

（1）血糖。

血糖是评估患者糖尿病和糖代谢异常的重要指标。通过血糖检测，医生可以了解患者的血糖控制情况，评估术前的糖尿病管理和麻醉需求。

（2）肝功能。

肝功能指标可以反映肝脏的代谢和排毒功能。常规的肝功能指标包括转氨酶、胆红素、白蛋白等。这些指标可以帮助医生评估患者的肝脏功能是否正常，以及患者是否存在肝疾病或肝功能受损的风险。

（3）肾功能。

肾功能指标包括尿素氮、肌酐和尿酸等。通过测量这些指标，可以评估患者的肾脏排泄功能和肾小球滤过率。这对于判断患者的肾功能是否正常，以及选择合适的药物剂量和麻醉方案非常重要。

（4）电解质。

电解质是体内维持水平衡和神经肌肉功能的重要成分。常见的电解质包括钠、钾、钙、镁等。通过检测这些指标，可以帮助医生了解患者体内电解质的平衡情况，评估术前的液体管理和调整需求。

根据患者的具体情况和手术类型，医生可能会要求进行其他更具体的生化指标检查，如凝血功能、甲状腺功能等。这些指标检查有助于全面评估患者的健康状况，并为手术提供必要的参考依据。

护士在进行生化指标检查时，要确保样本采集的质量和准确性，还需将检查结果及时记录，并与医生共享，以便医生进行综合评估和处理。

6.影像学检查

除了胸片之外，根据手术类型和需要，医生可能会要求进行其他影像学检查，如 CT 扫描、MRI、超声等。这些检查可以提供更为详细的解剖结构信息，帮助医生准确定位和评估手术范围。

（1）CT 扫描。

CT 利用 X 射线和计算机技术生成高分辨率的三维图像，可以提供详细的解剖结构信息。CT 扫描可用于评估脑部、胸部、腹部、骨盆等部位的病变、肿块或损伤，以确定手术方案和规划手术进程。

（2）MRI。

MRI 利用磁场和无害的无线电波产生高质量的图像，可以显示软组织的详细结构。MRI 适用于评估脑部、脊柱、关节等部位的病变，对于神经和软组织的评估更加精细，有助于指导手术方案的制定。

（3）超声。

超声检查利用高频声波在体内产生图像，可以观察器官和组织的形态和功能。超声常用于评估腹部、心脏、盆腔等区域的病变，对于手术中需要引导穿刺或取样的情况下，超声是非常有用的辅助工具。

这些影像学检查可以提供更为详细和精确的解剖结构信息，帮助医生确定手术范围、定位病变、评估周围组织情况，并指导手术规划和操作。通过这些检查，医生可以更好地了解患者的病情，制定个性化的治疗方案，从而提高手术的安全性和成功率。

护士在影像学检查中需要与患者进行充分的沟通，解释检查的目的和过程，确保患者配戴相应的防护设备，并协助患者在检查中的体位调整和协作。

通过以上的检查和实验室检查，可以为手术提供必要的信息，帮助医生评估患者的手术风险和安全性。护士在术前准备中需要协助患者完成相应的检查，保证检查结果的准确性和完整性，并将结果及时反馈给医生进行评估和处理。这样可以确保手术的安全性和顺利进行，减少术后并发症的发生。

（三）停食和禁水

停食和禁水是手术前的重要准备工作，旨在避免手术过程中的呕吐和误吸，确保手术的安全性。具体的停食和禁水时间根据手术类型和麻醉方式的要求而定，通常固体食物需要在手术前 6～8 小时停止摄入，清汤和流质食物需要在手术前 2 小时停止摄入，禁水时间通常为手术前 2 小时。

停食和禁水的目的是保持患者的胃肠道清空，减少手术过程中的胃内容物反流和误吸的风险。胃内容物的反流可能导致呕吐或误吸到气管和肺部，引发术中并发症，如肺炎或吸入性休克。因此，遵守停食和禁水指导对于手术的安全性至关重要。

护士在术前与患者进行沟通时需要详细说明停食和禁水的时间，并向患者解释其重要性和原因。同时，护士还需要了解患者的个人情况，如是否存在胃肠道疾病、糖尿病等特殊情况，以便根据具体情况给予适当的指导和建议。

对于长时间禁食的患者，护士需要密切观察其饥饿程度和水分摄入情况，并提供必要的支持和安慰。如果患者感到过于饥饿或口渴，可以采取口腔湿润、含漱清洁等措施来缓解不适感。

在停食和禁水期间，护士还需密切观察患者的生命体征和症状变化，特别是有无呕吐、腹胀、反酸等不适感。如发现异常情况，应及时向医生报告并采取相应的处理措施。

（四）皮肤准备

皮肤准备也是术前护理的重要环节之一，它旨在减少手术感染的风险，确保手术区域的无菌状态。术前护理人员需要对手术部位进行清洁和消毒，按照规定的程序进行操作，以确保有效地杀灭细菌和其他致病微生物。皮肤准备的步骤如下。

1.患者身体定位

患者的身体定位是手术准备的重要步骤之一，它旨在使手术部位暴露并便于操作。根据手术类型和部位的不同，可能需要采取不同的体位来满足手术需求。

（1）平卧位。

平卧位是最常见的体位之一，适用于大多数手术。患者仰卧于手术台上，身体平放，四肢自然伸直。这种体位可以提供较好的手术视野，并使手术区域易于接触和操作。

（2）俯卧位。

俯卧位适用于某些背部手术或需要访问背部结构的手术。患者面朝下平躺，胸部和下肢支撑在手术台上，头部转向一侧以保持通气畅通。这种体位可使背部暴露并提供更好的手术视野。

（3）仰卧位。

仰卧位适用于头颈部手术或需要进入口腔或喉部的手术。患者仰卧于手术台上，头部稍微后仰，以使手术区域暴露，并方便医生进行操作。

在确定合适的体位时，护士需要考虑患者的安全和舒适性。他们需要与医生紧密合作，根据手术要求和患者的特殊情况，确保选择最合适的体位。

在患者身体定位过程中，护士应确保患者的隐私得到尊重，通过适当的隔离和布幕来保护患者的私密性；在手术前、手术中和手术后，护士应定期检查患者的体位是否引起不适或压力点，采取相应措施以保持患者的舒适；在体位过程中，护士需要确保患者的呼吸通畅，并根据需要调整头部和颈部的位置，以避免阻塞呼吸道。

通过适当的身体定位，护士可以帮助医生实现手术的操作目标，并确保患者的安全和舒适。护士在执行身体定位时需要细心、专注，并与医疗团队密切合作，以确保手术过程的顺利进行。

2.皮肤清洁

在手术准备过程中，皮肤清洁是非常重要的一步。在进行消毒之前，需要对手术部位进行彻底的清洁。

护士应事先准备好温水、适当的皂液或洗剂、干净的毛巾和清洁手套等，轻柔地用温水和皂液或洗剂清洁手术部位，以去除污垢和皮肤表面的细菌。在清洁过程中，应避免过度摩擦或造成皮肤损伤。通常，清洁应从手术部位的中心向周围进行，以防止将细菌带入手术区域。同时，使用干净的毛巾或纱布，每次擦拭都要换一块新的区域，避免交叉污染。

对于存在皮肤褶皱或较难清洁的部位，如腋下、会阴区等，护士需要特别注意清洁，确保彻底去除细菌和污垢。在清洁完成后，用清水仔细冲洗手术区域，确保将清洁剂和残留物完全清除干净。

皮肤清洁的目的是减少手术部位的细菌数量，以降低感染风险。护士在执行皮肤清洁时应遵循正确的操作程序，并严格遵守无菌原则，以确保清洁过程的有效性和患者的安全。

需要注意的是，不同手术类型可能有特定的皮肤清洁要求，医生会根据手术的特点和患者的情况提供相应的指导。护士需要与医生密切合作，并遵循医嘱进行适当的皮肤清洁，以确保手术环境的无菌性和手术的顺利进行。

3.皮肤标记

皮肤标记是用于确保手术部位的正确性和一致性。医生可能会要求护士进行皮肤标记，以帮助确定手术切口或标记特定的解剖结构。以下是关于皮肤标记的一般做法。

（1）使用无毒、可清除的标记笔或标签。

为了确保患者的安全和避免皮肤损伤，应选择无毒且易于清洗的标记工具。这些标记笔或标签通常包含特殊的水溶性墨水，可以轻松地被清洗掉。

（2）在干燥的皮肤上进行标记。

在进行皮肤标记之前，护士应确保患者的皮肤干燥。湿润的皮肤可能会导致标记模糊不清或褪色。在标记之前，应使用干净的纱布或吹风机等方法将皮肤完全干燥。

（3）遵循医生的指示。

护士必须仔细阅读医生提供的手术方案，并按照医生的指示进行标记。医生会告知标记的具体位置、切口线或其他需要注意的细节。护士应准确执行医生的要求，确保标记的准确性和一致性。

（4）标记可见且持久。

为了确保手术人员在手术过程中能够清楚地看到标记，标记应该足够明显和持久。这有助于避免误操作或误切。

（5）检查标记的清晰度。

在进行手术之前，护士应检查标记的清晰度和准确性。如发现标记模糊不清或有任何问题，应立即与医生沟通并进行必要的修正。

皮肤标记是手术准备过程中确保手术部位正确性和一致性的重要步骤。护士在进行皮肤标记时需要仔细操作，并密切配合医生的指示。通过准确而清晰的皮肤标记，可以帮助手术团队在手术期间定位和操作，提高手术的安全性。

4.皮肤消毒

在手术准备过程中，皮肤消毒可以帮助减少手术部位上的细菌数量，降低感染的风险。

（1）选择适当的皮肤消毒剂。

根据医生的指示，选择适合手术部位的皮肤消毒剂。常用的消毒剂包括酒精溶液、碘酒溶液或氯己定溶液等。

（2）遵循规定的程序和时间。

护士应遵循标准的操作程序和所用消毒剂的说明，确保正确的消毒时间和方法。不同的消毒剂可能有不同的作用时间，必须按照指导进行操作。

（3）均匀涂抹消毒剂。

将适量的消毒剂倒在无菌的棉球或纱布上，然后均匀地涂抹在手术部位上。使用无菌的操作器械或手套进行操作，以避免交叉污染。

（4）避免渗入创面或黏膜区域。

在进行皮肤消毒时，护士应小心操作，确保不将消毒剂渗入创面或黏膜区域。这样可以避免对伤口或敏感组织造成刺激和损害。

（5）注意患者的舒适度和安全性。

在进行皮肤消毒时，护士应注意患者的舒适度和安全性。避免过度摩擦或使用过多的消毒剂，以减少对患者的不适感。

皮肤消毒有助于降低手术部位感染的风险。护士在进行皮肤消毒时需要严格遵循操作规程，并保持专注和细心。通过正确的皮肤消毒程序，可以为手术提供更好的无菌环境。

5.等待干燥

在完成皮肤消毒后，护士需要等待消毒剂完全干燥。这个等待时间非常重要，因为消毒剂的有效杀菌作用需要一定的时间来发挥。在等待干燥的过程中，为防止再次污染手术部位，护士在等待干燥期间应避免直接触摸手术部位。手术区域是清洁和消毒的，接触可能会引入细菌或其他致病微生物，增加感染的风险。

在等待期间，护士应确保手术场所的环境保持无菌状态。需要注意避免任何可能导致交叉污染的情况发生，如不触摸无菌器械、保持操作区域整洁等。

不同的消毒剂具有不同的干燥时间要求。护士应根据所用消毒剂的说明书或医生的指示，严格控制等待时间。这样可以确保消毒剂完全干燥并发挥最佳的杀菌效果。

在等待期间，护士还应关注患者的舒适度。确保患者感到安全和舒适，提供必要的支持和照顾。

等待干燥是为了确保皮肤消毒剂充分发挥杀菌作用，降低手术部位感染的风险。护士在这个过程中需要保持警觉，并遵循医生的指示和操作规程。

6.防护措施

在进行皮肤准备的过程中，护士需要采取适当的防护措施来确保自身和患者的安全。

护士应佩戴无菌或消毒的手套，在接触患者的皮肤和执行皮肤准备操作时有效地阻隔细菌和其他致病微生物；护士在与患者近距离接触或进行可能产生飞沫的操作时，应佩戴口罩，以防止呼吸道感染；清洁和消毒过程中，护士应佩戴护目镜或面罩，保护眼睛和面部免受污染；根据手术类型和需要，护士可能需要穿戴特殊的手术衣或隔离衣，并佩戴无菌鞋套，以防止交叉感染和污染；护士还应定期清洁和消毒使用的工具和设备，以确保它们的无菌性。遵循正确的清洁和消毒程序，并根据需要更换无菌巾、纱布等物品；在接触患者之前和之后，护士应正确洗手或使用合适的消毒剂进行手卫生，以防止交叉感染。

护士在执行皮肤准备过程中需要时刻关注自身的防护措施，确保防护装备的正确佩戴和使用。这有助于减少交叉感染的风险，保护自身和患者的安全。

护士还应接受相关的防护知识培训，并遵循医疗机构制定的防护政策和指导方针。通过正确的防护措施，护士可以有效预防感染，并为手术提供更安全和可靠的环境。

皮肤准备的目标是确保手术部位在手术过程中保持无菌状态，减少手术感染的风险。护士在进行皮肤准备时需要严格按照规定的操作程序进行操作，并密切配合医生和其他卫生人员的工作。通过正确的皮肤准备，可以为手术提供清洁、无菌的环境，提高手术的安全性和成功率。

二、患者教育

（一）手术过程的详细介绍

手术过程对于患者来说是一次较为陌生和紧张的经历，作为护士，需要向患者进行详细的介绍，以帮助他们更好地理解手术的过程、目的和可能遇到的问题。通过清晰的解释，患者可以减少对手术的不确定感，并且更好地配合医生完成手术的准备和术后护理。

1.简要介绍手术的目的

例如，如果手术是为了治疗某种疾病或缓解一些症状，我们会向患者说明这个目的，并解释为什么手术是必要的。通过明确手术的目的，患者可以更好地认识到手术的重要性和必要性，从而增强对手术的信心。

2.介绍手术的过程

向患者描述从手术准备到手术结束的整个流程，并注重解释每个步骤的作用和意义。例如，在手术准备阶段，我们会向患者说明需要进行血液检查、拍摄影像等的目的，并解释术前禁食、禁水的原因。在手术进行阶段，我们会向患者解释麻醉的方式、手术器械的使用和手术过程中可能出现的感觉，以帮助患者了解整个手术过程的顺序和步骤。

3.提醒可能遇到的问题

这些问题可能包括手术过程中的风险、并发症以及术后的恢复情况等。我们会向患者详细解释每个可能遇到的问题，并给予他们必要的建议和指导，以便他们在手术后更好地应对可能出现的情况。

（二）麻醉方式和风险

护士在向患者介绍手术中可能采用的方式时，需要提供详尽的信息，包括各种方式的优缺点和风险。这样可以帮助患者做出适合自己的选择，并了解可能出现的并发症及其处理方法。

护士应该向患者介绍手术中可能采用的不同方式。例如，在心脏手术中，可能有开胸手术和微创手术两种方式可供选择。开胸手术是传统手术方式，需要通过切开胸骨进行手术，操作空间较大；而微创手术则是通过小切口或导管进行手术，操作更为精细，恢复时间较短。

接下来，护士应该详细解释各种方式的优缺点。开胸手术的优点在于手术空间大，可做到全面地观察和处理病变部位；而微创手术的优点则在于创伤小、出血少、恢复快。然而，开胸手术的缺点是创伤较大，术后恢复时间长；而微创手术的缺点是操作难度较高，对医生的要求更高。

护士还应该告知患者手术中可能出现的风险。例如，手术过程中可能出现感染、出血、器官损伤等并发症。针对这些风险，医生会采取相应的预防措施和处理方法，以最大限度地减少并发症的发生和影响。

最后，护士需要与患者进行充分的沟通，了解他们的意见和顾虑，并根据患者的具体情况给出建议。在做出最终决定之前，患者可以与医生进一步讨论，了解更多关于各种方式的信息，权衡利弊，并在医生的指导下做出明智的选择。

（三）术后恢复和护理

手术后的恢复和护理是非常关键的，它可以帮助患者尽快康复，并预防并发症的发生。护士需要向患者详细介绍手术后的恢复过程和护理要点，包括伤口护理、饮食注意以及活动限制等。

在术后的第一天，护士会为患者进行伤口清洁，确保伤口干燥、清洁，并贴上透明敷料。患者需要定期观察伤口是否有红肿、渗液或感染的迹象，并定期更换敷料。护士会教导患者正确的伤口清洁方法，如用温盐水轻轻清洁，避免使用刺激性物质。

在手术后几天内，患者可能需要遵循特殊的饮食要求，比如清淡易消化的食物。护士要向患者介绍一些适合的食物，如流质饮食、软食或半流质食物。同时，患者需要避免食用油腻、辛辣、刺激性食物，以及酒精和咖啡因等刺激性饮料。保持充足的水分摄入也是非常重要的。

活动限制也是手术后需要注意的事项之一。根据手术的不同类型和程度，患者可能需要遵循适当的活动限制。要告诉患者需要避免剧烈运动、提重物或过度用力，以免对手术部位造成额外的压力或损伤。患者需要在医生指导下进行适量的康复运动，以促进血液循环和肌肉恢复，并提高身体的功能。

（四）注意事项和禁忌

护士在向患者介绍手术后的注意事项和禁忌时，提供详细和专业的信息对于患者康复至关重要。以下是一些需要提醒患者的注意事项和禁忌。

1.禁止饮酒

禁止饮酒是出于对患者康复和手术安全的考虑。酒精对身体有负面影响，尤其是在手术后恢复期间。在手术后，患者可能需要服用一些药物来缓解疼痛、控制感染或促进伤口愈合。然而，酒精会干扰这些药物在体内的代谢和吸收过程，导致药物的效果减弱或失去疗效。这将影响患者的康复速度和疾病治疗效果。

某些药物在与酒精同时存在时会产生不良的相互作用。这可能导致药物的副作用增加，如头晕、恶心、呕吐等。对于某些特定类型的药物，与酒精同时使用还可能引发严重的反应，如低血压、呼吸困难等。为了避免不良反应和副作用，患者在手术后恢复期间应禁止饮酒。

酒精会干扰血液凝固功能，延缓伤口的愈合速度。这增加了伤口感染的风险，并可能导致伤口裂开或愈合不良。为了保证伤口的顺利愈合，患者需要遵循医生的建议，避免饮酒。

2.戒烟

戒烟在手术后的恢复过程中非常重要。吸烟对整体健康有害，尤其严重影响术后伤口的愈合速度和质量。吸烟会导致血液流通减少和氧气供应不足，尼古丁和其他化学物质存在于烟草中，这些物质会使血管收缩，降低血液的流动性，并阻碍氧气的输送到伤口处。这会延缓伤口的愈合速度，增加感染、皮瓣坏死等并发症的风险。

烟草烟雾中的有害物质会干扰免疫系统的功能。吸烟会削弱机体对感染的抵抗力，使患者更容易感染细菌或其他病原体。伤口感染是术后并发症中较为常见且严重的问题之一，因此戒烟对于减少感染风险至关重要。

吸烟还会增加术后并发症的发生率。吸烟者在术后更容易出现伤口愈合不良、组织坏死、肺部感染等问题。这些并发症可能导致手术失败、延长康复时间，甚至危及患者的生命。

为了确保手术后的顺利恢复，患者应尽量戒烟，或者至少在康复期间避免吸烟。戒烟将有助于提高血液流通和氧气供应，促进伤口的愈合，并减少感染和并发症的风险。

3.饮食调理

饮食调理在手术后的康复过程中非常重要。患者应该遵循医生或营养师的建议，合理安排饮食内容和摄入量。在手术后，身体需要额外的营养来促进伤口愈合、增强免疫功能并支持组织修复。通过合理安排饮食，患者可以获得足够的蛋白质、维生素、矿物质和其他营养物质，以满足身体康复的需求。

饮食调理可以帮助控制体重和血糖水平。一些手术可能会影响患者的新陈代谢和消化系统功能，导致体重波动或血糖不稳定。通过合理控制饮食摄入量和选择健康的食物，患者可以维持适当的体重和血糖水平，有助于康复和减少并发症的发生。

合理安排饮食可以控制脂肪、胆固醇和盐分的摄入，减少动脉堵塞、高血压等问题的发生。增加新鲜蔬菜、水果、高纤维食物和全谷类食物的摄入有助于提供抗氧化剂和健康的营养素，保护身体免受慢性疾病的侵害。

某些手术可能会对消化系统造成一定的影响，如胃肠道功能减弱或食欲不振。通过选择易消化的食物、避免刺激性食物和适量的饮水，患者可以促进消化功能的恢复，并缓解胃肠道不适。

除了以上注意事项和禁忌，护士还应根据患者的具体情况提供个性化的建议和指导。在整个康复过程中，护士的角色至关重要，他们应当密切关注患者的康复进展，并及时解答其疑问和提供支持。通过专业的指导和关怀，护士可以帮助患者更好地遵守注意事项和禁忌，促进康复的顺利进行。

（五）家属教育

在患者教育的过程中，护士除了向患者本人提供信息和知识外，还需要向患者的家属介绍手术相关的知识和护理要点。这是因为患者的家属在患者手术期间和康复阶段扮演着重要的角色，他们可以提供必要的支持和帮助，促进患者的康复和恢复。

1.介绍手术后的护理要点

包括患者的休息与体位、切口的护理、引流管的管理、药物的使用和副作用等方面的知识。护士应当详细解释这些护理要点的重要性，并指导家属如何正确地执行这些护理措施。例如，家属需要了解患者必须保持适当的体位以促进伤口愈合，以及如何正确清洁和更换切口敷料等。

2.教育家属如何识别出现的并发症和不适症状

除了手术后的护理要点，护士还应该教育家属如何识别并应对患者可能出现的并发症和不适症状。例如，家属需要了解哪些症状可能表示感染或其他并发症的发生，并在发现这些症状时及时向医护人员寻求帮助。护士可以向家属提供相关的纸质资料或多媒体资源，以便他们在需要时可以随时参考和回顾。

3.介绍饮食和营养需求

护士还应该向家属介绍患者的饮食和营养需求。特定的手术和疾病可能会对患者的饮食有一定的限制和要求，家属需要了解这些限制和要求，并在日常生活中合理安排患者的饮食。护士可以向家属提供相关的饮食指导，并解答他们可能有的疑问和困惑。

4.建立良好的沟通和信任关系

护士还需要与家属建立良好的沟通和信任关系。他们应当鼓励家属参与患者的康复过程，并及时回应家属的问题和需求。护士可以定期进行家属教育活动，向他们介绍相关的医疗知识和护理技巧，以提高家属的护理水平和信心。

第二节　手术室护理和器械准备

手术室是医院中最为关键和敏感的环境之一，要求严格的护理和器械准备以确保手术过程的安全和顺利进行。下面将重点介绍手术室护理和器械准备的相关内容。

一、手术室护理

（一）环境准备

手术室是医院中最为关键和敏感的环境之一，要求严格的护理以确保手术过程的安全和顺利进行。在手术室中，环境准备是至关重要的一环。

1.保持洁净、整齐和无菌的状态

保持洁净、整齐和无菌的手术室环境对于手术过程的安全和顺利进行至关重要。手术室护士在环境准备方面扮演着重要角色。

在每次手术前，护士会进行彻底的清洁工作，包括清洁地面、墙壁、工作台等各个部分。清洁过程中使用专门的清洁剂和消毒剂，以杀灭病原体并去除污垢。护士需要仔细擦拭和清洁手术室表面，确保没有任何残留物。

手术室内的器械、设备和药物等物品应摆放整齐，并按照规定的分类进行摆放。这有助于医生和护士能够快速找到所需物品，并提高工作效率。护士还需保持手术室走道的畅通，避免杂物堆积和拥堵，确保操作空间的安全和便捷。

最重要的是，护士需要确保手术室的无菌状态。手术室内应维持严格的无菌环境，以减少细菌和其他病原体的存在。护士需根据相关操作规范和要求，使用专门的消毒剂对手术室进行消毒处理。护士还需定期检查并更换手术室中的滤芯、灯管等设备，确保其正常工作。这有助于提供一个安全、无菌的手术环境，降低感染风险。

2.保持适宜的温度和湿度

手术室的温度和湿度对于手术过程的顺利进行和患者的舒适度具有重要影响。手术室护士在环境准备中负责调节手术室的温度和湿度，以确保其处于适宜的范围内。

手术室的温度应保持在适宜的水平。较低的温度可能导致患者感到寒冷，增加术后感染的风险，而较高的温度则会造成患者和医护人员的不适。护士需要根据手术类型、手术时间以及患者的特殊情况来调节手术室的温度。一般来说，手术室的温度应维持在20～24℃之间，以提供一个舒适的工作环境。

手术室的湿度也需要得到控制。过高或过低的湿度都可能对手术过程产生负面影响。过高的湿度会增加手术室内的细菌滋生和传播的风险，而过低的湿度则可能导致患者和医护人员的皮肤干燥不适。护士应确保手术室的湿度维持在40%～60%之间，以提供一个舒适和安全的工作环境。

为了调节手术室的温度和湿度，护士可以采取一些措施。例如，通过调整空调或暖气系统来控制室内温度。护士还可以使用加湿器或除湿机来调节手术室的湿度，以使其处于适宜的水平。护士还需定期监测手术室的温度和湿度，并根据需要进行调整。

3.物品摆放整齐、有序

手术室的物品摆放整齐、有序对于手术过程的顺利进行至关重要。手术室护士在环境准备中负责确保器械、药物等物品的合理摆放和管理。

护士需要将手术室内的器械、设备和药物等物品进行分类和归纳。不同类型的器械应按照规定的分类进行摆放，以便医生和护士能够快速找到所需物品。例如，手术刀、钳子、吸引器等器械可以按照功能或尺寸进行分组，并放置在指定的区域内。药物也应根据类别、用途进行整理，以方便护士在手术过程中快速获取所需药物。通过合理的分类和归纳，护士可以提高工作效率，减少手术时间和风险。

手术室内的器械、设备和药物等物品应摆放整齐，并保持固定的位置。护士可以使用专门的架子、柜子或托盘来存放这些物品，以保持其整洁和易于取用。护士还应将物品放置在固定的位置，避免频繁搬动和更换摆放位置，以减少混乱和交叉感染的风险。

护士还需保持手术室内的走道畅通。手术室是一个狭小的工作空间，为了确保医护人员的安全和便捷，护士需要避免杂物堆积在走道上，防止拥堵和妨碍操作。护士可以定期巡视手术室，并及时清理走道上的杂物，以保持走道的畅通。

（二）无菌操作

手术室护理中的无菌操作是确保手术过程安全的重要环节之一。护士需要具备严格的无菌操作技巧，以防止交叉感染和细菌污染。

1.穿戴防护装备

在手术室护理中，护士必须穿戴适当的防护装备，以确保个人和患者的安全。这些防护装备包括无菌衣物、口罩和手套等。

无菌衣物是手术室护士必须穿戴的重要防护装备之一。无菌衣物通常由防护性能优良的材料制成，能够有效隔离护士与外界环境的接触，减少细菌的传播。护士应选择符合标准的无菌手术服，并正确穿戴。无菌手术服通常包括帽子、口罩、防护眼镜等，以提供全面的防护。护士在穿戴无菌衣物时应注意确保每个部分的完整性和无菌性，避免任何可能导致污染的情况发生。

口罩是手术室护士必须佩戴的关键防护装备之一。口罩能够有效地阻挡呼吸道飞沫的传播，减少细菌的进入。护士应佩戴符合标准的口罩，并确保其完全遮盖口鼻。口罩在手术过程中容易受到潮湿和污染，因此护士需要定期更换新的口罩，以保持其无菌性和防护效果。

手套也是手术室护士必须佩戴的重要防护装备。手套能够隔离护士的手部与患者或环境的直接接触，减少细菌的传播。护士应选择合适尺寸的手套，并正确佩戴。在手术过程中，护士应注意避免手套破损或受污染，避免手部与非无菌物品接触。如果手套被破损或污染，护士应立即更换新的手套，以保持手术环境的无菌性。

2.遵循无菌区域的限制和要求

在手术室护理中，护士需要遵循无菌区域的限制和要求，以确保手术环境的无菌性。手术室通常划分为洁净区、半洁净区和污染区等不同区域，护士需要了解各个区域的特点，并严格按照规定进行操作。

洁净区是最为关键的无菌区域。洁净区包括手术台、器械、手术切口等重要部位。在进入洁净区之前，护士必须进行适当的手卫生措施，如正确洗手或使用消毒剂进行手部消毒。进入洁净区后，护士需要保持静止，尽量减少活动，以防止细菌的传播。护士应该避免与非无菌物品接触，如衣物、患者周围的物品等。同时，护士还需要注意维持洁净区的空气流动和无菌环境的稳定，避免干扰手术区域。

半洁净区相对于洁净区来说要求稍低一些。半洁净区包括手术室的辅助设备、患者监护仪等。在半洁净区内，护士需要保持适当的清洁和消毒，并注意避免污染无菌区域。护士应掌握正确的操作方法，尽量减少与半洁净区物品的接触。

最后是污染区，这个区域主要包括手术室内已使用过的器械、废弃物等。护士需要将污染物及时清理和处理，以防止交叉感染的发生。在处理污染物时，护士必须采取适当的防护措施，如佩戴手套、使用封闭容器等，以确保自身和他人的安全。

3.遵循操作规范和流程

在手术室护理中，护士需要严格遵循一系列的操作规范和流程，以确保无菌操作的有效性。以下是一些关键的操作规范和流程。

（1）使用无菌工具和器械。

护士在手术过程中应正确使用无菌工具和器械，避免交叉感染。护士要确保无菌器械的包装完好，并在使用前进行必要的检查。在取出无菌器械时，应注意不要将其放置于非无菌表面上，以防止污染。

（2）轻柔、稳定的操作。

护士在使用无菌器械时应保持手势轻柔、稳定。过度用力或不稳定的操作可能会导致器械破损或掉落，增加污染的风险。护士需要经过专业培训，掌握正确的操作技巧，确保器械的安全使用和无菌环境的维护。

（3）遵循手卫生原则。

护士在手术过程中应遵循手卫生的原则。在适当的时机，如接触患者前后、接触非无菌物品后等，护士应进行手卫生，包括正确的洗手或使用合适的消毒剂。手卫生的有效实施可以减少细菌的传播和交叉感染的风险。

（4）避免污染和交叉感染。

护士应注意避免污染和交叉感染的情况发生。这包括避免将无菌器械放置于非无菌表面上、避免与非无菌物品接触，并严格按照规定的操作流程进行工作。护士需要保持专注和集中注意力，避免不必要的干扰和行为，以减少污染的风险。

（三）患者护理

手术室护士在患者护理方面起着重要的作用。他们需要与患者进行交流，了解其重要信息，并为其做好相关准备工作，以确保手术过程的安全和顺利进行。

1.术前访视

在手术室护理中，术前访视是护士与患者进行沟通和准备工作的重要环节。以下是关于术前访视的详细内容。

（1）解释手术过程、风险和预期结果。

护士应向患者详细解释手术过程、可能的风险和预期结果。这包括手术的目的、方法、麻醉方式等方面的信息。通过向患者提供充分的信息，护士可以帮助患者理解手术的必要性和可能的后果，增加患者的信任和合作度。

（2）回答患者的疑问。

在术前访视中，患者可能会有一些疑问和担忧。护士需要耐心倾听患者的问题，并提供准确和易于理解的答案。护士可以通过清晰的语言、图示或信息手册等方式向患者解释，帮助患者更好地了解手术过程和相关注意事项。

（3）协助患者完成术前准备工作。

根据手术的具体要求，护士需要协助患者完成术前准备工作。这包括清洁皮肤、穿戴手术服、留置导尿管等。护士应确保这些准备工作符合规范和标准，以提高手术的顺利进行，并减少并发症的发生。

2.协助患者转运和恢复

在手术结束后，护士的工作并不止于此，他们需要协助患者进行转运和恢复。以下是关于这方面的详细内容。

（1）转运。

护士要确保患者在安全、舒适的条件下完成转运过程。他们应与其他医护人员密切合作，协调好转运的时间和方式。在转运过程中，护士需要注意保持患者的体温稳定，避免受到外界环境的影响。

（2）恢复观察。

一旦患者回到病房或恢复区域，护士需要密切观察患者的呼吸、循环和意识恢复情况。他们会记录患者的生命体征，如血压、心率、呼吸频率等，并及时报告医生。如果患者出现异常情况，护士应立即采取相应的措施，并与医生沟通。

（3）镇痛和舒适护理。

护士会给予患者适当的镇痛和舒适护理，以减轻患者的疼痛和不适。他们可能会按摩患者的肌肉，帮助舒缓术后不适感。护士还会根据患者的需要更换姿势，确保其身体的舒适。

（4）护理教育。

在患者的家属陪同下，护士要向他们提供相关的护理教育。这可能包括伤口护理的指导，如清洁和更换敷料的方法。护士还会告知家属患者在饮食上的注意事项，以便患者能够顺利康复。

患者护理是手术室护士的重要职责之一，直接关系到患者的安全和康复。为了胜任这一工作，手术室护士需要具备扎实的专业知识和技能，熟悉各种监护设备的使用和监测方法。他们还需具备良好的沟通能力和人际关系技巧，与患者及其家属建立良好的互动关系，提供温暖和支持。通过专业的患者护理，手术室护士能够为患者提供高质量的医疗服务，确保手术过程的安全和顺利进行。

二、器械准备

器械准备是手术室护士在手术前的重要工作之一。准备好适当的器械和设备可以确保手术过程的顺利进行，并提供安全的医疗环境。以下将详细介绍器械准备的步骤和注意事项。

（一）了解手术需求

了解手术需求是器械准备的首要步骤。在开始准备手术器械之前，护士需要与医生和其他手术室人员进行充分沟通，以确保对手术的需求有清晰的理解。

只有通过与医生和手术团队的沟通，护士才能准确了解手术类型、手术区域和预计手术时间等关键信息。这有助于护士选择正确的器械和设备，并确保手术过程的顺利进行。了解手术需求还可以帮助护士预见可能出现的问题和挑战，提前做好准备并采取相应措施，以确保手术的成功和患者的安全。

1.手术类型

了解手术类型是器械准备的基础之一。护士需要明确了解手术的具体类型，例如拆线手术、切除手术、植入手术等。不同类型的手术需要使用不同的器械和设备，因此了解手术类型对于正确选择和准备所需的器械至关重要。

了解手术类型有助于护士确定所需器械的种类和规格。例如，在拆线手术中，护士可能需要准备拆线钳、剪刀、无菌纱布等器械；而在切除手术中，可能需要准备手术刀、缝合针线、止血器等器械。了解手术类型还可以帮助护士预见可能出现的问题和挑战，提前做好准备并采取相应措施，以确保手术的成功和患者的安全。

护士可以通过与医生和其他手术室人员进行沟通，以获取关于手术类型的详细信息。这包括手术的目的、操作步骤、可能涉及的组织或器官等方面的内容。护士还可以参考手术记录、病历资料和手术室流程表等文件，获取更全面的了解。

通过清楚地了解手术类型，护士可以准确选择和准备所需的器械和设备，并为手术提供正确的支持。这有助于保障手术过程的顺利进行，并提高手术的成功率。

2.手术区域

了解手术区域是器械准备的重要一环。护士需要明确了解手术将在患者身体的哪个部位进行，例如头颈部、胸部、腹部、骨骼等不同的区域。了解手术区域有助于护士选择适当的器械和设备，并为手术提供正确的支持。

针对不同的手术区域，护士需要选择相应的器械和设备。例如，在头颈部手术中，可能需要准备显微镜、头架、刀片等器械；而在腹部手术中，可能需要准备吻合器、吸引器、电凝器等器械。

护士可以通过与医生和其他手术室人员进行沟通，了解手术的具体区域。这包括手术的部位、涉及的组织或器官、可能的特殊情况等方面的内容。护士还可以参考手术记录、病历资料和手术室流程表等文件，获取更全面的了解。

3.预计手术时间

护士需要知道手术的预计持续时间，以便合理安排器械准备的时间，并确保所需的器械和设备在手术开始时已经准备就绪。了解预计手术时间还有助于护士对手术过程中可能出现的问题进行评估和准备。

根据手术的复杂性和范围，手术时间会有所不同。一些手术可能只需要几十分钟，而其他复杂的手术可能需要几个小时。护士可以通过与医生和手术室团队进行沟通，了解手术的预计时间。这样，护士可以根据预计时间规划好器械准备的时间，确保所需的器械和设备提前准备好，避免手术延误或中断的情况发生。

同时，了解预计手术时间也有助于护士对手术过程中可能出现的问题进行评估和准备。例如，在较长时间的手术中，护士可能需要考虑手术室内的环境条件，如温度、湿度等的调节，以确保手术的顺利进行。护士还可以提前准备好可能需要的额外器械和设备，以应对手术过程中可能出现的意外情况。

通过了解预计手术时间，护士可以合理安排器械准备的时间，并确保所需的器械和设备在手术开始时已经准备就绪。这有助于提高手术室的运作效率，并确保手术过程的顺利进行。同时，了解预计手术时间还可以帮助护士对手术过程中可能出现的问题进行评估和准备，提前做好相关措施，确保手术的成功和患者的安全。

4.特殊需求

有些手术可能会有特定的要求，如使用特定类型的器械、需要特殊的术中监测或辅助设备等。护士需要与医生和手术团队明确沟通这些特殊需求，以确保能够满足手术的要求并提供正确的支持。

特殊需求可能涉及器械的种类、规格或功能。例如，某些手术可能需要使用微创手术器械，而其他手术可能需要使用特定尺寸或形状的器械。了解这些特殊需求可以帮助护士选择合适的器械，并确保其在手术开始时已经准备好。

特殊需求还可能涉及术中的监测和辅助设备。例如，某些手术可能需要特定的监测设备来监测患者的生命体征或特定的辅助设备来支持手术进行。护士需要与医生和手术团队明确沟通这些需求，并确保相关设备可靠可用。

为了解手术的特殊需求，护士应主动与医生和手术团队进行沟通，并确保信息的准确传达。护士可以参与术前讨论和手术计划会议，获取关于特殊需求的详细信息。

通过与医生和手术团队进行充分的沟通，护士可以全面了解手术的具体要求。这使得护士能够根据手术类型、手术区域和预计手术时间等因素选择适当的器械和设备，并为手术提供准确的支持。了解手术需求还有助于护士预见可能出现的问题并做好准备，以确保手术过程的成功和患者的安全。

（二）核对器械清单

核对器械清单是器械准备过程中的重要步骤之一。通过仔细核对手术器械清单，护士可以确保所需的器械与手术需求相匹配，并且处于良好状态。以下是关于核对器械清单的详细内容。

1.获取器械清单

手术器械清单是手术室中至关重要的工具，它由专门负责器械管理的护士或相关人员提供。在手术前，这些护士需要确保获取到最新版本的器械清单，并仔细核对其与手术需求的一致性。

在制定器械清单时，护士需要考虑不同的手术类型需要使用不同的器械。例如，心脏手术需要心脏引流器、心脏导管等特殊器械；骨科手术则需要钢板、螺钉等器械。

手术部位的不同也会影响器械的选择。例如，头部手术需要头皮针、脑电图探针等器械；腹部手术需要腹腔镜、吻合器等器械。

手术过程中可能会出现的特殊情况也需要考虑。例如，如果手术可能需要进行止血或吸引液体，那么相应的器械就需要列入清单中。

一旦制定了器械清单，护士会与手术室内的其他人员进行核对和确认。这包括与医生、麻醉师和器械护士进行沟通，确保每个人都对器械清单有清晰的理解。

在手术前，护士还会检查器械清单上所列的器械是否齐全，并确保其在手术室内准备就绪。只有当所有的器械都经过仔细核对并与手术需求相符合时，手术才能顺利进行。

2.仔细核对器械名称

仔细核对器械名称是器械准备过程中的重要环节之一。护士需要逐一核对清单上列出的器械名称，并确保其与手术需求一致。这有助于避免使用错误的器械或缺少必要的器械。

在核对器械名称时，护士应按照清单上的顺序，逐一核对器械的名称。可以用目视检查的方式进行核对，确保每个器械的名称与清单一致。

如果发现任何不匹配或疑惑的地方，护士应及时停下来，与器械护士或主管人员进行沟通和确认。避免使用错误的器械可以防止手术中的问题和风险。

一些手术可能需要特殊的器械，如显微镜、电凝器等。护士在核对器械名称时，应特别注意这些特殊器械，并确保其在清单中有明确的标识和准备。

仔细核对器械名称的重要性不言而喻。错误的器械使用可能导致手术延误、手术失败或患者伤害。护士应高度重视器械名称的核对工作，并遵循正确的核对程序。

3.核对器械数量

核对器械数量是护士在手术前必须执行的重要任务之一。这项工作的目的是确保手术过程中所需的器械与清单上列出的数量一致，以提供安全和高效的医疗服务。

在手术准备阶段，护士在核对过程中应逐一计数每个器械，并与清单上所示的数量进行比对。这意味着护士需要仔细检查每个器械，并确保没有遗漏或多计的情况发生。

如果护士在核对过程中发现任何数量不匹配的情况，无论是缺少还是超出数量，都应立即记录下来。这些信息可以通过书面形式或电子记录方式保存。

一旦发现任何数量不匹配的情况，护士应立即向主管人员报告。主管人员可以与护士一起检查并核实所述情况，并采取适当的纠正措施，以确保手术过程的顺利进行。

通过仔细核对器械数量，护士可以减少手术中可能出现的错误和意外情况。这项工作对于确保手术安全、提高医疗质量至关重要。

4.确认器械规格

除了核对器械的名称和数量，护士还需要仔细核对器械的规格，以确保其与手术需求相匹配，并符合手术的要求。

在确认器械规格时，护士需要检查每个器械的尺寸是否符合手术的要求。例如，在手术中可能需要使用特定尺寸的刀片、夹子或导管等器械。护士应仔细比对手术需求和器械的尺寸，确保其相互匹配。

某些手术器械可能有不同的型号，不同的型号可能具有不同的功能或适用于不同的手术类型。护士需要核对手术需求和所准备的器械的型号，确保其选择正确，并能满足手术的要求。

在某些情况下，手术器械可能有特殊的要求，如特定的材质、涂层、耐高温等。护士应仔细核对这些特殊要求，并确保所准备的器械符合要求。

5.检查器械状态

除了核对器械清单和数量，护士还需要仔细检查器械的状态，以确保其处于良好的工作状态，并且没有明显的损坏、腐蚀或污染。

护士应仔细检查每个器械的外观，包括表面是否平整、无明显的损坏或裂纹等。如果发现任何损坏，如断裂的刀片、破损的夹子等，护士应及时将其更换。

护士需要确保所有器械都经过适当的清洁和消毒处理，这包括检查器械表面是否干净，没有残留物或污渍。护士还需要检查器械是否有腐蚀或锈蚀的迹象，这可能会影响器械的功能和安全性。如果发现器械有明显的污染或残留物，护士应立即将其报告给主管人员，并安排更换清洗干净的器械。

通过仔细核对器械清单，护士可以确保所准备的器械与手术需求相匹配，并处于良好状态。这有助于减少手术过程中出现因器械不匹配或损坏而引发的问题，并提高手术的顺利进行。在核对器械清单的过程中，护士还应注意记录核对结果，并及时报告任何异常情况，以便采取适当的措施。

（三）准备无菌器械

准备无菌器械是手术室护士在手术前的关键任务之一。以下是关于准备无菌器械的详细步骤和注意事项。

1.打开包装好的无菌器械

护士在打开包装好的无菌器械时，需要非常小心，正确的操作可以确保器械的无菌性不受污染。

在进行器械开包操作之前，护士应先进行手部卫生，彻底清洁双手，并戴上干净的手套。这可以减少对器械的直接接触，以及防止自身细菌的传播。

护士在打开无菌器械时，应尽量避免直接接触无菌器械的内部或裸露的表面。使用手套来握持器械外包装，而不是直接用手接触器械本身。

为了进一步减少污染的风险，护士可以使用专门的无菌力 ps 器具（如器械钳、无菌棉签等）来进行器械的开包操作。这些器具经过预先消毒处理，可以更好地保持器械的无菌状态。

打开无菌器械后，护士应及时处理相关的包装材料和废弃物。这些废弃物可能含有细菌或其他污染物，需要正确分类和处置。

护士在进行器械开包操作时应遵循正确的操作规程，并严格遵守无菌技术要求。

2.摆放无菌器械

护士在摆放无菌器械时需要遵循一些关键步骤，以确保其无菌状态的保持和手术过程的顺利进行。

护士应选择一个干净、整洁的工作台来摆放无菌器械。工作台应经过适当的清洁和消毒处理，以确保器械不受污染。

根据手术需求和器械的用途，护士可以将无菌器械进行分类和摆放。这可以使手术过程更加高效和有序，方便护士在需要时快速取用所需的器械。例如，将相似类型的器械放在一起，或按照使用顺序进行排列。

一旦摆放好无菌器械，护士应尽量避免不必要的触碰和移动。频繁的触碰和移动可能会导致器械的污染，影响其无菌状态。只有在需要使用特定器械时，护士才应小心地取用，并确保其余的器械保持无菌状态。

在手术过程中，护士应时刻注意工作台的整洁和清洁。任何器械使用完毕后，应立即将其放回指定位置或进行妥善处理，以避免混乱和交叉污染。

在操作过程中，护士应始终牢记无菌技术的重要性，并严格执行相关规范和流程。

3.避免交叉污染

护士在处理无菌器械时，必须非常小心，遵守严格的无菌操作原则，以防止交叉污染的发生。

护士应尽量避免与非无菌物品接触，如非无菌的表面、衣物或其他人员的皮肤等。这些物品可能携带细菌或其他污染物，会导致无菌器械的污染。

在进行无菌操作之前和期间，护士应保持良好的手部卫生。彻底洗手并戴上干净的手套可以减少对器械的直接接触，并防止自身细菌的传播。

护士在使用无菌器械时，应注意避免在器械上放置任何可能引起污染的物品。例如，不要将非无菌的纸张、药瓶或其他杂物放在无菌器械上，以免引入细菌或其他污染源。

护士在处理液体或溶液时，应小心防止飞溅和滴落。这些液体可能含有细菌或其他污染物，并可能导致无菌器械的污染。使用适当的技术和工具，如盖子、避免过分倾斜容器等，可以减少这种污染的风险。

在手术过程中，护士应尽量避免多次使用同一器械。如果必须重复使用，请确保进行适当的清洁和消毒处理，以防止交叉感染的发生。

遵守无菌操作原则，对于保持手术环境的无菌性非常重要，并为患者提供安全和高质量的医疗服务。护士应严格遵循相关的操作规程和流程，并时刻保持警惕，以最大限度地减少交叉污染的风险。

（四）按照分类摆放

通过合理的分类和摆放，可以方便医生和护士在手术过程中快速找到所需的器械，提高手术效率。

1.分组器械

护士在分组器械时，可以根据所选择的分类标准进行分类。常见的分类标准可以包括功能、尺寸或用途等。

按照功能进行分组是一种常见的方式。护士可以将具有相似功能的器械放在一起，以方便使用和管理。例如，手术刀、剪子和钳子可以被归为一组，因为它们都属于手术过程中常用的切割工具。通过这种方式，护士可以在需要特定功能的器械时更加迅速地找到它们。

按照尺寸进行分组也是一种常见的方法。护士可以将尺寸相近的器械放在一起，以便更好地掌握库存情况并避免混淆。例如，不同尺寸的手术刀可以被分为不同的组别，这样可以更加清晰地了解每种尺寸的手术刀的数量和位置。

按照用途进行分组也是一个有效的方式。护士可以将具有相同用途的器械放在一起，以方便根据需要快速找到所需的器械。例如，吸引器、灌洗器和止血器可以被归为一组，因为它们都是在手术中用于特定目的的器械。通过这种方式，护士可以更加高效地操作，并减少手术中的混乱和延误。

分组器械的目的是为了提高工作效率和准确性。通过将相似的器械放在一起，护士可以更快速地找到所需的器械，并减少错误发生的可能性。

2.标记分类区域

为了更好地区分不同的器械分类，护士可以采取一系列措施来标记分类区域。这些措施包括使用标签、贴纸或颜色编码等方式。

护士可以在每个分类区域上贴上相应的标签。这些标签可以清晰地标识出器械所属的类别，例如手术刀具、注射器具、生命支持设备等。标签应该明确简洁，以便医生和护士能够快速辨认所需的器械。

护士还可以使用贴纸来辅助标记分类区域。贴纸可以具有不同的形状、图案或文字，以帮助区分不同的器械分类。例如，可以使用圆形贴纸表示手术刀具区域，方形贴纸表示注射器具区域，三角形贴纸表示生命支持设备区域等。通过使用不同的贴纸，医生和护士可以更加直观地找到所需的器械。

颜色编码也是一个有效的标记分类区域的方法。护士可以为每个器械分类区域选择不同的颜色，例如红色代表手术刀具区域，蓝色代表注射器具区域，绿色代表生命支持设备区域等。通过使用明亮鲜艳的颜色，医生和护士可以更加迅速地找到所需的器械。

这些标记分类区域的方式可以使医生和护士在手术中更加高效地操作。他们可以准确无误地找到所需的器械，避免了手术中的混乱和延误。这种标记方式也有助于提高工作效率和减少错误发生的可能性。

（五）备用器械和设备

在手术中，由于各种原因可能会出现器械损坏、失效或其他意外情况，为了应对这些情况，护士需要提前准备备用的器械和设备。

1.分开存放

为了避免备用器械和设备与正常使用的器械混淆，护士应该将它们分开存放。这样可以确保备用器械和设备在需要时能够迅速被找到，并且不会与正在使用的器械混淆。

一种常见的做法是使用专门的柜子、架子或托盘等储存设备，将备用器械和设备放置在指定的区域内。这些储存设备可以根据实际需要来选择，例如可以使用带有多个抽屉的柜子，每个抽屉用于存放特定类型的备用器械或设备。也可以使用标有编号或标签的架子或托盘来摆放备用器械和设备，以便更方便地识别和取用。

2.保持无菌性和良好状态

为了保持备用器械和设备的无菌性和良好状态，护士需要采取一系列措施。

确保备用器械是经过适当处理和包装的。无菌器械应该在无菌环境下进行处理，并使用合适的方法进行包装，以防止污染。护士应严格按照相关的操作规程和消毒流程进行操作，确保器械在备用时仍然保持无菌状态。

备用无菌器械应存放在无菌环境中，以避免交叉污染。护士可以将备用无菌器械放置在封闭的容器或专用柜子中，以确保其与其他非无菌物品分开。同时，在存放无菌器械的区域内要保持清洁，定期进行消毒和清理工作，以维护良好的无菌环境。

备用设备也需要进行定期检查和维护，确保其功能正常和可靠。护士应根据设备的使用手册和制造商的建议，定期对备用设备进行检查和保养。这包括清洁、校准、更换零部件等工作，以确保设备处于良好的工作状态，并能够在需要时可靠地使用。

3.标记和标识

为了便于辨识和使用备用器械和设备，护士可以通过标记和标识的方式对其进行区分和警示。

护士可以使用特定的贴纸或贴纸带来标记备用器械和设备。这些贴纸可以具有不同的形状、图案或文字，以帮助区分不同类型的备用器械和设备。

护士还可以在备用器械和设备上添加文字标签，以进一步说明其用途或特点。例如，在备用设备上标明其型号、功能和最后维护日期等信息，这有助于护士了解器械和设备的使用情况，并及时进行维护和更换。

通过标记和标识备用器械和设备，护士可以更方便地辨识和使用它们，提高工作效率和准确性。同时，这种做法也有助于避免混淆和错误使用，保证手术过程的安全性和顺利进行。

4.定期检查和更新

护士在管理备用器械和设备时，应定期检查其数量和状态，并及时进行补充和更换。

护士应定期检查备用器械和设备的数量。通过比对实际库存和记录的数量，可以确保备用器械和设备的储备量符合需求。如果发现某种备用器械或设备数量不足，护士应及时采取措施进行补充，以避免出现缺货情况。

护士应定期检查备用器械和设备的状态。这包括检查器械是否完整、无损坏或污染，并确保设备正常运行且安全可靠。如果发现备用器械或设备有损坏、过期或失效等情况，护士应立即进行更换或修理，以保证备用器械和设备始终处于良好状态。

护士还应根据相关的制造商建议和医疗机构的规定，制定并执行定期更换备用器械和设备的计划。即使备用器械和设备没有出现明显的问题，也应根据其使用寿命或保质期进行更换，以确保其性能和有效性。

（六）记录和报告

通过准确记录已经准备好的器械和数量，并向主管人员报告器械准备的情况，可以提高手术室团队的沟通和协作效率，确保所需器械的充足供应。

1.记录器械准备情况

在器械准备过程中，护士需要准确地记录已经准备好的器械和其数量。这样可以帮助护士和医疗团队明确了解器械的库存情况，并且能够追踪使用过程中的变化和问题。

护士可以采用多种方式来记录器械的准备情况。一种常见的方式是使用记录表格或工作单。这些表格通常包括器械名称、数量、规格和备注等字段，护士可以根据实际情况填写相应的信息。通过记录表格，护士可以快速查看和核对已经准备好的器械，确保数量的准确性。

另一种方式是使用电子系统进行记录。现代医疗机构通常配备了电子器械管理系统，护士可以在系统中输入器械的准备情况并保存。这样可以更方便地进行记录和管理，并且可以实时更新和共享数据。

护士还可以使用标签或贴纸等方式进行器械的标记和记录。例如，在每个器械袋或容器上粘贴标签，并在标签上注明器械的名称和数量。这样可以方便护士直观地了解器械的准备情况，并避免混淆和错误使用。

在记录器械准备情况时，护士应按照规定的格式和标准填写信息。确保名称、数量和规格等字段的准确性和完整性。护士还可以记录任何特殊情况或问题，如损坏的器械、需要补充的物品等。这些信息对于后续的追踪和处理非常重要。

2.定期更新记录

护士在器械准备的过程中，应定期更新记录以保持准确性和及时性。手术过程中可能会出现一些变动，如器械需求的增加或减少，以及替换损坏的器械等情况。

定期更新记录是确保记录准确性的重要步骤。护士可以根据手术室的实际情况，设定更新记录的时间点。通常建议在手术前、手术过程中和手术后进行记录的检查和更新。这样可以及时反映手术过程中的变化，并及时调整器械准备的数量和种类。

当出现器械需求的变动时，护士应及时更新记录。例如，如果手术需要额外的器械或某种器械数量有所减少，护士应相应地修改记录表格、电子系统或标签等。这样可以确保所有医护人员都能够准确了解最新的器械准备情况，避免因为信息不一致而造成混乱或错误。

当发现器械损坏或失效时，护士也应及时更新记录。损坏的器械需要被替换，而失效的器械则需要标记和记录，以便进行维修或报废。通过更新记录，护士可以及时跟踪和处理这些问题，确保备用器械的完整性和可靠性。

3.报告器械准备情况

护士需要向主管人员报告器械准备的情况，以确保信息的及时传达和沟通。这可以通过口头沟通、书面报告或使用电子系统等方式进行。

口头沟通是一种直接有效的方式，护士可以在与主管人员进行会议、交接班或预操作会议等场合，口头向其汇报器械准备情况。在报告过程中，护士应准确、清晰地表达已准备好的器械和其数量，并提供任何特殊情况或问题的说明。这样可以使主管人员了解手术室的器械准备情况，做出相应的安排和决策。

书面报告也是一种常见的方式，护士可以编写器械准备情况的报告，并提交给主管人员。在报告中，护士应按照规定的格式和标准列明已准备好的器械和其数量，并提供必要的备注和说明。书面报告可以作为记录和依据，方便主管人员随时查阅和核对。

许多医疗机构配备了电子系统用于器械管理，护士可以通过该系统向主管人员报告器械准备情况。护士可以在系统中输入准备好的器械和其数量，并提交给主管人员。这样可以实现实时的信息共享和更新，方便主管人员随时了解手术室的器械准备情况。

无论是口头沟通、书面报告还是使用电子系统，护士都应确保向主管人员准确地报告器械准备情况。报告应包括已准备好的器械和其数量的清单，以及任何特殊情况或问题的说明。这样可以促进有效的沟通和协作，确保主管人员了解器械准备的情况，并能够做出相应的安排和调整。

通过准确记录器械准备情况，并向主管人员报告，护士可以实现与手术室团队的高效沟通和协作。这有助于追踪和控制所需器械的使用情况，及时补充不足的物品，并提高手术室的运行效率。通过记录和报告，护士可以提供准确的信息支持，为手术过程的顺利进行提供保障。

器械准备是手术室护士必须认真执行的重要任务之一。通过了解手术需求、核对器械清单、准备无菌器械、按照分类摆放、备用器械和设备以及记录和报告步骤，护士能够确保手术过程中所需的器械和设备得到正确准备，并为手术提供一个安全和顺利的环境。

手术室护理和器械准备是手术过程中不可或缺的环节。通过严格的护理和器械准备，可以有效地提高手术的安全性和成功率，为患者提供更好的医疗服务。同时，护士需要不断学习和更新相关知识，提高自身的专业素养和技能水平，为手术室工作的顺利进行做出贡献。

第三节 术中监护

术中监护是手术室护理工作的重要组成部分，也是手术室护士的核心职责之一。

一、术中监护的定义

术中监护是指在手术过程中，通过对患者生命体征和手术操作情况的监测，及时发现和处理异常情况，确保手术安全和患者的生命安全的一项专业护理工作。术中监护是手术室护理工作的重要组成部分，也是手术室护士的核心职责之一。

术中监护的主要任务是对患者进行细致、全面的监测，并根据监测结果及时采取相应的护理措施。通过对患者生命体征的监测，如心率、呼吸频率、血压等，可以了解患者的整体状况，及时发现可能存在的问题。同时，还需要密切关注手术操作过程中的变化和手术区域的情况，以便及时处理并发症，确保手术的顺利进行。

二、术中监护的内容和技术

护士在术中监护中扮演着重要的角色，他们是手术团队中的核心成员之一。护士需要具备丰富的专业知识和技能，能够熟练操作各种监测设备和仪器，及时发现并处理患者的异常情况。

（一）准备工作

在手术开始前，术中监护的护士需要进行充分的准备工作，以确保手术过程中的顺利进行。以下是一些常见的准备工作内容。

1.检查和准备监测设备

在术中监护的准备工作中，护士需要检查和准备各种监测设备，以确保其正常运行并具备准确性和稳定性。这些设备包括心电监护仪、血压监测仪、呼吸机、脉搏氧饱和度监测仪等。

护士需要检查这些设备的整体状态，确保它们没有损坏或缺失，并且能够正常启动和关闭。他们还要检查设备的供电情况，如电池电量是否充足或接通电源是否正常。

护士需要进行设备的校准和调试。校准是指对设备的各项参数进行调整，以确保其输出的数据准确无误。例如，对于心电监护仪，护士需要检查导联线是否连接正确，将导联贴片粘贴到适当的位置，并通过心电图波形的显示来验证设备的准确性；对于血压监测仪，护士需要使用标准血压计与设备进行比对，确保其测量结果一致；对于呼吸机和脉搏氧饱和度监测仪等设备，护士需要设置适当的参数和阈值，以确保其监测结果可靠。

护士还需要检查设备的传感器和探头是否正常工作。例如，心电监护仪的导联贴片应确保良好的粘附性，能够稳定地接触患者的皮肤，以获得准确的心电图信号。对于脉搏氧饱和度监测仪，护士需要确保传感器正确安装在患者的手指或耳垂上，并且传感器与设备之间的连接稳固可靠。

最后，护士需要熟练掌握这些监测设备的操作方法和功能，以便在术中能够灵活使用。他们应该了解设备的报警系统，能够快速响应和处理异常情况。

2.准备监测仪器和仪表

在术中监护的准备工作中，除了监测设备外，护士还需要准备一些常用的监测仪器和仪表，以补充监测设备的功能。这些仪器和仪表包括体温计、血糖仪、动脉压力监测装置等。

护士需要检查这些仪器和仪表的完好性和可靠性。他们要确保仪器的外观没有明显的损坏或缺陷，并且其功能正常。例如，对于体温计，护士需要确认温度计的探头是否完整且清洁，能够准确测量患者的体温；对于血糖仪，护士需要检查测试带是否在有效期内，而且血糖仪的显示屏是否清晰并有足够的电量；对于动脉压力监测装置，护士需要确保压力传感器和导管没有漏气或松脱等问题，以保证其测量的准确性和稳定性。

护士需要确保这些仪器和仪表处于工作状态。他们可能需要检查电池电量是否充足，或者连接线是否牢固可靠。如果需要，护士可能还需要进行一些简单的操作，如更换电池、校准仪器或调整仪表的设置。

护士还应熟悉这些仪器和仪表的使用方法和操作技巧。他们需要了解仪器的正常测量范围、读数单位以及相应的警戒值。例如，在使用血糖仪时，护士需要掌握正确的取样方法，并能够正确解读和记录测试结果。

护士还需要确保这些仪器和仪表易于获取和使用。他们可能需要将这些仪器和仪表放置在便于取用的位置，确保在手术过程中能够方便地使用。

3.准备药物和液体

在术中监护的准备工作中，根据手术的需要，护士需要准备相应的药物和液体，以确保手术过程中患者的安全和顺利进行。这些药物和液体包括麻醉药物、镇痛药物、输液液体等。

护士需要核对药品的名称、剂量和有效期。他们应仔细检查药品的标签和包装，确认药品的名称与医嘱一致，并核实药品的剂量是否符合要求。护士还要查看药品的有效期限，确保药品未过期，以免使用过期药物引发潜在风险。

护士需要按照医嘱和操作规范准确配制和准备药物和液体。对于麻醉药物，护士需要按照医生的指示准确计算剂量，并通过适当的途径（如静脉注射或持续输注）给予患者。对于镇痛药物，护士需要根据患者的疼痛程度和个体差异，选择合适的药物和给药方式。对于输液液体，护士需要根据患者的补液需求和手术的特殊要求，准备适当的液体，并设置正确的输液速度。

同时，护士还应注意药品的储存和保管。他们需要确保药品储存在干燥、通风和避光的环境中，避免受潮或暴露在阳光直射下。护士还需要按照相关规定将过期或不需要使用的药品进行安全处理，防止误用或滥用。

最后，护士需要记录药物的使用和给药情况。他们应准确记录药物的名称、剂量、给药时间和途径等信息，并在相关表单或电子记录系统中进行记录，以便提供准确的药物使用信息和追溯能力。

4.检查手术室环境和设备

在术中监护的准备工作中，护士需要检查手术室的环境和设备，以确保其符合要求，并为手术提供安全和顺利进行的条件。这些环境和设备包括手术台、手术灯、手术器械等。

护士需要检查手术台是否固定可靠。他们需要确保手术台的支撑结构稳定，没有松动或损坏的部分。护士还要检查手术台的移动装置和调节功能是否正常，以确保手术团队能够在手术过程中方便地调整患者的体位和位置。

护士需要确保手术室的照明充足和均匀。他们需要检查手术灯的亮度和聚光功能是否正常，并确认手术区域能够得到适当的照明，以便医生和护士能够清晰地观察手术场景。

护士还需要检查手术器械和设备的完好性和可靠性。他们需要确保手术器械无损坏或缺少，并按照需要准备好所需的器械和辅助设备，如手术钳、刀片、缝合线等。护士还需要检查电动设备和器械的供电情况，如电钻、吸引器等，确保其正常工作。

护士还需要注意手术室的整洁和无菌环境。他们应检查手术室的清洁状况，包括地面、墙面和操作台等表面的清洁程度。同时，护士需要确保手术室内空气流通良好，避免尘埃和异味的存在。

护士需要与手术团队进行沟通和协调，及时解决可能出现的问题。如果发现任何不符合要求或有潜在风险的环境或设备问题，护士应及时向相关人员报告，并采取必要的纠正措施。

5.准备急救设备和药品

在术中监护的准备工作中，护士需要提前准备好急救设备和药品，以应对手术过程中可能发生的突发情况。这些急救设备包括除颤器、呼吸道管理设备等，而急救药品包括心肺复苏药物、抗过敏药物等。

护士需要准备除颤器作为急救设备之一。除颤器用于处理心脏骤停或心律失常等紧急情况。护士需要检查除颤器的电源和电量是否充足，并确保其正常工作。护士还应熟悉操作除颤器的步骤和技巧，以便在需要时能够迅速使用。

护士需要准备呼吸道管理设备，如气管插管和喉罩等。这些设备用于保持患者的呼吸道通畅，在呼吸窘迫或窒息的情况下进行急救。护士需要检查这些设备的完整性和可靠性，并熟悉其正确使用方法，以确保在需要时能够迅速进行呼吸道管理。

护士还需要准备急救药品，以便在紧急情况下迅速应对。这些急救药品包括心肺复苏药物、抗过敏药物、止血药物等。护士需要核对药品的名称、剂量和有效期，并将其放置在易于获取的位置。他们还需要熟悉这些药品的使用方法和剂量计算，以确保在需要时能够正确给予患者急救药物。

6.与患者确认身份和手术内容

在术中监护的准备工作中，护士需要与患者进行交流和确认，以确保患者身份的准确性，并避免手术错误的发生。这包括核对个人信息、确认手术内容和手术部位等方面。

护士需要与患者核对个人信息，包括姓名、年龄、性别和身份证号码等。他们可以通过询问患者或查看患者的身份证或病历来核实这些信息。通过核对个人信息，护士能够确保将正确的护理措施应用于正确的患者，避免因身份混淆而引发的潜在问题。

护士还需要与患者确认手术内容和手术部位。他们可以与患者进行口头交流，并核对手术医嘱和手术安排表，以确保手术的准确性。护士可以询问患者是否清楚手术的目的和内容，并解答患者可能存在的疑问。在确认手术部位时，护士可以要求患者标记手术部位，并与医生一起核对和确认，以确保手术部位的准确性。

护士还应注意与患者的沟通和信任建立。他们应以友善和尊重的态度与患者交流，并解释术前准备工作的必要性和目的。护士可以向患者介绍手术团队的成员，并与其建立良好的信任关系，以提供更好的护理服务。

需要强调的是，确认患者身份和手术内容是一个重要且严谨的过程，需要护士细致入微地执行。护士应准确记录核对的结果，并及时向手术团队汇报。如果发现身份或手术相关信息存在不一致或疑问，护士应立即与医生和其他相关人员进行沟通，并采取适当的纠正措施。

（二）气道管理

在术中监护中，保持患者的气道通畅是至关重要的，以防止误吸和窒息的发生。护士需要熟练掌握气道管理技术，并能正确使用气管插管、气道吸引等设备，确保患者的呼吸顺利进行。

1.气管插管

气管插管是一种常见的气道管理方法，用于维持患者的通气和保护气道。在术中监护中，护士在进行气管插管时需要准确选择合适尺寸的气管插管。选择合适的插管尺寸是确保通气效果和患者舒适度的重要因素。护士可以根据患者的年龄、性别和身体大小等因素，参考相关指南或使用预测公式来选择合适尺寸的插管。

护士需要采取适当的方法将气管插管插入患者的气管。这包括正确的头位、喉镜引导或直接触碰技术等。护士应熟悉插管的步骤和技巧，并根据患者的具体情况选择最适合的插管方法。

插管完成后，护士需要通过听诊或使用呼气末二氧化碳检测仪等工具来确认插管的位置是否正确。听诊可帮助护士判断插管是否进入气管，而呼气末二氧化碳检测则可以确认气管内是否存在二氧化碳的排出，进一步确保插管位置正确。

在插管过程中，护士需要注意保持患者的氧合和通气。他们应密切观察患者的呼吸情况、血氧饱和度和呼末二氧化碳等指标，及时调整通气参数和提供必要的辅助通气支持。

护士还需要密切关注可能出现的并发症，如误吸、声带损伤或插管困难等。他们需要与手术团队紧密合作，共同评估患者的病情和气道状态，并根据需要采取相应的处理措施。

2.气道吸引

气道吸引是一种常见的护理技术，用于清除患者气道内的分泌物和异物，以确保气道通畅。在术中监护中，护士需要掌握正确的气道吸引技巧。

护士需要选择适当的吸引器和吸引器头。吸引器应根据患者的年龄、病情和气道状态来选择合适的尺寸和类型。吸引器头的大小也要与患者的气道尺寸相匹配，以便有效清除分泌物和异物。

护士在进行气道吸引之前应遵循无菌操作原则。他们需要正确佩戴手套、口罩和护目镜等个人防护装备，以降低交叉感染的风险。护士还需在使用吸引器之前进行手部卫生，确保吸引过程的无菌性。

在进行吸引时，护士需要注意适当的负压和持续时间。负压应选择适当的水平，以避免损伤气道黏膜并引起气道反射。吸引时间应尽量缩短，以减少患者的不适和氧合的损失。

吸引过程中，护士需要注意观察患者的呼吸情况和氧合状态。他们应密切监测患者的呼吸频率、呼吸深度和血氧饱和度等指标，确保吸引过程不会对患者的通气和氧合产生负面影响。如果出现异常，如呼吸困难或血氧下降，护士应立即停止吸引并采取相应的处理措施。

吸引结束后，护士还需及时清洁和消毒吸引器和吸引器头，并将其妥善存放。护士需要观察患者的反应和病情变化，并记录吸引过程的相关信息，以便后续评估和沟通。

3.气道辅助设备

在术中监护中，护士可以使用气道辅助设备来维持患者的气道通畅和呼吸支持。这些设备包括面罩、鼻导管等，可用于给予患者氧气或辅助通气。

（1）面罩。

面罩是一种常用的气道辅助设备，通过覆盖患者的口鼻区域来提供氧气或混合气体。护士需要选择适当尺寸的面罩，确保其与患者的面部紧密贴合，以最大限度地减少气体泄漏。他们还需要设置合适的氧气流量或混合气体比例，根据患者的需求和医嘱进行调整。

（2）鼻导管。

鼻导管是另一种常见的气道辅助设备，用于给予患者氧气。鼻导管通过插入患者的鼻孔，将氧气输送到患者的气道中。护士需要选择适当尺寸的鼻导管，并确保其安全且舒适地放置在患者的鼻腔内。他们还需设置适当的氧气流量，以满足患者的氧合需求。

除了面罩和鼻导管，还有其他一些气道辅助设备可用于特定情况下的呼吸支持，如高流量导气管（HFNC）、正压通气（CPAP）等。护士需要根据患者的具体病情和医嘱，选择适当的辅助设备，并设置合适的流量和参数，以提供有效的气道支持。

在使用气道辅助设备时，护士需要密切观察患者的呼吸情况、血氧饱和度和 CO_2 水平等指标，确保气道通畅和氧合状态良好。他们还需定期检查设备的功能和清洁情况，并及时更换或维修损坏的部件。

护士需要与手术团队紧密合作，共同评估患者的病情和气道状态，并根据需要调整辅助设备的使用和设置。他们还需与患者进行有效的沟通和交流，解释设备的使用方法和目的，提供必要的支持和安慰。

在气道管理过程中，护士需要密切观察患者的呼吸情况和氧合状态，及时发现和处理可能出现的问题。他们需要与手术团队紧密合作，共同评估患者的气道情况，并根据需要调整护理措施。护士还需要与患者进行有效的沟通和交流，了解患者的感受和需求，并提供必要的支持和安慰。

（三）液体管理

在术中监护中，护士承担着液体管理的重要责任。他们根据患者的情况评估液体需求，并进行输液操作。液体管理旨在维持患者的液体平衡和循环稳定，以确保手术期间患者的生理功能正常。液体管理包括以下几个方面。

1.评估液体需求

在术中监护中，护士需要对患者的液体需求进行评估，以确定合适的液体配给方案。评估液体需求是根据患者的年龄、性别、手术类型、病情等因素来综合考虑的过程。

护士会考虑患者的基础代谢率。不同年龄和性别的患者具有不同的基础代谢率，这直接影响到其能量和液体需求。护士会参考相应的公式或指南，计算出患者的基础代谢率，并将其作为评估液体需求的参考依据。

护士还会考虑患者的呼吸情况。例如，在使用机械通气的患者中，由于水分丧失增加，他们的液体需求可能会相对较高。护士会结合患者的通气参数、呼吸频率和潮气量等信息，评估其呼吸相关的液体需求。

尿量也是评估液体需求的重要指标之一。护士会关注患者的尿量变化，正常尿量范围是每小时 0.5～1mL/kg 体重。如果患者的尿量明显减少，可能是液体不足或循环不良的表现，护士需要及时采取相应的措施进行干预。

在评估液体需求时，护士还需要考虑到患者的手术类型和病情。某些手术如大手术、创伤手术等可能会导致较大的液体损失，护士需要相应增加液体配给以维持患者的液体平衡。

2.输液操作

在术中监护中，护士负责根据医嘱进行输液操作，以提供患者所需的液体支持。在输液过程中，护士需要根据患者的情况和医嘱选择适当的液体类型。常见的液体类型包括晶体液、胶体液和血液制品等。他们会根据患者的液体需求和电解质平衡状况来决定合适的液体配给方案。

护士需要确保输液管路的无菌操作。他们会戴上手套，并采取必要的消毒措施，以避免感染的风险。护士还会检查输液袋、输液管和连接部件的完整性和清洁度，确保输液系统的安全性。

在输液操作中，护士需要掌握正确的输液技巧。他们会使用注射器或滴速计来调整输液速度，以确保输液的准确性和稳定性。护士会根据医嘱中规定的速度和时间来进行输液，并密切观察患者的反应和液体平衡情况。

同时，护士还会定期检查输液系统，确保输液管路畅通无阻。他们会检查输液针头或导管的位置是否正确，并注意是否有漏液或滴速异常等问题。如果发现任何异常，护士会及时采取措施进行调整或更换。

在输液操作中，护士还需密切关注患者的反应和观察相关指标的变化。他们会记录每次输液的数量、时间和输液部位，并根据患者的尿量、呕吐量等情况进行评估，以及时发现并处理任何不适或异常情况。

3.处理液体失衡

在术中监护中，如果护士发现患者存在液体过负荷或脱水等情况，他们需要及时采取措施进行干预，以恢复患者的液体平衡。

（1）调整输液速度。

护士可以根据患者的液体状态和医嘱，适当调整输液速度。如果患者存在液体过负荷，护士可能会减慢输液速度或暂停输液，以避免进一步增加液体负担。相反，如果患者处于脱水状态，护士可能会增加输液速度，以迅速纠正液体缺失。

（2）增加或减少输液量。

根据患者的液体需求和临床状况，护士可以调整每次输液的数量。对于液体过负荷的患者，护士可能会减少输液量或更换为低渗液体，以减少液体负荷。对于脱水患者，护士可能会增加输液量，并根据患者的尿量和体征来判断液体补充的效果。

（3）给予利尿剂。

对于液体过负荷的患者，护士可能会根据医嘱给予利尿剂。利尿剂能够增加尿量，并帮助排除多余的液体，以恢复液体平衡。在给予利尿剂时，护士需要密切监测患者的尿量和电解质情况，并注意可能出现的不良反应。

（4）调整其他治疗措施。

除了调整输液方面，护士还可以根据患者的具体情况，考虑其他治疗措施来处理液体失衡。例如，在脱水患者中，护士可以给予口服或静脉补液、纠正电解质紊乱等。在液体过负荷的患者中，护士可能会采取限制液体摄入、使用利尿药物等方法进行处理。

4.注意电解质平衡

液体管理还需要关注患者的电解质平衡情况。护士会定期监测患者的血钠、血钾、血钙等电解质指标，并根据需要采取相应的处理措施，如调整输液中的电解质配比、给予补充电解质等。

在液体管理过程中，护士需要与手术团队紧密合作，共同评估患者的病情和生理状态。他们还需与患者进行有效的沟通和交流，了解患者的感受和需求，并提供必要的支持和安慰。

（四）手术部位护理

在术中监护中，护士需要特别关注患者的电解质平衡情况。电解质是维持正常生理功能所必需的重要元素，如血钠、血钾、血钙等。护士会定期监测患者的电解质指标，并根据需要采取相应的处理措施来维持患者的电解质平衡。

护士会定期监测患者的电解质水平。他们会通过采集患者的血样进行实验室检查，以评估患者的血钠、血钾、血钙等电解质指标。护士需要了解正常的电解质范围，并将实验室结果与参考值进行比较，以确定是否存在电解质紊乱。

如果发现患者存在电解质失衡的情况，护士会根据医嘱和临床判断采取相应的处理措施。例如，如果患者的血钠过高，护士可能会减少含钠量较高的液体配给，或者给予利尿剂以增加尿量。相反，如果患者的血钾过低，护士可能会在医生指导下给予补充钾的治疗。

护士还会关注患者接受的输液中的电解质配比。他们会核对输液袋上标示的电解质成分和浓度，并确保与医嘱一致。如果需要调整电解质配比，护士会与医生沟通并及时更改输液方案，以满足患者的特定需求。

第四节　术后护理和康复计划的制定

术后护理和康复计划的制定对于手术患者的康复过程至关重要。这个计划的目标是帮助患者尽快恢复健康，提高生活质量，并减少并发症的风险。在术后阶段，护士扮演着关键的角色，负责监测患者的病情变化、提供必要的护理支持，并与医疗团队合作制定个性化的康复计划。以下是术后护理和康复计划的制定过程。

一、管理伤口和导管

术后护理和康复计划的制定中，管理伤口和导管是非常重要的一项任务。在手术后的早期阶段，患者可能有切口、引流管、导尿管等需要特殊关注和护理的情况。护士负责监测和处理伤口和导管的状况，以促进伤口愈合、预防感染和并发症的发生。以下是管理伤口和导管的一般步骤。

（一）观察伤口

观察伤口是术后护理中的重要环节。护士会仔细观察患者的伤口和导管，以确保其正常愈合和功能。

1.伤口外观

护士会检查伤口的外观，包括颜色、形态和大小等。正常情况下，伤口应呈现红色或粉红色，并逐渐愈合。护士会观察有无伤口裂开、散开或凹陷的情况。

2.伤口周围皮肤

护士还会观察伤口周围皮肤的状态。他们会检查有无红肿、热度、硬结等，这可能是感染的迹象。

3.渗液

护士会观察伤口是否有渗液。正常情况下，伤口可能会有少量的淡黄色渗液，这是伤口愈合过程中正常的分泌物。然而，如果伤口渗液过多、呈现浑浊色、有恶臭味或出现脓液，则可能存在感染或其他并发症。

在观察伤口时，护士需要密切关注任何异常情况，并及时记录和报告。如果发现伤口红肿、渗液过多、导管脱落或堵塞等问题，护士要立即通知医生，并采取必要的处理措施。护士还会为患者提供相关的教育和指导，包括如何观察伤口、日常护理和注意事项等。

（二）进行伤口护理

护士会根据医嘱和伤口的特点，进行相应的护理措施，以促进伤口的愈合和预防感染。以下是在进行伤口护理时护士需要注意的事项。

1.更换敷料

根据医嘱和伤口的情况，护士会定期更换敷料。更换敷料的频率取决于伤口类型、手术方式以及伤口愈合进程。在更换敷料前，护士会洗手并采取无菌操作，确保敷料更换过程的卫生。

2.清洁伤口

在更换敷料之前，护士会进行伤口的清洁。护士会使用无菌生理盐水或其他适当的清洁剂轻柔地清洁伤口周围的皮肤和伤口本身。护士会注意用棉签或无菌纱布轻轻擦拭，避免对伤口造成过度刺激。

3.应用药物

根据医嘱，护士可能需要在伤口上应用药物。这可能包括抗菌药膏、敷料或其他具有特定作用的药物。护士会根据医嘱和伤口状况，正确使用和应用药物，并确保药物覆盖整个伤口表面。

4.选择合适的敷料材料

护士会选择适合伤口类型和状况的敷料材料。例如，对于干燥伤口，可以选择较薄且不黏附的敷料，以促进愈合并减少疼痛。对于渗液较多的伤口，可能需要吸收性较好的敷料来保持伤口干燥。

5.敷料的完整性和安全性

护士会确保敷料的完整性和安全性。他们会检查敷料是否完全贴合伤口，避免任何松动或起皱。护士还会注意敷料是否过紧，避免对伤口造成压力或不适。

6.记录和报告

护士会记录每次伤口护理的细节，并及时报告任何异常或问题。他们会记录敷料更换的日期、时间、敷料类型以及伤口的外观变化等信息。如果发现任何感染迹象、渗液异常或伤口愈合延迟等情况，护士会立即通知医生并采取相应的处理措施。

（三）管理引流管

引流管的畅通和正常功能对于排除伤口渗液或血液、预防感染和促进伤口愈合至关重要。以下是在管理引流管时护士需要注意的事项。

1.观察引流管外观

护士会仔细观察引流管的外观，包括有无裂纹、损坏或变形等情况。如果发现任何异常，护士立即报告并采取必要的措施。

2.检查引流管位置

护士会检查引流管的位置是否正确，并确保其固定牢固。正确的位置可以确保引流管能够有效排出伤口渗液或血液，避免引起任何不适或并发症。

3.观察引流液颜色和量

护士会记录引流液的颜色和量。引流液的颜色可能会有变化，正常情况下呈现淡黄色或粉红色，但如果出现浑浊、异味或异常颜色（如鲜红色），可能是感染或其他问题的征兆。护士还会注意观察引流量的变化趋势，以及排出的引流液是否达到预期。

4.管路通畅性

护士会定期检查引流管的通畅性。他们会观察有无堵塞、梗阻或积聚在管路内的血凝块等情况。如果发现引流管堵塞，护士可能会采取相应的措施，如进行冲洗、用生理盐水冲洗或更换引流管。

5.引流袋管理

护士会检查引流袋的连接和安全性。他们会确保引流袋与引流管连接紧密，并避免引流袋的移位或脱落。护士还会注意观察引流袋的容量标记和液位，及时记录引流量的变化和趋势。

（四）导尿管护理

护士会定期检查插入导尿管的患者，确保导尿管的通畅性和固定，并监测尿液的颜色、气味和量等变化。

1.检查导尿管的通畅性

护士会检查导尿管的通畅性，确保尿液能够自由流出。他们会检查是否有导尿管堵塞或阻塞的迹象，如导尿管弯曲、结石形成等。如果发现任何异常，护士会立即采取措施，如冲洗导尿管或更换导尿管。

2.确认导尿管的固定情况

护士会检查导尿管的固定情况，确保其稳固而不会滑脱。他们会检查导尿管是否正确地固定在患者身体上，避免导尿管过紧或过松。如果发现导尿管松动或脱落，护士会及时重新固定导尿管。

3.观察尿液的颜色、气味和量

护士会观察尿液的颜色、气味和量的变化。正常情况下，尿液应该是清亮的黄色。护士会注意观察有无尿液颜色的异常变化，如混浊、血尿或其他异常颜色。他们还会注意观察尿液是否有异常气味，并记录尿液的总体量。

4.导尿袋管理

护士会检查导尿袋的连接和安全性。他们会确保导尿袋与导尿管连接紧密，并避免导尿袋的移位或脱落。护士还会注意观察导尿袋的容量标记和液位，及时记录尿液的变化和趋势。

（五）预防感染

预防感染是术后护理中非常重要的一项任务。护士会采取必要的预防措施，以减少伤口和导管相关感染的风险。

1.严格的无菌操作

在进行任何与伤口或导管相关的操作时，护士会采取严格的无菌操作。他们会洗手并戴上适当的个人防护装备，如手套、口罩和无菌袍。护士会使用无菌器械和材料，并确保操作区域的无菌性。

2.清洁伤口周围皮肤

护士会定期清洁伤口周围的皮肤，以减少细菌滋生的机会。他们会使用适当的清洁剂，如无菌盐水或消毒液，轻柔地擦拭伤口周围的皮肤。护士会遵循正确的清洁顺序和技术，并注意避免对伤口造成过度刺激。

3.按时更换敷料和导尿袋

护士会根据医嘱和伤口情况，按时更换敷料和导尿袋。定期更换敷料和导尿袋可以减少细菌滋生的机会，并保持伤口和导尿管的清洁和干燥。护士会使用适当的无菌敷料和导尿袋，并在更换过程中进行无菌操作。

4.监测体温和白细胞计数

护士会监测患者的体温和白细胞计数。体温的升高和白细胞计数的升高可能是感染的迹象。护士会记录和报告任何异常的体温和白细胞计数变化，以便及时采取相应的处理措施。

5.观察感染迹象

护士会密切观察患者是否出现感染迹象，如红肿、疼痛、渗液、发热等。他们会定期检查伤口和导管的外观，并注意任何异常的变化。如果发现任何感染迹象，护士会立即通知医生并采取必要的处理措施。

通过这些预防措施，护士可以减少感染的风险，提供安全有效的护理支持，并促进患者的康复和伤口愈合。

（六）教育和指导

教育和指导是术后护理中至关重要的一环。护士会向患者和家属提供相关的伤口和导管护理教育，以帮助他们更好地理解和应对术后护理需求。

1.解释观察伤口和导管的重要性

护士会向患者和家属解释正确观察伤口和导管的重要性。他们会强调仔细观察伤口的外观、颜色、渗液情况以及导管的通畅性和位置等指标。护士会告知他们如何识别异常情况，并及时报告给医疗团队。

2.指导基本的护理操作

护士会指导患者和家属如何进行基本的伤口和导管护理操作。这包括正确清洁伤口周围皮肤、更换敷料、保持导管通畅等。护士会演示正确的操作技巧，并鼓励患者和家属亲自参与实践，以提高他们的护理能力。

3.告知可能出现的并发症和应对措施

护士会向患者和家属详细介绍可能出现的伤口和导管相关并发症，并告知应对措施。例如，解释感染的征兆、如何处理堵塞或脱落的导管，以及如何应对疼痛或不适等情况。护士会提供相关的建议和指导，让患者和家属能够及时应对并发症。

4.鼓励患者参与自我护理

护士会鼓励患者主动参与自我护理。他们会解释患者在术后恢复过程中可以做哪些事情，如适当活动、保持伤口干燥、按时服药等。护士还会提供相应的指导，帮助患者制定个人化的康复计划，促进患者的主动参与和自我管理。

通过以上管理伤口和导管的步骤，护士能够确保伤口的适当愈合，防止感染和并发症的发生，并为患者提供安全和有效的护理支持。

二、促进早期活动和康复

早期活动和康复在术后护理中扮演着重要的角色。它们可以帮助患者尽早恢复功能、预防并发症的发生，并提高生活质量。以下是促进早期活动和康复的关键措施。

（一）早期床边活动

在手术后的早期阶段，即使患者还不能进行全面的体力活动，也应该鼓励其进行适度的床边活动。这些床边活动是指一系列简单的运动和姿势调整，包括旋转身体、抬腿、屈伸关节等。

早期床边活动有助于促进血液循环，防止血液在静脉中滞留，减少深静脉血栓形成的风险。通过旋转身体、上下移动肢体等活动，可以增加肌肉收缩和松弛，从而推动血液回流，提高组织氧供。

早期床边活动可以帮助患者保持肌肉的柔软和灵活性。由于长时间的卧床休息，肌肉会变得紧张和僵硬。通过进行适度的床边活动，可以减轻肌肉紧张，增加关节的活动范围，并预防肌肉萎缩和关节僵硬。

早期床边活动还有助于预防术后并发症的发生。例如，早期活动可以减少肺部积液和防止肺不张的发生，促进呼吸道的通畅。适度的床边活动还可以预防尿路感染、便秘等术后常见问题。

具体的床边活动如下。

1.旋转身体

护士会教导患者如何慢慢地旋转身体，从一个侧面转向另一个侧面。这有助于改善血液循环，缓解压力，减少褥疮的发生。

2.抬腿

患者可以进行抬腿运动，一条腿接着一条腿，有助于刺激下肢肌肉的收缩和放松，促进血液回流。

3.屈伸关节

护士会指导患者进行一些简单的关节屈伸运动，如手腕、踝关节、膝关节等。这有助于增加关节的活动范围，防止关节僵硬。

在进行床边活动时，护士需要根据患者的手术类型、身体状况和医嘱的要求来确定活动范围和强度。他们会教导患者正确的姿势和动作，并根据患者的反应进行调整。

值得注意的是，床边活动应该逐渐增加，避免过度疲劳或不适。护士会密切观察患者的反应和体征变化，如心率、呼吸频率等，以确保活动的安全性和适宜性。

（二）逐步增加活动强度

随着时间的推移和患者康复程度的改善，护士会逐渐增加活动的强度和范围，以帮助患者适应身体的变化、提高肌肉力量和耐力。逐步增加活动强度是一个渐进性的过程，需要根据患者的情况和医疗团队的指导来确定。以下是逐步增加活动强度的一般原则。

1.坐起

当患者能够稳定地进行床边活动时，护士会鼓励其尝试坐起。这可以通过将床头升高或使用辅助器具（如便椅或床边椅）来支撑患者。坐起可以帮助患者恢复核心稳定性、促进呼吸和消化功能。

2.下床行走

在患者康复程度允许的情况下，护士会引导患者进行下床行走。最初可能是辅助患者站立，并在护士的帮助下行走短距离。随着患者的适应和力量改善，可以逐渐延长行走距离和时间。

3.上下楼梯

对于需要上下楼梯的患者，护士会逐步引导他们进行这项活动。最初可能是使用扶手或依靠辅助器具来支持患者。随着患者的适应和能力增强，可以逐渐减少对扶手和辅助器具的依赖。

4.个体化计划

每个患者的康复过程都是独特的，护士会根据患者的个体情况和医疗团队的指导制定个体化的康复计划。这涉及根据患者的康复进展和医疗评估结果，适时调整活动强度和范围。

（三）心理支持

术后康复不仅仅是身体上的恢复，还涉及患者心理上的适应和调整。护士在这个过程中提供必要的心理支持，帮助患者应对手术的压力和康复过程中可能出现的情绪波动。

1.倾听患者的需求

护士会倾听患者的感受、担忧和需求。他们会为患者提供一个安全和支持性的环境，鼓励他们表达内心的情绪和疑虑。通过倾听，护士可以更好地了解患者的心理状态，为他们提供相应的支持。

2.提供情绪安慰和鼓励

护士会向患者传达情绪安慰和鼓励，以帮助他们面对手术和康复过程中的困难和挑战。护士会使用温暖、理解和关切的语言，为患者提供积极的情感支持，增强他们的信心和积极性。

3.教授应对技巧和放松方法

护士会教授患者一些应对技巧和放松方法，以帮助他们应对情绪波动和焦虑感。这可能包括深呼吸、放松训练、正念练习等。这些技巧有助于患者减轻紧张和压力，增强情绪调节能力。

（四）康复教育和指导

护士在康复过程中向患者和家属提供相关的康复教育和指导，以帮助他们更好地理解和参与康复过程。以下是护士在康复教育和指导方面所扮演的角色和提供的支持措施。

1.解释早期活动和康复的重要性

护士会向患者和家属解释早期活动和康复的重要性，并强调其对恢复功能和提高生活质量的积极影响。他们会详细介绍康复的目标和益处，如促进血液循环、增加肌肉力量、改善关节灵活性等。

2.使用辅助器具和设备

根据患者的需要，护士会介绍合适的辅助器具和设备，以帮助患者进行康复活动。这可能包括拐杖、助行器、轮椅等。护士会向患者和家属演示正确的使用方法，并提供相应的指导。

3.遵循医嘱和康复计划

护士会强调患者遵循医嘱和康复计划的重要性。他们会详细解释医嘱的内容，如药物使用、休息时间、限制活动等。护士还会与患者共同制定个体化的康复计划，并提供相关的指导和支持。

4.注意自我保护

护士会向患者传达注意自我保护的重要性，以避免进一步的伤害或并发症。他们会教授患者如何正确使用辅助器具、如何避免摔倒和滑倒等常见问题。护士还会提供安全意识的教育，如防止家中的跌倒风险等。

通过以上措施，护士可以促进患者的早期活动和康复。他们会根据个体化的评估制定相应的护理和康复计划，并提供必要的支持和指导。护士还会与医疗团队紧密合作，确保患者在早期活动和康复过程中获得适当的管理和治疗。通过早期活动和康复的推进，患者能够尽早恢复功能、降低并发症的风险，并提高生活质量。

三、制定个性化的康复计划

制定个性化的康复计划对于患者的康复过程至关重要。每个人的病情和康复需求都是独特的，个性化的康复计划可以更好地满足患者的特定需求，并提供针对性的康复支持。以下是制定个性化康复计划的重要步骤和考虑因素。

（一）康复评估

康复评估在制定个性化康复计划中扮演着重要的角色。护士会进行全面的康复评估，以收集患者的相关信息，并了解他们的病史、手术或疾病的影响以及身体功能、认知能力和心理状态等方面的情况。

1.了解手术或疾病的影响

护士会了解患者所接受的手术或疾病对其身体功能和日常生活的影响。这可能涉及手术部位的限制、疾病对器官功能的损害、疼痛水平等。通过了解手术或疾病的特点，护士可以为制定个性化的康复计划提供更准确的指导。

2.评估身体功能

护士会评估患者的身体功能，包括活动能力、平衡能力、肌力和关节灵活性等。这可以通过观察患者的日常活动、进行特定的功能测试和测量来完成。通过评估身体功能，护士可以确定患者康复过程中需要重点关注的领域，并制定相应的康复计划。

3.评估认知能力

对于需要认知能力恢复的患者（如脑卒中患者），护士会进行认知评估。这可能包括注意力、记忆力、执行功能和语言能力等方面的测试。通过评估认知能力，护士可以了解患者在日常生活中可能遇到的困难，并针对性地制定康复目标和策略。

通过评估，护士可以了解患者的具体康复需求和挑战，从而制定个性化的康复计划。评估的结果将为康复计划的制定提供重要依据，并帮助护士确定适当的康复措施和目标。评估过程也是护士与患者建立良好沟通和信任关系的机会，为后续的康复工作奠定基础。

（二）确定康复目标

通过与患者共同确定康复目标，护士可以确保康复计划符合患者的期望和需求，并提供可衡量和可实现的目标。

1.设定具体的目标

康复目标应该是具体、可衡量和可实现的。护士会与患者一起制定明确的目标，例如恢复行走能力、提高肌肉力量、改善平衡能力、增加灵活性等。目标的具体性有助于患者和护士共同明确努力方向，并为评估康复进展提供清晰的标准。

2.分解目标为小步骤

康复目标可以进一步分解为小步骤，以便逐步实现。护士会与患者一起讨论并制定达成目标的具体计划。这可以包括制定逐渐增加活动强度或时间的计划，设定每周锻炼次数，或安排定期康复训练等。

3.考虑长期和短期目标

康复目标应该包括长期和短期目标。长期目标是患者在康复过程中希望达到的最终状态，而短期目标则是在较短时间内可以实现的里程碑。设定短期目标有助于激发患者的积极性和动力，并提供及时的反馈和奖励。

4.确定可衡量的指标

康复目标应该是可衡量的，以便对康复进展进行评估。护士会与患者共同确定合适的指标来衡量目标的达成程度。例如，行走距离、肌力测试结果、日常生活自理能力评分等都可以作为衡量康复进展的指标。

5.持续评估和调整

康复目标不是固定不变的，而是随着康复过程中的进展进行调整和修改的。护士会与患者定期进行目标评估，并根据需要对目标进行调整。这有助于确保康复计划始终与患者的实际情况和需求相符，并提供持续的康复支持。

明确的康复目标有助于激发患者的积极性和动力，并为评估康复进展提供依据。护士将与患者紧密合作，在整个康复过程中持续评估和调整目标，以最大限度地促进患者的康复和功能恢复。

（三）制定康复措施

根据患者的康复需求和确定的康复目标，护士会选择合适的康复措施来帮助患者实现康复目标。以下是一些常见的康复措施。

1.物理治疗

物理治疗是通过运动、热疗、冷疗、电疗等手段来改善患者的身体功能和活动能力的方法。护士可以与物理治疗师合作，帮助患者进行特定的康复运动和活动。物理治疗可以促进肌肉力量的增加、关节灵活性的改善，以及平衡和协调能力的恢复。

2.康复训练

康复训练是通过系统性的练习和重复来改善患者的功能能力和日常生活技能的方法。护士可以设计和指导患者进行特定的康复训练，如步态训练、平衡训练、日常生活自理训练等。这些训练旨在帮助患者恢复独立生活能力和提高生活质量。

3.运动疗法

运动疗法是通过规律的体育活动和运动来促进患者康复的方法。护士可以根据患者的康复目标和身体状况，设计合适的运动方案，并指导患者进行运动。运动疗法可以提高心肺功能、增强肌肉力量和耐力，以及改善身体机能。

4.疼痛管理

对于有疼痛问题的患者，护士会制定相应的疼痛管理计划。这可能包括药物治疗、物理疗法、放松技巧、疼痛教育等。护士会与患者合作，找到最适合他们的疼痛缓解方法，减轻疼痛对康复过程的影响。

护士会根据患者的康复需求和目标选择合适的康复措施，并确保这些措施是安全和有效的。

（四）考虑时间表和进度

在制定个性化康复计划时，护士会考虑到患者的时间表和进度，以确保康复活动能够适应他们的日常生活安排，并逐步增加活动的强度和范围。

1.频率和持续时间

护士会与患者协商确定康复活动的频率和持续时间。根据患者的康复需求和目标，护士会建议每周进行多少次康复活动，并为每次活动设置合适的时间长度。这将有助于确保患者能够在康复过程中保持连贯性和适度的锻炼。

2.考虑康复时间表与日常生活的结合

护士会与患者和家属协商确定一个合理的康复时间表，以便与患者的日常生活安排相匹配。这可能涉及康复活动的时间安排，以兼顾患者的工作、学习、家庭和社交等方面的需求。护士将与患者一起探讨如何在康复活动和日常生活之间取得平衡，并制定适合的时间表。

3.提供支持和监督

护士在康复过程中提供必要的支持和监督，以确保患者按照康复计划进行活动。他们会与患者进行定期的沟通和复查，了解患者的进展和遇到的困难。护士会鼓励患者坚持康复计划，并提供必要的指导和建议，以帮助他们在康复过程中取得最佳效果。

通过制定个性化的康复计划，护士可以满足患者的特定康复需求，提供针对性的康复支持，并最大限度地促进患者的康复进展。个性化的康复计划可以更好地满足患者的需求，提高康复效果，并帮助患者尽早恢复功能和重返正常生活。

第五节　术后恢复和疼痛管理

手术后，患者需要适当的护理恢复和管理，以促进伤口愈合、减轻疼痛、恢复功能和提高生活质量。

一、术后恢复的重要性

术后恢复是手术患者在手术后的康复过程，旨在帮助患者尽快恢复身体功能、减轻痛苦，并促进他们回归正常生活。

（一）促进伤口愈合

术后恢复护理对于促进伤口愈合起着至关重要的作用。在手术后，患者需要进行适当的伤口处理、伤口清洁和换药，以减少感染的风险并加速伤口愈合的过程。

在手术后，医护人员应根据伤口的性质和状况来选择合适的处理方法。这可能包括清洗伤口、去除异物、修剪边缘等。通过正确处理伤口，可以保持伤口干净，防止细菌侵入，并为愈合提供良好的环境。

（二）缓解疼痛

术后疼痛是许多患者常遇到的问题之一。有效的术后恢复护理可以帮助患者缓解疼痛，提高舒适度，并促进康复过程。

准确评估疼痛是缓解术后疼痛的第一步。医护人员会定期询问患者的疼痛程度和特点，并根据其回答来确定合适的疼痛缓解措施。通过准确评估疼痛，医护人员能够根据患者的需求和情况来制定个性化的疼痛管理计划。

非药物疼痛管理方法包括冷热敷、按摩、放松技巧、呼吸练习等。冷热敷可以帮助减轻肌肉酸痛和炎症，而按摩和放松技巧则有助于缓解紧张和痉挛引起的疼痛。深呼吸和放松练习有助于舒缓身心，减轻术后焦虑和紧张情绪。

除了非药物疼痛管理方法，医护人员还会关注患者的舒适度，提供合适的环境和支持。这可能包括调整床位、保持室内温度适宜、提供舒适的睡眠环境等。在术后恢复过程中，患者的心理状态也需要得到关注。与家人和朋友的交流、专业心理咨询和支持都可以帮助患者缓解疼痛并促进康复。

二、实施术后恢复的常见措施

（一）药物管理

术后疼痛是患者常遇到的问题之一，护士在药物管理方面扮演着重要的角色。根据疼痛评估结果和医嘱，护士会合理使用药物来控制患者的疼痛。这可能包括非处方或处方镇痛剂等镇痛药物，以及其他辅助药物，如抗生素、抗凝剂等。

护士会根据患者的疼痛程度和类型，合理选择适当的镇痛药物。根据医嘱，护士可能会给予患者非处方镇痛剂（如酮酸类药物、非甾体消炎药等）或处方镇痛剂（如阿片类药物）。这些药物可以通过不同的机制来减轻疼痛感受器的刺激或影响中枢神经系统的传导，从而缓解术后疼痛。

护士需要监测患者对药物的反应和不良反应。他们会密切关注患者的疼痛程度和变化，并记录相关的观察结果。如果患者对药物的反应不佳或出现不良反应，护士会及时报告医生，并根据医嘱调整药物剂量或更换其他合适的药物。

除了镇痛药物，护士还可能参与其他辅助药物的管理。例如，在一些手术中，患者可能需要接受抗生素治疗来预防感染。护士将负责按时给予抗生素，并监测患者的治疗效果和不良反应。对于那些需要抗凝剂治疗的患者，护士也将确保患者正确使用和服用抗凝剂，并进行相应的监测和教育。

在药物管理过程中，护士还需要向患者提供相关的教育和指导。他们会解释药物的名称、剂量、用法和注意事项，以确保患者正确理解和遵守药物治疗方案。护士还会告知患者可能出现的常见副作用和应对措施，以及何时需要寻求医生的帮助。

（二）定期随访和评估

定期随访和评估是术后恢复和疼痛管理中的重要环节。通过定期随访和评估，护士可以了解患者的康复进展、疼痛程度以及康复计划的调整和修改。

定期随访是确保患者术后恢复顺利进行的重要手段之一。护士会与患者进行交流，询问他们的康复情况、疼痛程度和活动能力等方面的信息。通过与患者的互动，护士可以了解患者的康复进展和问题，并根据需要提供相应的支持和指导。

定期评估是评估患者疼痛程度和康复效果的重要工具。护士会使用合适的疼痛评估工具，如视觉模拟评分法（VAS）、简化疼痛量表（NRS）等，来评估患者的疼痛程度和变化。护士还会评估患者的日常生活功能、行走能力和自理能力等方面的康复效果。通过定期评估，护士可以了解患者的康复情况，以便调整和修改康复计划。

在定期随访和评估过程中，护士还需要与医生和其他相关的医疗团队成员进行沟通和协作。他们会向医生汇报患者的康复进展和疼痛情况，并根据医生的指示来进行相应的调整。护士还可能需要与物理治疗师、职业治疗师等专业人员合作，共同制定和实施康复计划，以促进患者的功能恢复和疼痛缓解。

除了与医疗团队的沟通和协作，护士还需要向患者提供相关的教育和指导。他们会向患者解释康复计划的目标和重点，并告知患者如何正确执行康复练习和活动。护士还会向患者提供有关药物管理、疼痛自我管理和注意事项等方面的教育，以帮助患者更好地理解和应对术后恢复过程中可能出现的问题。

三、疼痛管理的方法

（一）药物治疗

药物治疗是常见的疼痛管理方法之一。护士会根据患者的疼痛程度和个体差异，选择合适的药物，并按照医嘱进行给药。药物治疗可以分为非处方和处方药物两种类型。

1.非处方药物

非处方药物是指在药店或超市等地可以自行购买的药物，常用的非处方镇痛药如下。

（1）对乙酰氨基酚（如泰诺林、对乙酰氨基酚）。

对轻至中度的疼痛具有较好的缓解作用，且副作用相对较少。但需注意避免超量使用，以防肝脏损伤。

（2）非甾体抗炎药（如布洛芬、阿司匹林）。

可减轻炎症引起的疼痛，并具有一定的消炎作用。但长期或过量使用可能导致胃肠道出血、肾功能损害等不良反应，需谨慎使用。

这些非处方药通常适用于轻度到中度的疼痛，但在使用时仍需按照说明书上的剂量和使用方法进行，避免超量或长期使用。

2.处方药物

处方药物是指需要医生开具处方才能购买的药物，常用的处方镇痛药如下。

（1）阿片类药物（如吗啡、氢化可待因）。

这些药物属于强效镇痛药，可用于重度疼痛的控制。但由于其易成瘾和可能的副作用，需在医生的监督下使用，并严格控制剂量和使用时间。

（2）局部麻醉剂（如利多卡因、丁哌卡因）。

这些药物可以通过局部应用减轻术后创面或伤口周围的疼痛。它们通常以喷雾、凝胶或贴剂的形式使用，且副作用相对较少。

处方药物的使用需要医生的处方，并在医生的指导下进行使用，以确保安全和有效性。

无论是非处方药物还是处方药物，在使用时都需要严格按照医生或药剂师的建议使用药物，不得自行增加剂量或更改使用方式；注意药物的副作用和禁忌证，如有不适或疑问应及时咨询医生或药剂师；长期使用或频繁使用药物可能导致耐药性和依赖性，需遵循医生的指导进行调整。

（二）物理治疗

物理治疗是一种通过物理手段来缓解疼痛和促进康复的方法。在术后恢复和疼痛管理中，护士可以运用各种物理治疗技术来帮助患者减轻疼痛感、缓解肌肉紧张和促进血液循环。以下是常见的物理治疗技术。

1.热敷

热敷是一种常见的物理治疗方法，通过向患处施加温热物质（如热水袋或热毛巾）来促进血液循环和放松肌肉。热敷可以减轻炎症引起的疼痛，并提供舒适感。

热敷的原理是通过增加局部温度来扩张血管，提高血液流动性，从而促进氧气和营养物质的输送到患处，有助于舒缓疼痛和缓解炎症。热敷还能够刺激神经末梢，改变疼痛信号传导，使疼痛感减轻。

在使用热敷时，需要注意使用合适的温度对患者进行热敷。通常，热敷温度应保持在舒适的范围内，避免过高的温度以防止烫伤皮肤；每次热敷的时间应根据患者的耐受能力和医嘱而定，通常，热敷的时间应控制在15～20分钟左右，避免过度热敷导致皮肤损伤；在进行热敷时，使用毛巾或其他布料将热敷物与皮肤隔开，以防止直接接触和烫伤皮肤；根据患者的需要和医嘱，选择适当的部位进行热敷。常见的热敷部位包括背部、颈部、关节等。

然而，热敷并不适用于所有情况。对于某些疾病或创伤，如新鲜创伤、烧伤、感染或出血等，热敷可能会加重症状或造成进一步的损伤。因此，在使用热敷之前，护士需要评估患者的具体情况，并遵循医嘱进行操作。

2.冷敷

冷敷是一种利用低温物质（如冰袋或冷湿敷布）来缓解疼痛和减少炎症的物理治疗方法。通过降低局部温度，冷敷可以收缩血管、减少组织肿胀，并减轻神经末梢的敏感性。

冷敷的原理是通过冷却作用使血管收缩，从而减少血液流入受伤区域，降低炎症反应和组织肿胀，同时减少神经末梢的兴奋性，从而缓解疼痛。冷敷还能够麻痹局部神经末梢，减少痛觉传导，提供舒适感。

在使用冷敷时，需要注意使用合适的低温物质对患者进行冷敷。常见的冷敷物包括冰袋、冷湿敷布等。冷敷物的温度应保持在舒适范围内，避免过低的温度引起皮肤损伤；每次冷敷的时间一般为 15～20 分钟，可以根据患者的耐受能力和医嘱进行调整；在进行冷敷时，使用毛巾或其他布料将冷敷物与皮肤隔开，以避免直接接触和冻伤皮肤；选择适当的部位进行冷敷。常见的冷敷部位包括关节扭伤、肌肉拉伤等。

需要注意的是，对于某些疾病或创伤，如冻伤、血液循环障碍、感染等，冷敷可能会加重症状或造成进一步的损伤。因此，在使用冷敷之前，护士需要评估患者的具体情况，并遵循医嘱进行操作。

3.电疗

电疗是一种利用电流来刺激神经和肌肉，从而缓解疼痛和促进康复的物理治疗方法。常见的电疗技术包括 TENS（经皮电神经刺激）和电疗按摩。

TENS 是一种通过电极贴片将低强度电流传输到疼痛区域，刺激神经末梢，减轻疼痛感的技术。在 TENS 疗法中，电极贴片被放置在疼痛区域上，通过传递微弱的电流刺激神经末梢，以改变疼痛信号传导，从而减轻疼痛感。TENS 可以刺激大直径神经纤维，使其产生触觉信号，降低小直径神经纤维传递疼痛信号的能力。

电疗按摩结合了电流刺激和按摩手法，旨在同时起到放松肌肉和缓解疼痛的作用。在电疗按摩中，电极贴片被放置在需要治疗的肌肉区域上，通过传递电流刺激肌肉，产生舒缓和放松的效果。同时，按摩手法也被应用于治疗区域，通过压力和摩擦刺激促进血液循环，加速康复过程。

在使用电疗技术时，护士需要了解并掌握相应的设备操作知识，确保正确使用电疗设备，并遵循相关的安全操作规范；护士需要根据患者的具体情况和医嘱进行评估和调整治疗参数，以达到最佳的治疗效果；在使用电疗技术时，需要确保设备的安全性，避免电流过高或过低，以免引起不良反应或效果不佳；电疗通常需要在专业人员的指导下进行，护士需要根据医嘱和患者的需求进行合理的治疗方案，并向患者提供相关的指导和教育。

4.按摩

按摩是一种通过手法施加压力和运动来放松肌肉、增加血液循环和缓解疼痛的物理治疗方法。通过适当的手法和技巧，按摩可以改善组织灵活性，减少肌肉紧张，促进康复。常见的按摩手法包括以下几种。

（1）揉捏。

使用手掌、指尖或拇指轻轻揉动和旋转肌肉，以改善血液循环和放松紧张的肌肉。揉捏手法可以帮助消除疲劳，减轻肌肉酸痛。

（2）推拿。

使用手掌、指尖或掌根进行推拿和按压，刺激穴位和经络，促进气血流通，调节身体的阴阳平衡。推拿手法有助于舒缓肌肉紧张和促进身心健康。

（3）挤压。

使用拇指和其他手指对特定的穴位或肌肉进行渐进性挤压，以促进血液循环和淋巴液流动，缓解疼痛和肌肉疲劳。

（4）敲击。

使用手掌或拳头轻轻敲击特定区域，以刺激神经末梢和肌肉，促进血液循环和放松紧张的组织。敲击手法可以提高警觉性和舒缓疼痛。

按摩可以改善肌肉的灵活性，减少肌肉紧张和僵硬感；可以增加血液循环，促进氧气和营养物质的输送到组织中，有助于康复和修复；可以刺激神经末梢，干扰疼痛信号传导，减轻疼痛感；可以促进身体的放松和释放内源性物质，如内啡肽，从而改善心理状态和提升情绪。

在使用物理治疗技术时，护士需要根据患者的具体情况和医嘱进行评估和选择。并注意在施行物理治疗前，需要对患者的病情和适应证进行评估，并告知患者可能的效果和注意事项；物理治疗应遵循安全原则，确保设备的正确使用和操作，并避免过度应用或不当使用导致不良反应；对于特殊人群（如孕妇、心脏病患者等），需要谨慎施行物理治疗，并根据个体差异进行调整。

（三）放松技巧

放松技巧是一种通过调节身心状态来缓解疼痛和焦虑的方法。在术后恢复和疼痛管理中，护士可以教授患者一些简单但有效的放松技巧，如深呼吸、渐进性肌肉松弛和冥想等，以帮助他们放松身心，减轻疼痛感。以下是常见的放松技巧。

1.深呼吸

深呼吸是一种简单而有效的放松技巧，可以帮助人们减轻紧张和焦虑，促进身心放松。它可以通过调整呼吸方式来影响自主神经系统，从而产生积极的生理和心理效应。

进行深呼吸时，患者可以选择坐下或躺下，并闭上眼睛以更好地专注于呼吸。然后，患者应该用鼻子深吸气，尽量将空气引入腹部，使腹部隆起。接着，缓慢地通过嘴巴将空气呼气出来，尽量让呼气过程比吸气时间长。在呼气时，患者可以尝试放松肌肉，特别是腹部和肩膀的肌肉。

深呼吸的原理是通过调节呼吸方式来影响自主神经系统的平衡。正常情况下，当人们处于紧张或焦虑状态时，呼吸往往会变得浅而快，导致交感神经系统（“战斗或逃跑”反应）被激活。而深呼吸可以刺激副交感神经系统，促使身体进入放松和恢复的状态。

深呼吸可以减轻紧张和焦虑，帮助人们从压力和负面情绪中解脱出来；可以降低血压和心率，促进身体的放松和休息；还可以增加氧气供应，改善大脑功能，提高注意力和专注力。

2.渐进性肌肉松弛

渐进性肌肉松弛是一种通过有意识地松弛肌肉群来达到身心放松的技巧。它可以帮助患者减轻肌肉紧张和疼痛感，促进身体和心理的平静与舒适。

进行渐进性肌肉松弛时，患者可以选择一个舒适的姿势，可以是坐着或躺着。开始时，患者应该专注于呼吸，让自己进入放松的状态。然后，从头部开始，逐渐将注意力集中在不同的肌肉群上。

患者可以闭上眼睛，放松额头、眉毛、眼睛周围的肌肉。然后，缓慢地将注意力转移到颈部和肩膀。尽量松弛肩膀，让它们下沉并远离耳朵。

接下来，依次进行背部、腹部、臀部、腿部和脚部的肌肉群放松。可以想象自己的身体逐渐变得轻松和沉重，肌肉逐渐松弛。每当集中于某个肌肉群时，可以先紧张它们几秒钟，然后缓慢地松弛它们，并注意感受松弛的感觉。

在进行渐进性肌肉松弛时，重要的是与自己的身体保持联系，并专注于感受每个肌肉松弛的过程。可以想象自己的肌肉变得柔软、轻盈和无拘束，将紧张和压力释放出来。渐进性肌肉松弛的好处在于它可以帮助患者放松紧张的肌肉，减轻肌肉疼痛和不适感。

3.冥想

冥想是一种通过专注和深入思考来达到身心平静的技巧。它可以帮助患者放松身心，减少疼痛感和焦虑，提高内心的平静和集中力。

进行冥想时，患者可以选择一个安静、舒适的环境，坐下来或躺下来，闭上眼睛。开始时，可以通过调整呼吸来进入冥想状态。患者可以专注于自己的呼吸，感受气息进入和离开身体的过程。

在冥想过程中，可以选择专注于特定的感觉、形象或声音，以帮助稳定思绪。例如，可以将注意力放在身体不同部位的感觉上，如手指的触感、脚底的接触等。也可以想象自己置身于一个平静的场景中，如沙滩、森林或花园，感受自然的美好。

冥想的好处在于它可以帮助患者放松身心，减少疼痛感和焦虑。通过专注和深入思考，冥想可以改变大脑活动模式，促使人们进入一种更加平静、集中和放松的状态。

除了以上提到的技巧，还有其他放松技巧，如音乐疗法、艺术治疗、自我暗示等。护士可以根据患者的喜好和实际情况，教授适合的放松技巧。

在教授放松技巧时，护士需要了解患者的个人喜好和需求，选择合适的放松技巧；在指导过程中，用温和、鼓励的语言引导患者放松，并帮助他们集中注意力；建议患者每天练习放松技巧，以获得持续的效果；对于无法自行实施放松技巧的患者，可以考虑配合音乐疗法、艺术治疗等辅助方法。

（四）替代疗法

替代疗法是指一些非传统的疼痛管理方法，如针灸、理疗等。在术后恢复和疼痛管理中，护士可能会向患者介绍这些替代疗法，并协助安排专业的治疗。以下是常见的替代疗法。

1.针灸

针灸是一种古老而独特的治疗方法，起源于中国传统医学。它通过在人体的特定穴位上插入细针来调节和平衡身体的能量流动，以达到促进健康和治疗疾病的目的。

针灸理论认为，人体内部存在着经络系统，这些经络贯穿全身，连接着各个器官和组织。经络中的气血（生命能量）在身体内部流动，维持着人体的正常功能。当气血流动受阻或不平衡时，就会引发各种疾病和不适。

针灸的主要作用是通过刺激特定的穴位来调整和平衡气血的流动。针灸师会根据病情和个体差异，在选取穴位和施针技法上进行个性化的治疗。针灸使用的针具细小而柔软，通常不会引起明显的疼痛或不适感。

科学研究表明，针灸可以对人体产生多种生理和生化反应。针刺穴位可以刺激神经末梢，通过神经途径传递信号，影响中枢神经系统的调节功能。针灸还可以促进血液循环，增加局部组织的氧气和营养供应，加速新陈代谢和废物排泄。针灸还能够调节内分泌系统，促进体内荷尔蒙的平衡。

针灸在临床上被广泛运用于治疗各种疾病和症状，包括慢性疼痛、消化系统问题、呼吸系统疾病、神经系统障碍等。它被认为是一种安全有效的治疗方法，在许多国家得到了广泛应用和推广。

然而，需要注意的是，针灸并非适用于所有人和所有疾病。在接受针灸治疗之前，患者应该进行详细的评估和咨询，并由专业的针灸师进行操作。针灸作为一种辅助疗法，通常与其他医学手段结合使用效果更佳。

2.理疗

理疗是一种利用物理手段来改善身体功能和减轻疼痛的疗法。它广泛应用于康复医学领域，可以帮助人们恢复运动能力、缓解疼痛和促进康复。

常见的理疗方法包括电疗、热疗、超声波疗法等。其中，电疗是通过向人体施加电流来产生治疗效果的一种方法。通过电刺激，可以刺激神经末梢，改变神经传导，从而达到缓解疼痛、促进肌肉收缩和松弛的效果。电疗还可以促进血液循环，增加营养供应和废物排除，促进组织修复和康复。

热疗是利用热量的温热作用来治疗疾病的方法。通过局部或全身加热，可以扩张血管，增加血流量，促进新陈代谢，加速废物排泄和组织修复。热疗还可以缓解肌肉紧张、放松筋膜，减轻炎症和疼痛。

超声波疗法利用超声波的机械振动作用来治疗疾病。超声波可以穿透皮肤，直达深层组织，产生热量和机械效应，促进血液循环和细胞代谢。它可以缓解疼痛、减少炎症、松弛肌肉和软组织，并促进伤口愈合和组织修复。

除了上述常见的理疗方法，还有许多其他物理治疗技术，如冷疗、运动疗法、按摩疗法等。每种理疗方法都有其特定的治疗机制和适应证，需要根据个体情况和医生的建议进行选择和使用。

理疗在康复医学中扮演着重要的角色，它可以帮助人们恢复运动能力，缓解疼痛，改善身体功能。然而，理疗并非适用于所有人和所有疾病，特别是在某些情况下，如急性损伤、感染、出血等，可能不适合进行理疗。因此，在接受理疗之前，患者应该进行评估和咨询，并在专业医生的指导下进行治疗。

3.草药治疗

草药治疗是一种利用天然植物的草药来缓解疼痛和促进康复的方法。在许多文化中，草药被广泛应用于传统医学中，因其天然、温和且具有潜在疗效而备受关注。

草药可以通过多种途径使用，包括口服、外用、蒸汽吸入等。口服草药常以汤剂、胶囊或丸剂形式服用，其中包含了植物中的有效成分。这些成分可以对身体产生生理和药理效应，从而达到治疗疾病和促进康复的目的。

草药治疗的优势在于它们通常是天然的，并且许多草药已经在传统医学中得到了长期的使用和验证。不同的草药具有不同的功效，例如有些草药具有抗炎作用，可以缓解疼痛和减轻炎症；有些草药具有镇静和安抚作用，可以缓解焦虑和改善睡眠；还有一些草药具有抗菌和抗氧化作用，可以增强免疫系统和保护身体免受自由基的损害。

但在应用草药治疗时需要谨慎。不同的人对草药可能存在过敏反应，因此在使用草药之前，应该了解患者是否对特定草药或其成分过敏。草药之间也可能存在相互作用，尤其是与某些药物的相互作用，可能会影响药效或产生不良反应。因此，在使用草药治疗时，最好咨询专业的中医师或草药师，并告知他们您目前正在使用的任何药物。

在推荐替代疗法时，护士需要注意提供专业的信息和指导，帮助患者了解替代疗法的原理和效果；协助安排专业的治疗，并与医疗团队紧密合作，确保安全和有效的治疗效果；注意替代疗法的限制和禁忌证，如有不适或疑问应及时咨询医生或相关专业人士。

虽然替代疗法在一些患者中可能具有一定的效果，但并不适用于所有患者。因此，在推荐和使用替代疗法时，护士需要综合考虑患者的具体情况和医疗需求，并与医疗团队进行沟通和协商。替代疗法应作为辅助治疗而非替代传统医学治疗的主要手段。

第六节　伤口护理和感染预防

伤口护理和感染预防是护士在日常工作中非常重要的任务之一。正确的伤口护理可以有效预防感染，促进伤口愈合，减少并发症的风险。下面将详细介绍伤口护理的步骤以及感染预防的措施。

一、伤口护理的步骤

（一）洗手

洗手是在处理任何伤口之前必须进行的重要步骤之一。它是为了保证手部的卫生和减少病菌传播，从而降低感染的风险。护士在进行洗手时应该采取以下步骤。

1.打开水龙头并调节温度

将水龙头打开并调整到适宜的温度，通常应选择温水而不是冷水或热水。过热的水可能会引起灼伤，而冷水可能会使肥皂不易溶解。

2.湿润双手

将双手放在水流下，确保双手的所有部分都能被湿润。这样有助于肥皂起泡和更好地清洁双手。

3.使用适量的肥皂

取适量的肥皂（通常只需一块硬币大小）放在手掌中。肥皂可以杀死细菌并去除污垢，确保双手干净。

4.揉搓双手

将双手合十，用一只手的掌心搓揉另一只手的背部，然后交换手的位置。接着，将手指交叉插入，并彼此搓揉。然后，将双手合十，用掌心搓揉另一只的手腕，并用拇指搓揉手掌。

5.揉搓手指

将一只手的四个手指（不包括大拇指）握住，用另一只手的掌心搓揉手指，再交换手的位置。然后，用一只手的拇指和食指搓揉另一只手的指尖，并重复此过程。

6.冲洗干净

将双手放在水流下，确保将所有的肥皂冲洗干净。彻底冲洗每个手指和手腕，以确保没有肥皂残留。

7.擦干双手

使用干净的纸巾或空气吹干双手。如果使用纸巾，请从干燥的区域开始，向潮湿的区域移动，以避免重新污染双手。

洗手的时间应该持续至少 20 秒，这样才能充分清洁双手。护士在处理任何伤口之前都应该进行充分的手部卫生。如果护士在处理多个患者或不同的伤口时，应在每次转移之前进行洗手，以避免病菌的交叉感染。

洗手是保持卫生和防止感染传播的基本措施之一。通过正确而彻底地洗手，护士可以减少病原体的传播，并确保为患者提供安全的护理环境。因此，护士们必须始终遵循正确的洗手步骤，以确保高质量的卫生标准。

（二）停止出血

对于出血较多的伤口，需要立即采取措施停止出血。以下是一些常见的方法。

1.压迫法

使用干净的纱布或压迫物轻轻但坚定地按压伤口。可以用手直接按住或使用纱布包裹住伤口，然后用手或绷带固定。保持持续而均匀的压力，直到出血停止。压迫的目的是通过增加局部压力来促使血液凝结和血管收缩，从而停止出血。

2.抬高患肢

如果伤口位于手臂或腿部，可以抬高患肢，将其抬高至心脏水平以上。这样做可以帮助减少血液流向伤口的压力，减缓出血速度。

3.冷敷

可以使用冰袋或冷湿毛巾等冷敷物轻轻敷在伤口上。冷敷有助于收缩血管，减慢血液流动，并减轻疼痛和肿胀。但要注意不要将冷敷物直接放在伤口上，以免导致组织损伤。

4.使用止血剂

对于较严重的出血，可以考虑使用止血剂。止血剂可以促使血液凝结，从而快速止血。常见的止血剂包括止血粉、止血棉和止血喷雾等。在使用止血剂之前，请确保按照产品说明进行正确使用。

（三）清洁伤口

清洁伤口是伤口护理中的重要步骤之一。以下是清洁伤口的常见方法。

1.准备清洁液

可以使用温盐水或生理盐水来清洗伤口。将适量的盐溶解在温水中，确保盐的浓度为0.9%。如果没有盐溶液或生理盐水，也可以使用开水冷却后的纯净水进行清洗。

2.清洁伤口

用清洁液轻轻清洗伤口。可以使用无菌纱布蘸取清洁液，然后轻轻擦拭伤口。避免过度摩擦，以免刺激伤口并延缓愈合。清洁时，应从伤口的中心向外部边缘擦拭，以确保彻底清除污垢和细菌。

3.去除异物

如果伤口中有可见的异物（如砂粒、玻璃碎片等），可以使用无菌镊子轻轻取出。在去除异物之前，应确保自己的手和工具已经消毒或清洁。

4.冲洗干净

在清洁伤口后，用清洁液彻底冲洗伤口。确保清洗液充分覆盖到伤口的每个部分，以确保将残留的污垢和细菌冲洗干净。

5.处理废弃物

将用过的纱布和其他废弃物放入合适的容器中，并根据医疗废物处理规定进行处理。

（四）使用药物和消毒液

在处理伤口时，根据医嘱或专业人员的建议，可以使用一些药物和消毒液来预防感染并促进伤口的愈合。

1.抗生素软膏

抗生素软膏含有抗菌成分，可以直接应用于伤口表面。在使用之前，先将双手洗净，并戴上无菌手套。然后，用干净的纱布或棉签取适量的软膏，轻轻涂抹在伤口上。确保覆盖整个伤口，并避免用力擦拭或摩擦伤口。

2.消毒液

消毒液可以杀灭细菌和病原体，预防伤口感染。最常用的消毒液是碘酒或酒精。用干净的纱布或棉球蘸取适量的消毒液，在伤口周围轻轻擦拭。注意不要直接将消毒液倒在伤口上，以免引起疼痛或刺激。

3.抗菌药物

根据医嘱，可以使用口服或外用的抗菌药物来防止伤口感染。口服药物需要按照医生的建议正确使用，并注意剂量和时间。外用药物（如药膏或喷雾）应根据说明书上的指导进行正确涂抹或喷洒。

（五）固定伤口

适当地固定伤口可以帮助伤口愈合，减少疼痛和感染的风险，并促进创面的恢复。常用的固定材料包括胶布和绷带等。

固定伤口的目的是保持伤口的稳定性，避免因摩擦或外界污染而导致进一步损伤。

1.遮盖伤口

将无菌敷料或纱布垫放在伤口上，覆盖住整个创面。这可以帮助防止细菌侵入伤口并提供额外的保护层。

2.使用固定材料

选择合适的固定材料，如胶布或绷带。确保固定材料宽度适中，不会过紧或过松。开始时，从伤口附近的一侧固定，将固定材料轻轻地贴在皮肤上，然后逐渐将其覆盖到伤口周围。要确保固定材料紧密但不会阻碍血液循环。

3.注意固定位置

固定材料应该覆盖整个伤口，并延伸到周围健康的皮肤上。这样可以提供足够的支撑和稳定性，避免伤口移动或扭曲。如果伤口较大或需要更多的支持，可以使用多层固定材料进行固定。

固定伤口后，应避免强力碰撞或拉扯固定区域，以防止伤口脱落或固定材料松动。同时，保持伤口周围的清洁和干燥也是十分重要的。

（六）定期更换敷料

定期更换敷料是伤口管理中的重要环节，可以帮助保持伤口的清洁和干燥，并及时观察伤口的愈合情况。

1.注意伤口状态

在更换敷料时，护士需要仔细观察伤口的愈合情况和任何异常体征。如伤口边缘是否红肿、渗液是否增多、有无异味等。如果发现伤口出现任何异常变化，应及时记录并向医生报告。

2.轻柔操作

更换敷料时要轻柔小心，避免对伤口造成进一步损害。将旧的敷料轻轻撕开，避免用力拉扯，以免引起疼痛或出血。然后将新的敷料放置在干净的伤口上，并用适当的方法固定好。

3.交叉感染预防

在更换敷料时，护士需要注意交叉感染的预防。使用无菌手套进行操作，避免直接接触伤口和敷料。同时，在处理废弃物和工具时，要按规范进行处置，确保环境的清洁和无菌性。

4.记录观察结果

更换敷料后，护士应及时记录伤口的情况和更换的敷料类型、时间等信息。这有助于了解伤口的恢复进程，并为后续的治疗提供参考。

需要强调的是，定期更换敷料是根据伤口的情况和医嘱而定的，并不适用于所有伤口。有些伤口可能需要持续的覆盖和保护，避免频繁更换敷料。因此，在操作之前，护士应与医生进行沟通并了解伤口处理的具体要求。

（七）遵循医嘱

遵循医嘱是进行伤口护理的基本原则之一。医嘱中包含了关于伤口处理的具体指示，包括使用特殊的护理产品、进行伤口灌洗或冲洗等。作为护士，严格按照医嘱执行伤口护理操作非常重要，以下是一些需要注意的方面。

1.仔细阅读医嘱

在开始伤口护理之前，护士应该仔细阅读医嘱，并确保充分理解其中的指示和要求。如果有任何不清楚的地方，应及时向医生进行沟通和确认。

2.使用特殊护理产品

根据医嘱，护士可能需要使用特殊的护理产品来处理伤口。这些产品可能包括抗菌药膏、敷料或特殊的清洁液等。护士应该准确了解如何正确使用这些产品，并遵循医嘱中的指示进行操作。

3.注意用药剂量和频率

如果医嘱中涉及使用药物，护士需要严格按照指示给药，包括剂量和频率。遵循正确的用药规范可以确保药物的有效性和安全性，同时减少潜在的药物副作用。

4.观察并记录

在执行伤口护理时，护士应密切观察伤口的情况，并及时记录相关的信息，如伤口的外观、渗液量、疼痛程度等。这些观察结果可以提供给医生进行评估和决策，并为后续的治疗提供参考。

二、感染预防的措施

感染预防是医疗保健环境中非常重要的一项工作。针对不同的感染途径和传播方式，有许多措施可以采取来预防感染的发生和传播。下面将详细介绍一些常见的感染预防措施。

（一）手卫生

良好的手卫生是预防感染最基本、最有效的措施之一。护士和医务人员应经常洗手，特别是在接触患者前后、进食前后、使用厕所后等情况下。正确的手卫生实践可以有效地减少病原微生物的传播和感染的发生。

手卫生的方法主要包括常规洗手和使用含酒精的手消毒剂。

1.常规洗手

使用肥皂和流水进行常规洗手是最基本的手卫生方法。将双手浸湿于温水下，然后取适量的肥皂涂抹在手心，并揉搓双手，包括手背、指缝、指尖和手腕等部位。要用力揉搓至少 20 秒，确保全面清洁。然后，用流水彻底冲洗双手，确保将肥皂完全冲洗干净。最后，用干净的纸巾或空气吹干双手。

2.使用含酒精的手消毒剂

当不能使用流水和肥皂洗手时，可以使用含酒精的手消毒剂进行手消毒。选择含有60%以上酒精浓度的手消毒剂，因为高浓度的酒精可以有效地杀灭细菌和病毒。将适量的手消毒剂倒在手心，然后揉搓双手，确保涂抹到指尖、指缝、手背和手腕等部位。揉搓至少 20 秒，直到双手干燥。

（二）环境清洁与消毒

保持医疗机构的环境清洁和消毒是防止交叉感染的重要措施。定期清洁和消毒医疗设备、器械、床铺、地面等表面，并确保使用符合规范的消毒剂和方法。

为了确保医疗机构的环境清洁，需要进行定期的清洁工作。这包括对医疗设备、器械、床铺和地面等表面进行彻底清洁。清洁可以去除污垢、尘埃和其他杂质，减少病原微生物的滋生和传播。清洁过程中，应选择适当的清洁剂和工具，根据不同的表面材质和污染程度进行清洁。同时，应采取正确的清洁方法，如刷洗、擦拭和冲洗，确保彻底清洁每个角落。

除了定期清洁，消毒也是非常重要的一步。消毒是指使用化学物质或物理方法杀灭病原微生物，以减少或消除感染风险。在医疗机构中，消毒必须严格按照规范进行，以确保有效杀灭病原微生物。选择适当的消毒剂对于不同类型的表面和设备至关重要。消毒剂应具有广谱杀菌能力，并且符合相关标准和规定。消毒剂的使用方法和浓度也需要正确掌握，以确保消毒效果。

医疗机构的环境清洁和消毒还需要注意以下几点。首先，要确保医务人员受过相关培训，并具备正确的清洁和消毒知识和技能。其次，要建立健全的清洁消毒管理制度，明确责任分工和操作流程。同时，要加强监督和检查，及时发现和纠正问题，确保清洁消毒工作的质量和效果。医疗机构还应定期对清洁消毒工作进行评估和改进，不断提升环境清洁水平。

（三）使用个人防护装备

在处理可能存在感染风险的情况下，如接触体液、分泌物或患者的血液时，护士应佩戴适当的个人防护装备，如手套、口罩、护目镜和防护服等。这些装备可以提供额外的保护，减少感染的风险。

1.手套

手套是个人防护装备中最常见的一种。它能有效地隔离护士与患者之间的直接接触，防止病原微生物通过皮肤进入身体。选择合适的手套材质和尺寸非常重要，通常使用无菌乳胶手套或替代品。

在佩戴手套之前，护士应确保双手干燥和清洁。这意味着在佩戴手套之前，护士需要彻底洗手，并用干净的纸巾或空气吹干双手。这样可以避免潮湿的环境对手套的影响，提高手套的效果。

正确佩戴手套也非常重要。护士应选择合适尺寸的手套，确保手套紧密贴合手部，不会滑脱或过紧。佩戴手套时，护士应注意避免手套表面与其他物体接触，以防止污染和传播病原微生物。手套应完全覆盖手部和腕部，并且在完成操作后及时摘除。

护士还应了解手套的适用范围和使用注意事项。手套主要用于接触体液、黏膜、血液等可能污染的物质时，以及进行无菌操作时。然而，手套并不能取代正确的手卫生实践。在佩戴手套之前和摘除手套之后，护士仍需遵循正确的洗手程序。

2.口罩

口罩在个人防护中起着至关重要的作用。它可以有效阻止呼吸道分泌物和飞沫进入护士的口腔和鼻腔,从而降低呼吸道感染的风险。目前常见的口罩类型有医用口罩和N95口罩，根据具体情况选择适合的口罩。

医用口罩主要用于一般医疗环境，可以过滤大颗粒物和液滴，起到基本的防护作用。而N95口罩则是一种高级防护口罩，可以过滤空气中的细小颗粒物，如病毒和细菌。对于接触到可能携带传染性病原体的患者时，护士应该优先选择佩戴N95口罩，以提供更高级的保护。

在佩戴口罩时，口罩应覆盖口鼻，并尽量贴合面部，避免留有缝隙。只有这样才能最大限度地阻挡外界颗粒物和飞沫的进入；佩戴口罩后，应尽量避免触摸口罩的外表面。如果需要调整口罩位置或者摘除口罩，应先洗手，使用正确的方式进行操作；口罩使用一段时间后会湿润，一般来说，医用口罩每天使用8小时左右就应该更换一次，而N95口罩则需要根据具体情况和厂家指示进行更换；使用过的口罩需要妥善处理，避免交叉感染。可以将口罩放入密封袋中，或按照相关规定进行处置。

3.护目镜

护目镜是个人防护装备中的重要组成部分。它能够有效地保护眼睛免受飞沫、分泌物等污染物的侵袭，对于预防眼部感染和损伤非常关键。

在选择护目镜时，我们应该选择透明度高、无反光的护目镜，可以确保视野清晰，并且不会因为反光而干扰视觉。

确保所选护目镜完整无损，并且表面没有明显的划痕或磨损。护目镜应经常进行清洁和消毒，以保持其卫生状态。

还要调整好护目镜的松紧度，使其舒适贴合脸部，既能够保护眼睛，又不会给佩戴者带来不适感。

护目镜在特定场景中使用尤为重要，比如医疗工作、实验室操作、建筑施工等。在这些场景下，存在着飞溅液体、粉尘、化学物质等潜在的眼部危险。佩戴护目镜可以有效地防止这些危险物质对眼睛的伤害，保障工作人员的安全。

4.防护服

防护服也是必备的个人防护装备之一。防护服能够全面覆盖身体，保护护士免受污染物的接触。通常使用无菌一次性防护服，确保防护服的完整性和合适的尺寸。在穿脱防护服时，应按照正确的顺序和方法进行，避免污染其他物体或自身。

在使用个人防护装备时，护士还应注意遵循正确的佩戴和脱除顺序，避免污染自身或他人；要注意个人卫生，如勤洗手、定期更换装备等；要及时清洁和消毒装备，确保其持续有效；护士还应接受相关培训，了解个人防护装备的正确使用方法和注意事项。

（四）隔离措施

对于患有传染性疾病或具有高传染性的患者，采取隔离措施是必要的。常见的隔离措施包括标准预防措施、滴液传播预防措施、空气传播预防措施和接触传播预防措施等。根据具体情况，选择适当的隔离方式，以减少感染传播的风险。

1.标准预防措施

标准预防措施适用于所有患者，无论其是否已知感染。这些措施包括手卫生、正确使用个人防护装备、安全注射和安全操作等。通过正确实施标准预防措施，可以有效降低交叉感染的风险，并保护医务人员和其他患者的安全。

2.滴液传播预防措施

针对滴液传播的疾病，如流感和风疹等，应采取滴液传播预防措施。这包括将患者单独隔离在单人房间中，或与其他患者保持一定距离，通常为1～2m。同时，医务人员需要佩戴口罩以防止飞沫传播，并严格遵守手卫生和个人防护装备的使用。

3.空气传播预防措施

针对空气传播的疾病，如结核病和麻疹等，应采取空气传播预防措施。包括将患者隔离在负压隔离病房中，通过负压系统控制空气流动，以防止病原微生物扩散到其他区域。医务人员需要佩戴特殊的呼吸防护装备，如N95口罩或呼吸机面罩，以保护自身免受空气传播病原体的侵袭。

4.接触传播预防措施

针对接触传播的疾病，如肠道感染和多重耐药菌感染等，应采取接触传播预防措施。这包括将患者隔离在单人房间中，并采取额外的手卫生措施，如佩戴手套和穿戴防护服等。同时，医务人员需要遵循严格的清洁和消毒程序，以防止病原微生物通过接触传播。

除了以上几种常见的隔离措施，还有其他特殊的隔离方式，如中性隔离、重症监护隔离和绝对隔离等。根据不同的疾病和传播途径，医务人员应结合具体情况选择适当的隔离措施，并严格执行相关的操作程序。

（五）安全注射实践

在进行注射或穿刺操作时，护士应遵循安全注射实践的原则。这些原则包括使用一次性注射器和针头，不共用针头，正确处理和处置废弃的注射器和针头等措施。通过严格执行这些措施，可以有效地预防血液传播的感染。

1.使用一次性注射器和针头

使用一次性注射器和针头是安全注射实践的基本要求之一。一次性注射器和针头的设计旨在确保每位患者在接受注射治疗时都能得到干净、无菌的器具，从而避免交叉感染的风险。

一次性注射器和针头通常具有独立的包装，确保其在生产过程中得到严格的无菌处理。这种包装有助于防止外界污染物进入器具内部，保持其无菌状态。同时，一次性注射器和针头还具有防止二次使用的特点，使用后应当立即丢弃，避免再次接触和使用。

使用一次性注射器和针头的好处不仅在于保护患者免受交叉感染的威胁，还可以降低医务人员感染的风险。因为一次性注射器和针头不需要清洗和消毒，减少了医务人员接触可能存在细菌或病毒的污染物的机会，提高了工作环境的安全性。

一次性注射器和针头的使用还可以简化注射程序，提高注射操作的效率。医务人员不需要花费时间和精力进行清洗、消毒和包装，可以更专注于患者的治疗和护理工作，提高工作效率。

2.不共用针头

不共用针头是为了最大限度地减少交叉感染的风险，保护患者的安全。共用针头可能导致病原体的传播，增加感染的风险。

在医疗实践中，护士在为每位患者注射药物或采集样本时，应始终使用新的、未使用过的针头。这是因为共用针头会带来一系列潜在的风险和问题。共用针头可能存在残留血液或其他体液，其中携带着各种病原体。如果下一个患者使用同一根针头，就会面临感染的风险。共用针头也可能导致交叉污染，即从一个患者的体液中传播到另一个患者的体液中，进而导致感染传播。

因此，不共用针头成了临床实践的基本要求之一。护士应当确保每次使用的针头都是新的、未使用过的，以确保其无菌状态。这意味着在每次注射或采集样本前，需要打开新的针头包装，并立即使用。使用后的针头应当立即弃置于专用的废针筒中，并进行安全处置。

不共用针头的做法有助于保护患者免受交叉感染的威胁。它能够减少病原体传播的风险，提高医疗操作的安全性。同时，对于医务人员而言，遵循不共用针头的原则也可以降低自身感染的风险，保护其健康和工作安全。

3.正确处置废弃的注射器和针头

护士在正确处置废弃的注射器和针头时应遵循以下步骤和原则，以确保其安全处置并减少对环境的污染。

（1）使用专门设计的废弃容器。

护士应该将已使用过的注射器和针头放入专门设计的废弃容器中。这些容器通常具有防穿刺功能，可以有效地防止他人接触到已使用的针头，并避免意外刺伤。

（2）正确封闭废弃容器。

当废弃容器达到一定容量或使用完毕时，护士应正确封闭容器，以防止废弃物泄漏或外界物质进入容器内部。通常，废弃容器会提供密封盖或其他密封措施，确保废弃物的安全封存。

（3）遵循相关规章制度和标准。

护士在处理废弃物时应遵循医疗机构或相关卫生管理部门制定的规章制度和标准。这些规定可能包括废弃物分类、贮存时间和处置方法等方面的要求。护士需要了解和遵守这些规定，确保废弃物的正确处理和处置。

（4）防止交叉污染。

在处理废弃物时，护士应采取适当的防护措施，以防止交叉污染的发生。这包括佩戴手套、口罩等个人防护装备，并避免直接接触废弃物。护士还应注意洗手和消毒的要求，确保自身和他人的安全。

（5）选择合适的处置方法。

根据医疗机构或相关卫生管理部门的规定，护士应选择合适的废弃物处置方法。常见的方法包括焚烧、高温蒸汽灭菌、化学处理等。这些方法可以有效地处理废弃物，并减少对环境的污染。

通过遵循这些安全注射实践的原则，护士可以有效地预防血液传播的感染。这种感染通常与注射操作中的交叉感染有关，可能导致严重的健康问题。因此，护士在进行注射或穿刺操作时必须始终注意并执行这些措施，保障患者的安全和健康。

（六）教育和宣传

护士在感染预防中扮演着重要的角色，可以通过教育和宣传来提高患者和公众的感染意识。护士可以向患者和家属提供关于手卫生、咳嗽礼仪、合理用药和预防措施的信息，并指导他们正确地执行这些措施。

护士可以向患者和家属提供关于手卫生的教育。手是最常见的病原体传播途径之一，正确的手卫生是预防感染的关键。护士可以向患者和家属示范正确洗手的方法，包括使用肥皂和流水彻底洗手的步骤和时间。护士还可以告知患者和家属在无法使用肥皂和水的情况下，可以使用洗手液或含酒精的免洗手消毒剂进行手部卫生。

护士可以向患者和家属宣传咳嗽礼仪。呼吸道疾病如感冒和流感等常通过飞沫传播。护士可以向患者和家属解释正确的咳嗽和打喷嚏的方式，如用纸巾或手肘遮挡口鼻，以减少飞沫的传播。同时，护士还可以提醒患者和家属避免与呼吸道疾病患者近距离接触，并及时就医。

护士还可以向患者和家属宣传合理用药的重要性。滥用和不正确使用抗生素等药物可能导致细菌耐药性的发展，增加感染治疗的难度。护士可以向患者和家属解释抗生素的作用、适应证、剂量和疗程等，并强调只在医生指导下使用抗生素。护士还可以向患者和家属强调按时服药、不随意中断治疗的重要性，以确保药物的疗效。

第七节　患者安全和危险因素管理

护理是一项关注患者身体和心理健康的专业工作，其中，患者安全和危险因素管理是护理工作中非常重要的一部分。

一、患者安全和危险因素管理的概念

患者安全和危险因素管理是医疗护理工作中非常重要的概念。患者安全是指在医疗过程中，保护患者免受任何避免可预测的伤害或不良事件的状态。而危险因素管理则是通过识别、评估和控制可能导致患者受伤或发生意外的因素，以减少患者风险和提高医疗质量。

患者安全是整个医疗护理工作的核心目标之一。它涉及多个方面，包括但不限于医疗技术安全、药物安全、感染控制、环境安全等。保障患者安全需要全体医护人员的共同努力，从医院管理层到一线护士，每个人都有责任为患者提供安全的医疗环境和服务。

危险因素管理是实现患者安全的重要手段之一。它的目的是通过系统地识别和控制危险因素，减少患者遭受伤害的风险。危险因素可以包括各种潜在的危险，如医疗错误、药物不良反应、感染传播等。通过危险因素管理，护理人员可以提前预防和干预，从而避免患者受到损害。

二、患者安全和危险因素管理的重要性

（一）防止医疗事故

为了防止医疗事故的发生，保障患者的安全，我们需要进行有效的危险因素管理和提升医疗护理的质量和安全性。

医疗机构应制定标准化的操作规程和流程，并严格执行。医护人员应接受相关培训，熟悉操作规程，并时刻注意危险因素的存在。建立完善的危险因素识别和评估机制也是必要的。通过科学的方法和工具，及时发现和评估可能存在的危险因素，并采取相应措施加以控制。

加强医疗护理质量和安全性。医疗机构应加强对医护人员的培训和教育，提高他们的专业水平和技能。医护人员应严格遵守职业道德和职业规范，保证在医疗过程中的操作准确无误，避免疏忽和纰漏。同时，医疗机构应建立科学合理的质量控制体系，包括监督检查、评估和反馈机制，及时发现和纠正问题，确保医疗护理的质量和安全性。

医疗机构应加强与患者之间的沟通和交流。医护人员应尊重患者的权益和意见，给予充分的关注和参与。同时，积极倡导患者安全意识和参与，鼓励他们主动了解和配合医疗过程，并提供必要的信息和指导，帮助患者正确使用医疗资源，减少医疗风险。

（二）保障患者权益

为保障患者的权益，需要采取一系列有效的管理措施，确保患者的合法权益不受侵害，同时避免医疗纠纷的发生。

建立健全的法律法规体系是保障患者权益的基础。法律对医疗机构和医务人员的行为有明确的规定，通过完善相关法律法规，可以提供依据和保障，确保患者合法权益不受侵害。还应加强相关法律法规的宣传和教育，提高患者对自身权益的认识和保护意识。

构建健全的管理制度和流程是确保患者权益的重要手段。医疗机构应该建立完善的管理制度，明确各项工作的责任和流程，并制定相应的标准和规范。例如，建立健全的患者隐私保护制度，保护患者的个人隐私不被泄露；建立医疗事故报告和处理制度，及时处理医疗事故并给予合理赔偿；建立医患沟通和投诉处理机制，及时解决患者的问题和疑虑。

加强医务人员的素质培养也是保障患者权益的重要环节。医务人员应具备专业技能和良好的职业道德，注重医德医风的培养。通过加强医学伦理和职业道德教育，提高医务人员的责任意识和服务意识，促使其更加关注患者权益，在医疗过程中尊重患者的知情权、选择权和隐私权。

（三）提高患者满意度

患者安全和危险因素管理在医疗服务中不仅能够保障患者的身体安全，还能够提高患者的满意度，并增强他们对医院和医护人员的信任感。

患者安全管理可以减少医疗事故和不良事件的发生。通过建立一套完善的安全管理机制，包括严格遵守操作规程、加强医护人员培训和持续质量改进等措施，可有效减少医疗事故的风险。当患者感受到自己的身体安全得到了充分保障，他们会更加信任医院和医护人员，从而提高满意度。

患者安全管理可提高医疗服务的质量和效率。通过有效的安全措施，如严格执行洗手程序、正确使用医疗器械和药品等，可以降低医疗感染的发生率，提高手术成功率，减少住院时间等。这不仅可以提升医疗服务的质量，还能够节约患者的时间和费用，增强患者对医院的满意度。

危险因素管理有助于预防潜在风险和护理错误。通过建立完善的风险评估和管理体系，在护理过程中及时发现和处理存在的潜在风险，以防止意外事件的发生。例如，对于需要长时间卧床的患者，及时翻身、皮肤护理等措施可以预防压疮的发生；对于患有多种疾病的患者，合理规划药物使用，避免药物相互作用和不良反应的发生等。通过预防潜在风险和护理错误，可以提高医疗质量。

患者安全和危险因素管理还能够促进医患沟通和共享决策。通过提供患者安全教育和知情同意，在医疗过程中引导患者参与决策，可以增强患者对自身治疗的信心。医院和医护人员积极与患者进行沟通和交流，及时解答疑问，听取意见和建议，能够增进医患之间的信任和理解，从而提高患者对医院和医护人员的满意度。

（四）降低医疗成本

降低医疗成本一直是社会关注的焦点之一。通过预防意外伤害和并发症的发生，可以有效减少患者的住院时间和再入院率，从而降低整体医疗成本。

预防意外伤害是降低医疗成本的重要手段。世界卫生组织数据显示，大部分医疗费用花费在治疗意外伤害上。因此，加强公众对安全知识的普及和教育，提高公众的安全意识是降低医疗成本的关键。政府可以通过加强相关政策的制定与实施，提高交通、工地、家庭等领域的安全水平，减少意外伤害的发生。同时，医疗机构也应加强安全风险管理，确保医疗环境的安全，减少意外事故的发生。

预防并发症也能够有效降低医疗成本。并发症是指患病过程中出现的额外并不必然发生的疾病或情况。降低并发症的发生率，可以减少患者的住院时间和再入院率，进而降低医疗支出。在这方面，医疗机构可以加强疾病预防和控制的宣传教育工作，提高患者对于疾病并发症的认识，培养正确治疗的观念。医疗机构还应加强医疗质量管理，严格按照规范操作，减少医疗事故和医疗纠纷的发生。

除了预防意外伤害和并发症，还有其他一些措施可以降低医疗成本。比如，推广使用先进的医疗技术，提高医疗效率，减少不必要的医疗费用。同时，加强家庭医生团队建设，提供全方位的健康服务，能够有效降低就诊次数和费用。医疗保险制度的完善也是降低医疗成本的重要手段之一，通过合理的医疗费用分担机制，减轻患者的负担，推动医疗资源的合理配置。

三、患者安全和危险因素管理的策略

（一）风险评估与管理

在护理过程中，护士需要进行综合评估，确定患者的危险因素，并制定相应的风险管理计划来减少患者受伤的风险。风险评估与管理是护士工作中非常重要的一环，它能够帮助护士及时发现潜在的风险，并采取措施预防和处理可能的危险事件。

护士需要对患者进行综合评估，包括患者的身体状况、疾病情况、心理状态等方面的评估。通过了解患者的基本信息和病情状况，护士可以初步确定患者的危险因素，识别潜在的风险。

护士需要根据患者的危险因素，制定相应的风险管理计划。这包括明确目标、确定措施和制定计划，以便采取适当的措施来减少患者受伤的风险。例如，对于行动不便的患者，护士可以提供辅助器具，保持环境整洁，防止患者摔倒；对于危险性行为的患者，护士可以加强监护，采取必要的限制措施等。

护士需要及时监测患者的病情和身体状况，定期评估风险管理计划的有效性，并根据需要进行调整。护士还需要与其他医护人员和团队成员进行有效的沟通和合作，共同参与风险评估与管理工作，确保患者得到全面的照顾和保护。

在风险管理过程中，护士还应积极记录和报告风险事件，以便进行事后分析和改进。通过对风险事件的追踪和分析，可以识别出潜在的问题，并采取相应的措施预防类似事件的再次发生。

（二）药物安全

护士在使用药物时，应该遵守正确和合理的操作流程，确保患者获得正确剂量的药物，并在适当的时间和途径下给予患者，以预防因药物错误使用而引起的患者伤害。

1.确保正确剂量

护士在给予患者药物时，确保正确剂量是非常重要的。护士必须仔细阅读医嘱。医嘱中包含了医生对患者使用药物的具体指示，例如药物名称、剂量、给药途径等信息。护士应该仔细理解这些指示，并确保不会发生误解或错误的解读。

护士应该使用准确的药物计量工具，例如注射器或药剂泵。这些工具可以帮助护士精确测量和给予患者所需的药物剂量。注射器通常有不同的刻度，护士应选择适当的刻度来确保准确的计量。

护士还应定期接受药物计算和剂量调整的培训。这样可以提高护士计算和评估药物剂量的能力，以及识别可能的错误或风险。培训可以包括药物计算的基本原理、常见的计算方法和注意事项等内容，以确保护士具备正确处理药物剂量的知识和技能。

最后，护士在给予患者药物之前应该进行双重检查，以确保正确的剂量。这意味着护士需要仔细核对医嘱、药物标签和计量工具上的信息，确保它们一致并没有错误。如果有任何疑问或不确定的地方，护士应及时向医生或药师寻求帮助。

2.确保正确途径

护士在给予药物时，必须确保选择正确的给药途径。不同的药物可能有不同的给药途径，例如口服、静脉注射、皮下注射等。护士需要充分了解每种药物的适当给药途径，并在给药前进行适当的检查和验证，以确保患者按照正确的途径接受药物。

护士需要详细了解每种药物的特性和作用机制。不同的药物可能通过不同的途径进入体内才能发挥最佳效果。例如，一些药物需要经过胃肠道吸收后才能达到治疗效果，这时口服是合适的给药途径；而有些药物需要迅速进入血液循环，可以选择静脉注射途径。

护士在给药前应对患者进行全面的评估和检查，包括患者的病情、病史、生理状况等。这些信息对于确定正确的给药途径至关重要。如果患者无法口服或胃肠道功能受限，那么口服给药就不适合，可能需要选择其他途径，如静脉注射或皮下注射。

在给药过程中，护士还需仔细核对药物的标签和说明书，确认药物的适当给药途径。同时，护士应当严格遵守规范操作程序，确保使用正确的给药设备和技术。例如，在进行静脉注射时，护士需要选择合适的静脉通道、使用无菌技术，并掌握正确的注射速度和注射量，以确保药物能够安全有效地被患者吸收和利用。

3.确保正确时间

护士需要遵守医嘱中规定的给药时间，以确保患者按时获得药物。延迟给药可能会影响治疗效果，甚至可能导致并发症或加重病情。护士应当高度重视正确的给药时间，并采取相应措施确保按时给予患者药物。

护士应仔细阅读医嘱，了解每种药物的给药频率和具体的给药时间。医嘱通常会明确规定药物的给药间隔和具体的时间点，例如每日早晨、中午和晚上各一次，或是每6小时一次等。护士需要准确理解这些指示，并在实际操作中严格按照要求执行。

护士需要提前评估工作量和时间分配，合理安排自己的工作流程。在忙碌的工作环境中，护士可能面临多项任务和紧凑的时间表，但给药时间的准确性不能被忽视。护士可以利用提醒工具，如闹钟、电子提醒器等，帮助自己记住给药时间，并保持工作的高效性。

护士需要与患者建立良好的沟通和协作关系。及时告知患者药物的给药时间，并确保患者理解和配合。有些患者可能需要在特定的时间点进食或服药，护士应充分考虑患者的个人需求和生活习惯，尽量协调给药时间与患者的日常生活相适应。

最后，护士应准确记录每次给药的时间。这有助于其他医疗人员了解患者的治疗进程，并进行有效的跟踪和评估。记录应包括给药时间、药物名称、剂量和途径等相关信息。护士可以借助电子病历系统或纸质记录表格来完成这项工作。

药物错误使用可能会对患者的健康造成严重威胁。为了提高药物安全性，护士应该采取以下措施。

1.持续教育培训

护士应参加关于药物安全的培训课程和持续教育项目，了解最新的药物知识和安全操作指南。这可以帮助护士更新和巩固他们的药物知识，提高他们对药物安全的认识和意识。

2.使用辅助工具

护士可以借助各种辅助工具来提高药物管理的准确性和安全性。例如，使用条码扫描技术可以帮助护士验证药物的身份和剂量，减少误用的风险。

3.强调团队合作

药物安全不仅仅是护士的责任，整个医疗团队都应共同努力确保药物的正确使用。护士应积极与医生、药剂师和其他相关人员进行沟通和协商，分享关于药物的信息并解决潜在的问题。

（三）病情监测与干预

病情监测和干预是护士在临床工作中非常重要的一项任务。通过密切关注患者的病情变化，护士能够及时发现异常情况，并采取相应的干预措施，以防止患者病情的恶化，提高治疗效果。

病情监测是指护士对患者的生命体征、症状、疾病进展等进行系统观察和评估的过程。护士需要掌握相关的专业知识和技能，使用合适的仪器和设备，对患者的身体状况进行全面、准确的监测。常见的病情监测包括测量体温、血压、脉搏、呼吸频率等生命体征的变化；观察患者的意识状态、皮肤颜色、呼吸道通畅情况等症状的变化；监测患者的尿液、血液、呼吸道分泌物等生化指标的变化等。通过病情监测，护士可以获取关键的病情信息，为医疗团队制定治疗方案和调整护理计划提供依据。

病情干预是指护士在发现患者病情异常或存在潜在风险时，采取积极措施防止病情进一步恶化的过程。护士需要根据患者的具体情况，合理选择合适的干预措施，包括但不限于以下几个方面。

1.及时报告

护士应当第一时间向医疗团队汇报并寻求帮助，确保医生能够及时了解患者的病情变化，并给予适当的指导和治疗建议。

2.给予基础护理

护士应当加强对患者的基础护理，包括协助患者改变体位，保持呼吸道通畅，保持皮肤整洁和完整，避免压疮、尿路感染等并发症的发生。

3.提供急救处理

护士应熟练掌握心肺复苏、出血控制、气道管理等急救技能，能够在紧急情况下迅速采取措施，挽救患者生命。

4.实施治疗措施

护士应根据医嘱，正确给予药物治疗、氧疗、静脉输液等治疗措施，并监测治疗效果和不良反应。

（四）信息交流与沟通

护士在与医务人员、患者及家属之间建立信息交流和沟通机制方面扮演着至关重要的角色。一个良好的信息交流和沟通机制可以确保患者的需求得到及时有效的满足。

在与医务人员的交流和沟通中，护士应确保传递准确和完整的患者信息。护士需要向医生和其他医务人员提供关于患者病情的详细报告，包括病史、体征、实验室检查结果等。护士还应及时向医生汇报患者的病情变化和治疗效果，并参与讨论制定治疗计划和护理方案。

在与患者及家属的交流和沟通中，护士应注重个性化和尊重患者的隐私。护士应该倾听患者的关注和问题，并用简单明了的语言回答并解释相关的医学术语。同时，护士应根据患者的文化背景和差异，灵活调整沟通方式，以建立良好的信任关系。

为了有效地与患者交流和沟通，护士还应具备一定的沟通技巧。例如，护士应使用非语言表达，如面部表情、姿势和触摸，来传递关怀和安慰。护士还应倾听患者的意见和建议，及时解决患者的问题和需求，并向患者提供有关健康教育和自我护理的指导。

除了以上的交流和沟通，护士还应积极参与团队合作。一个良好的团队合作环境可以促进信息的共享和交流。护士应与其他护理人员、医生和其他相关人员密切合作，及时沟通患者的情况和护理计划的执行情况。通过团队间的相互沟通和协作，可以更好地满足患者的需求并提高护理质量。

参考文献

[1]扈俊杰.医院医疗设备管理措施分析[J].中国设备工程,2023(20):42-44.

[2]陈帅.实现数字化医疗保险档案管理的必要性分析[J].兰台内外,2023(29):22-24.

[3]钟昇.医院医疗设备维修管理问题和解决措施研究[J].中国设备工程,2023,(19):63-65.

[4]林航,吴冬梅,程文凰,等.加强医院投诉管理改善医疗服务的实践[J].中医药管理杂志,2023,31(18):177-179.DOI:10.16690/j.cnki.1007-9203.2023.18.055.

[5]阙赵锋.医疗影像设备管理及质量控制探讨[J].中国医疗器械信息,2023,29(18):150-152.DOI:10.15971/j.cnki.cmdi.2023.18.026.

[6]白波,王韬.医疗设备网络安全管理模式的改进研究[J].中国数字医学,2023,18(9):1-5.

[7]宋文萍.伤口换药护理对伤口愈合的影响[J].婚育与健康,2023,29(16):163-165.

[8]刘改.胸外科患者术后医院感染的危险因素及防范措施分析[J].河南外科学杂志,2023,29(04):102-103.DOI:10.16193/j.cnki.hnwk.2023.04.018.

[9]陈娅,李红霞.术前准备在手术室护理工作中的应用[J].人人健康,2023,(19):95.

[10]李春雨.手术伤口感染原因及优质护理措施[J].中国城乡企业卫生,2023,38(03):207-209.DOI:10.16286/j.1003-5052.2023.03.079.

[11]耿立文.科学预防乳房疾病[J].健康生活,2023(1):30-31.

[12]朱凤琴,李原森,王雅洁,等.胸外科手术患者术后恶心呕吐的麻醉危险因素分析[J].浙江创伤外科,2022,27(6):1200-1201.

[13]李汶谦,李晓霞.胸外科手术术后镇痛研究进展[J].现代医药卫生,2022,38(17):2968-2973,2978.

[14]贺轲渝,王惟,程鹏,等.全身麻醉术后肺部并发症发生的影响因素分析[J].实用医院临床杂志,2022,19(5):62-65.

[15]周雨薇.胸外科胸腔镜下纵隔肿物切除的围手术期护理[J].继续医学教育,2022,36(7):137-140.

[16]张智明.腹腔镜辅助微创肝胆外科手术对患者免疫系统的影响[J].中国实用医药,2022,17(09):37-40.DOI:10.14163/j.cnki.11-5547/r.2022.09.013.

[17]侯建防.临床护理路径在胸外科食管癌手术中的应用效果分析[J].食管疾病,2021,

3(03):235-238.DOI:10.15926/j.cnki.issn2096-7381.2021.03.018.

[18]黄平平,高丽,谭洁.腹腔镜肝胆手术后恶心呕吐的影响因素分析[J].腹腔镜外科杂志,2021,26(05):352-355.DOI:10.13499/j.cnki.fqjwkzz.2021.05.352.

[19]任德斌.全身麻醉术后常见并发症的处理方法[J].幸福家庭,2021(4):117.

[20]李地金.肝胆外科手术切口感染的因素[J].幸福家庭,2020(20):126-127.

[21]王潮忠.肝胆外科术后引流管并发症因素分析[J].浙江创伤外科,2020,25(4):714-716.

[22]李爽,崔岩.腹腔镜技术在肝胆外科中的应用[J].临床医药文献电子杂志,2020,7(36):46.DOI:10.16281/j.cnki.jocml.2020.36.043.

[23]郭琳.乳腺外科整形术在乳腺癌保乳术中的应用疗效观察[J].人人健康,2019(10):88-89.

[24]戴申倩.外科手术基本操作[J].中国医学教育技术,2019,33(2):256.

[25]王弥迦,赵海东.保乳治疗时代的乳腺外科并发症处理[J].医学与哲学(B),2018,39(11):31-32.

[26]崔英侠.乳腺外科术后手术部位感染的因素分析[J].临床医药文献电子杂志,2016,3(10):1798-1799.DOI:10.16281/j.cnki.jocml.2016.10.011.

[27]胸外科内镜诊疗技术管理规范[C]//2014年河南省护理学会医院感染管理专业学术研讨会论文集,2014:5.

[28]李江妹.麻醉药品应用情况分析[J].大家健康(学术版),2014,8(2):197.

[29]尹健.肿瘤整形外科在乳腺肿瘤治疗中的应用[J].中华普通外科学文献(电子版),2013,7(4):255-257.